JN200083

医療系資格試験のための
機械工学

―臨床工学技士国家試験・第２種 ME 技術実力検定試験―

落合　政司【著】

コロナ社

ま　え　が　き

私は以前に，医療系大学で臨床工学技士を目指す学生たちに教えたことがあります。この経験を何かに役立てることができないかと考えた結果，「医療系資格試験」に特化した「機械工学」の書籍である本書を執筆するにいたりました。

臨床工学技士を始めとする医療従事者の方が，機械工学を学ぶのには二つの意味があります。一つは人体の一部が機械と同じ動作をすることであり，機械工学を学ぶことは人体そのものの理解につながると考えています。もう一つは医療現場で扱われているいろいろな機器も「機械」であることであり，機械工学を学ぶことでそれら医療機器の構造と動作原理を理解できるようになります。本書ではこれらの点に重きをおき，内容について説明しています。

本書は，読者が独学でも学べるよう，いかにわかりやすく説明できるかを念頭に置いて執筆いたしました。まず，図をたくさん入れることで，視覚的にわかりやすくなるよう配慮しています。数式には，変数や記号が何を意味しているのかとそれらの単位を入れ，数式の持っている意味を理解できるようにしました。また，理解度が上がるように本文の中で「例題」をあげ，その後章末にその章に関する「演習問題」と「過去問題に挑戦」と題して臨床工学技士国家試験と第2種ME技術実力検定試験の過去問題を解く構成にしています。どのような過去問題が出題されたのかとその解き方を理解することができれば，合格にぐっと近づくはずです。これらの内容を読者諸氏が十分に活用し，目標とする医療系資格試験に合格されることを期待しています。

最後になりましたが，いろいろな文献を参考にさせていただきありがとうございました。また，出版にあたりいろいろとご協力してくださった方々に深く感謝いたします。

2025年1月

落合政司

目　　次

第1章　単位と接頭語

第2章　力 と 運 動

第3章　エネルギーと仕事率

第4章　応力と固体材料のひずみ：材料力学

第5章　粘 弾 性 体

第6章　圧　　　力

第7章　熱

第8章　流　　体

第9章　音 と 超 音 波

第10章　光の反射と屈折

第1章

単位と接頭語

単位とは物理量を表す記号であり，数値のあとに付けて使います。単位には，七つの基本単位とそれらを組み合せた組立単位があります。現在，最も広く使われているのは**国際単位系**（**SI**：Système International d'Unités（仏），International System of Units（英））です。実際に使うときは，物理量の範囲が大きいため，これらの単位にSI接頭語を付けて使います。また，物理量の基本的な要素を次元といいますが，これを知っていれば，物理量の本質を理解することができます。本章では，これらの単位とSI接頭語，次元について理解していきましょう。

1.1 SI 単 位

1.1.1 基 本 単 位

SI単位には，「長さ」「質量」「時間」の力学量に，「電流」「熱力学温度」「物質量」「光度」を加えた合計七つの**基本単位**があります。それらの基本単位と定義を**表1.1**に示します。

1.1.2 組 立 単 位

組立単位とその定義を**表1.2**と**表1.3**に示します。表中のゴシック体の文字はおもに機械工学で扱う量と単位です。なお，1995年までは補助単位として扱われていた平面角と立体角も，現在では組立単位に組み込まれています。ここで，おもな単位について簡単に説明しておきましょう。

〔1〕 力の単位（ニュートン：N）　質量mの物体に力Fを与えると，物体が移動します。このときに物体に生じる加速度をαとすると，力Fは式（1.1）のように定義することができます。

$$F = m\alpha \tag{1.1}$$

F〔N〕：力，m〔kg〕：質量，α〔m/s^2〕：加速度

式（1.1）における力の単位はkg・m/s^{2}であり，1 kgの物体に1 m/s^{2}の加速度を与える力を1 N（ニュートン）と定義しています（式（1.2））。

$$\text{力の単位：N} = \text{kg・m/s}^2 \tag{1.2}$$

〔2〕 エネルギーの単位（ジュール：J）　物体に1 Nの力を加え，1 m移動させたときのエネルギーを1 J（ジュール）と定義しています（式（1.3））。

$$\text{エネルギーの単位：J} = \text{N・m} \tag{1.3}$$

表 1.1　SI 基本単位 [1),2)] [†1]

基本量	SI 基本単位		定　義
	名称	記号	
長さ	メートル	m	1/299 792 458 秒間に光が真空中を伝播（でんぱ）する長さが，1 m になります。
質量	キログラム	kg	プランク定数 h を 6.626 070 15 $\times 10^{-34}$ J・s（kg・m²/s）と定めたとき，h/(6.626 070 15 $\times 10^{-34}$ m²/s）が，1 kg になります*1。
時間	秒	s	セシウム 133 原子に共鳴する特定の電波が 9 192 631 770 回振動する時間が，1 s となります。
電流	アンペア	A	電気素量 e を 1.602 176 634 $\times 10^{-19}$ C（A・s）と定めたとき，その 1.602 176 634 $\times 10^{-19}$ 分の 1 になる 1 C の電荷が 1 秒間に変化したときの電流が，1 A になります*2。
熱力学温度	ケルビン	K	ボルツマン定数 k を 1.380 649 $\times 10^{-23}$ J/K と定めたとき，1.380 649 $\times 10^{-23}$ J の熱エネルギーをもたらす絶対温度が，1 K になります*3。
物質量	モル	mol	厳密に 6.022 140 76 $\times 10^{23}$（アボガドロ数）の要素粒子を含む系の物理量が，1 mol になります。なお，要素粒子とは，原子，分子，イオン，電子，そのほかの粒子またはこの種の粒子の特定の集合体などを意味します。
光度	カンデラ	cd	周波数 540 $\times 10^{12}$ Hz の単色放射を放出し，所定の方向における放射強度が 1/683 w/sr である光源のその方向における光度が，1 cd になります。

*1 プランク定数 h を 6.626 070 15 $\times 10^{-34}$ J・s = kg・m²/s と定めたとき，1 kg は以下となります。

$$m = \frac{h\ [\mathrm{kg\cdot m^2/s}]}{6.626\,070\,15\times 10^{-34}\ \mathrm{m^2/s}} = 1\ \mathrm{kg},\quad \text{単位の換算：} \mathrm{J\cdot s = N\cdot m\cdot s} = \left(\mathrm{kg}\cdot\frac{\mathrm{m}}{\mathrm{s^2}}\right)\mathrm{m\cdot s} = \mathrm{kg}\cdot\frac{\mathrm{m^2}}{\mathrm{s}}$$

*2 電気素量を e = 1.602 176 634 $\times 10^{-19}$ C と定めたとき，電気素量 e の 1/(1.602 176 634 $\times 10^{-19}$) 倍である 1 C の電荷が 1 秒間に変化すると，そのときの電流 I は以下のように 1 A となります。

$$I = \frac{dQ}{dt} = \frac{d}{dt}\left(\frac{e}{1.602\,176\,634\times 10^{-19}}\right) = \frac{1\ \mathrm{C}}{1\ \mathrm{s}} = 1\ \mathrm{A}$$

*3 熱エネルギーは $E = kT$〔J〕で与えられます。これより，k = 1.380 649 $\times 10^{-23}$ J/K と定めたとき，E = 1.380 649 $\times 10^{-23}$ J とすると

$$T = \frac{E}{k} = \frac{1.380\,649\times 10^{-23}\ \mathrm{J}}{1.380\,649\times 10^{-23}\ \mathrm{J/K}} = 1\ \mathrm{K}$$

となります。つまり，1 K とは 1.380 649 $\times 10^{-23}$ J の熱エネルギーをもたらす絶対温度を意味しています。

〔3〕 圧力，応力の単位（パスカル：Pa）　1 m² の面積に 1 N の力を加えたときの圧力を 1 Pa（パスカル）と定義しています [†2]（式 (1.4)）。

$$\text{圧力の単位：} \mathrm{Pa = N/m^2} \tag{1.4}$$

例題 1.1　（1）～（3）の問いに答えよ。

（1） 底面積が S = 500 cm² で質量が m = 1 kg の物体をテーブルの上に置いたとき，テーブルに加わる圧力はいくらになるか求めよ。

（2） 時速 270 km/h で走っている新幹線の車両の速度を，メートル毎秒に換算せよ。

（3） 1 kWh の電力量 W は何 J になるか求めよ。

---

† 1　肩付きの番号は，巻末の引用・参考文献を示します。

† 2　1 Pa は 1 m² の面に 102 g の物体が置かれているときの圧力であり，非常に小さいです。

$$(\text{圧力}) = \frac{(\text{質量})\times(\text{重力加速度})}{(\text{面積})} = \frac{0.102\ \mathrm{kg}\times 9.8\ \mathrm{m/s^2}}{1\ \mathrm{m^2}} = 1\ \mathrm{N/m^2} = 1\ \mathrm{Pa}$$

表 1.2 固有の名称を持つ SI 組立単位

量	SI 組立単位		備考（単位の定義）
	名称	記号	
平面角	ラジアン	**rad**	
立体角	ステラジアン	sr	
周波数	ヘルツ	**Hz**	1 Hz＝1 s^{-1}
力	ニュートン	**N**	1 N＝1 kg・m/s^2
圧力，応力	パスカル	**Pa**	1 Pa＝1 N/m^2
エネルギー，仕事，熱量	ジュール	**J**	1 J＝1 N・m
電力，仕事率	ワット	**W**	1 W＝1 J/s
電荷，電気量	クーロン	C	1 C＝1 A・s
電位，電圧	ボルト	V	1 V＝1 J/C＝1 W/A
静電容量	ファラド	F	1 F＝1 C/V
電気抵抗	オーム	Ω	1 Ω＝1 V/A
コンダクタンス	ジーメンス	S	1 S＝1 Ω^{-1}
磁束	ウェーバ	Wb	1 Wb＝1 V・s
磁束密度	テスラ	T	1 T＝1 Wb/m^2
インダクタンス	ヘンリー	H	1 H＝1 Wb/A
光束	ルーメン	lm	1 lm＝1 cd・sr
照度	ルクス	lx	1 lx＝1 lm/m^2
セルシウス温度	セルシウス度	℃	1℃＝1 K，0℃＝273.15 K
放射能	ベクレル*1	Bq	1 Bq＝1 s^{-1}
吸収線量*2	グレイ	**Gy**	1 Gy＝1 J/kg

*1 1 Bq（ベクレル）は 1 秒間に 1 個の放射性壊変をする放射性物質の量を表しています。
*2 吸収線量とは，物質がどれだけ放射線のエネルギーを吸収したかを表しています。

表 1.3 そのほかの組立単位

量	SI 組立単位	
	名称	記号
面積	平方メートル	$\mathbf{m^2}$
体積	立方メートル	$\mathbf{m^3}$
速さ	メートル毎秒	**m/s**
加速度	メートル毎秒毎秒	$\mathbf{m/s^2}$
波数	毎メートル	m^{-1}
密度	キログラム毎立方メートル	$\mathbf{kg/m^3}$
電流密度	アンペア毎平方メートル	A/m^2
磁界の強さ	アンペア毎メートル	A/m
濃度*	モル毎立方メートル	mol/m^3
比体積	立方メートル毎キログラム	m^3/kg
輝度	カンデラ毎平方メートル	cd/m^2

* ここでの濃度は，物質量の濃度を示します。

（解答）

（１）　圧力 $P=\dfrac{mg}{S}=\dfrac{9.8\ \mathrm{N}}{500\times10^{-4}\ \mathrm{m}^2}=196\ \mathrm{Pa}$

（２）　速度 $v=\dfrac{270\times10^3\ \mathrm{m/h}}{3\,600\ \mathrm{s/h}}=75\ \mathrm{m/s}$

（３）　1 J＝1 Ws，電力量 $W=1\times10^3\times3\,600\ \mathrm{Ws}=3.6\times10^6\ \mathrm{J}$

1.2　そのほかの単位

①～⑦の単位は SI 単位には属しませんが，SI 単位と併用することができます。

① 時間の単位：日（d），時（h），分（min）

② 平面角：度（°），分（′），秒（″）

③ 面積：ヘクタール（ha），$1\ \mathrm{ha}=10\,000\ \mathrm{m}^2$

④ 体積：リットル（L），$1\ \mathrm{L}=1\,000\ \mathrm{cm}^3=0.001\ \mathrm{m}^3$

⑤ 質量：トン（t），1 t＝1 000 kg

⑥ エネルギー：電子ボルト（eV），$1\ \mathrm{eV}=1.602\times10^{-19}\ \mathrm{J}$

⑦ 圧力：ミリ Hg（mmHg），1 mmHg† ＝133.3 Pa

1.3　SI 接頭語

実際に扱う物理量の範囲は大きいため，これらの単位に **SI 接頭語**を付けて使います。SI 接頭語を**表 1.4** に示します。

表 1.4　SI 接頭語

倍数	接頭語	記号
10^{24}	ヨタ	Y
10^{21}	ゼタ	Z
10^{18}	エクサ	E
10^{15}	ペタ	P
10^{12}	テラ	T
10^{9}	ギガ	G
10^{6}	メガ	M
10^{3}	キロ	k
10^{2}	ヘクト	h
10	デカ	da

倍数	接頭語	記号
10^{-24}	ヨクト	y
10^{-21}	ゼプト	z
10^{-18}	アト	a
10^{-15}	フェムト	f
10^{-12}	ピコ	p
10^{-9}	ナノ	n
10^{-6}	マイクロ	μ
10^{-3}	ミリ	m
10^{-2}	センチ	c
10^{-1}	デシ	d

† 1 mmHg は，高さ 1 mm の水銀柱が与える圧力です（6.2 節参照）。

例題 1.2　（1）～（3）を適切な単位を用いた数字に書きかえよ。

（1）　0.003 m

（2）　5×10^5 N

（3）　0.2×10^{-8} s

（解答）

（1）　0.003 m $=3\times10^{-3}$ m $=3$ mm

（2）　5×10^5 N $=0.5\times10^6$ N $=0.5$ MN

（3）　0.2×10^{-8} s $=2\times10^{-9}$ s $=2$ ns

1.4 次　　元

すべての物理量は長さや質量，時間といった概念によって表現することができます。これらの基本的な要素を**次元**といいます。次元によって物理量の本質を理解することができます。それらの代表的な例を**表 1.5** に示します。単位を換算するときなどに，その物理量がどんな次元になっているかを理解すれば，間違わずに変換することができます。

表 1.5　次元の例

	次　元			備考*
	L（長さ）	M（質量）	T（時間）	
周波数	0	0	−1	$f=1/$周期$\Rightarrow \dim f=T^{-1}$
速度	1	0	−1	$v=$距離/時間$\Rightarrow \dim v=LT^{-1}$
力	1	1	−2	$F=ma$〔kg・m/s^2〕$\Rightarrow \dim F=LMT^{-2}$

＊ dim は次元（dimension）を意味しています。

演　習　問　題

1.（1）～（3）の単位を基本単位で表せ。

（1）圧力の単位：Pa

（2）力の単位：N

（3）エネルギーの単位：J

2. SI 単位についての記述で正しいのはどれか二つ選べ。

（1）エネルギーの単位 J（ジュール）は基本単位である。

（2）体積の単位 L（リットル）は組立単位に分類される。

（3）放射能の単位は Bq（ベクレル）と定められている。

（４）コンダクタンスの単位Ｓ（ジーメンス）は A/V で定義される。

（５）抵抗の単位Ω（オーム）は基本単位である。

3. 物理量と SI 単位（組立単位）との組合せで誤っているものはどれか選べ。

（１）エネルギー：N・m

（２）仕事率：J/s

（３）電位：J・C

（４）吸収線量：J/kg

（５）電荷：A・s

4.（１）～（３）の物理量の次元を求めよ。

（１）体積

（２）加速度

（３）密度

過去問題に挑戦

1. 力〔N〕を SI 単位で表したのはどれか［臨床工学技士国家試験 第 34 回（2020 年度）午前問題 80］。

（１）kg　（２）kg/m^2　（３）kg/m^3　（４）$kg \cdot m/s^2$　（５）$kg \cdot m/s^3$

2. SI 単位について正しいのはどれか［臨床工学技士国家試験 第 34 回（2020 年度）午後問題 25］。

a. J（ジュール）は基本単位である。

b. dB（デシベル）は補助単位である。

c. V（ボルト）は組立単位である。

d. 1 S（ジーメンス）は 1 A/V である。

e. Ω（オーム）は基本単位である。

（１）a, b　（２）a, e　（３）b, c　（４）c, d　（５）d, e

3. 物理量と組立単位との組合せで誤っているものはどれか［臨床工学技士国家試験 第 33 回（2019 年度）午後問題 25］。

（１）応力－N/m^2　（２）仕事率－J/s　（３）電荷－A/s　（４）磁束－V・s

（５）吸収線量－J/kg

4. 単位の接頭語が示す倍数で誤っているものはどれか［第 2 種 ME 技術実力検定試験 第 42 回（2021 年）午後問題 11］。

（１）T－10^{12}　（２）G－10^{6}　（３）k－10^{3}　（４）μ－10^{-6}　（５）n－10^{-9}

第2章

力と運動

電車に電気を供給すると，モーターが回り電車が前進します。このとき，電気エネルギーがモーターで動力（運動エネルギー）に変わり，その結果として電車が前に進みます。このように，物体は力を加えることにより動きます。このとき，加えられた力，物体の質量，進んだ距離の間には一定の法則が成り立ちます。本章では，これらに関する力学の基礎といろいろな運動について理解していきましょう。

2.1 力学の基礎

2.1.1 力とは

図2.1に示すように，質量mの物体に**力**Fを与えると，物体が移動します。このときに物体に生じる加速度をαとすると，力Fは式（2.1）のように定義することができます。

$$F = m\alpha \qquad (2.1)$$

F〔N〕：力，m〔kg〕：質量，α〔m/s^2〕：加速度

式（2.1）における力の単位はkg・m/s^2であり，これを**N（ニュートン）**といいます（式（2.2））。

$$\text{力の単位：} N = kg \cdot m/s^2 \qquad (2.2)$$

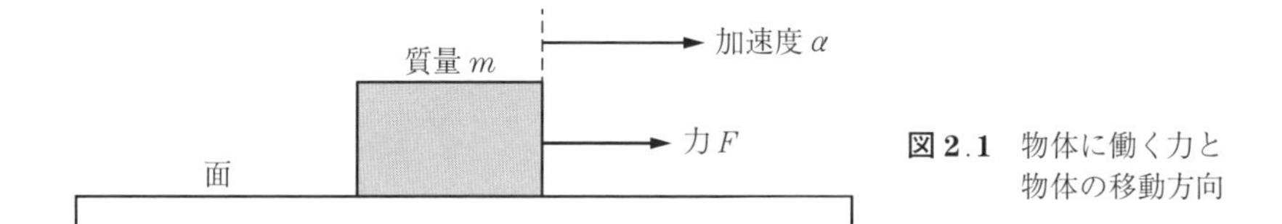

図2.1 物体に働く力と物体の移動方向

例題2.1　時速40 km/hで走っている質量1 400 kgの乗用車を，10秒間で60 km/hまで加速するのに必要な力Fを求めよ。

（解答）

$$F = m\alpha = 1\,400\ \text{kg} \times \frac{(60-40) \times \dfrac{1\,000}{3\,600}\ \text{m/s}}{10\ \text{s}} = 777.77 \cong 777.8\ \text{N}$$

2.1.2 重力加速度

地球上ではどんなものも9.8 m/s^2の加速度で落下します。このときの加速度9.8 m/s^2を**重**

力加速度といい，g という記号を使います（式（2.3））。

$$g = 9.8\ \mathrm{m/s^2} \tag{2.3}$$

なお，月面での重力加速度は地球上での g の約 1/6 に，人工衛星の中ではほぼ 0 になります。

2.1.3　質 量 と 重 さ

質量と重さ（重量）は異なります。広辞苑によると，質量とは「力が物体を動かそうとするときに，物体に生じる抵抗の度合いを示す量」[3)]のことです。一方，**重さ** W は質量に重力加速度 g をかけたものになります（式（2.4））。また，重さの単位は N（ニュートン）になります。

$$\text{重さ}\ W = mg = 9.8\,m\left[\mathrm{kg}\cdot\frac{\mathrm{m}}{\mathrm{s^2}}\right] = 9.8\,m\ 〔\mathrm{N}〕 \tag{2.4}$$

したがって，体重を 65 kg というのは，じつは間違いなのです。$9.8\times 65 = 637$ N というのが物理学的には正しい表現になります。質量 1 kg の物体の重さは 9.8 N であり，これを 1 kgf（または 1 kg 重）といいます（式（2.5））。これを使うと，体重 65 kg は 65 kgf（または 65 kg 重）と表すことができます。

$$\text{重さ}\ W = mg = 9.8\,m\left[\mathrm{kg}\cdot\frac{\mathrm{m}}{\mathrm{s^2}}\right] = m\ 〔\mathrm{kgf} = \mathrm{kg}\,\text{重}〕 \tag{2.5}$$

例題 2.2　質量 100 kg の物質の重量は，地球上および月面ではいくつになるか求めよ。

（解答）

$$\text{地球上：}100\ \mathrm{kg}\times 9.8\,\frac{\mathrm{m}}{\mathrm{s^2}} = 980\ \mathrm{N},\ \ \text{月面：}\ \frac{980}{6} = 163.3\ \mathrm{N}$$

2.1.4　ニュートンの運動の法則

力の単位 N の由来でもあるイングランド（イギリス）の物理学者アイザック・ニュートンは，力と運動の関係を三つの法則で表しました。

〔1〕**第 1 法則（慣性の法則）**　外部から力が働かないかぎり，物体はその状態を変化させることはありません。静止している物体はそこにとどまり，動いている物体はその運動を継続します。

〔2〕**第 2 法則（運動の法則）**　物体に力を加えると，物体の運動状態は変化します。運動状態の変化とは物体の速度変化であり，これを加速度といいます。このときの物体の加速度はその物体に働く力に比例し，物体の質量に反比例します。加速度の方向は，力の方向と一致します。

$$\vec{F} = m\vec{a} \tag{2.6}$$

$\vec{F}$〔N〕：力のベクトル，m〔kg〕：質量，$\vec{a}$〔$\mathrm{m/s^2}$〕：加速度のベクトル

〔3〕 **第3法則（作用反作用の法則）**　力とは物体と物体の間に働くものであり，単独で空間に存在するものではありません。一つの物体Aがほかの物体Bに力を及ぼすと，同時に物体Bは物体Aから大きさの等しい反対向きの力（反力）を受けることになります。これを**作用反作用の法則**といいます。**図2.2**に示すように，水平面に置かれた物体には，物体の荷重Wと，それと大きさが等しく反対方向の垂直抗力Nが働きます（式（2.7））。

$$\vec{W} = -\vec{N} \tag{2.7}$$

$\vec{W}$〔N〕：物体の荷重ベクトル，$\vec{N}$〔N〕：垂直抗力ベクトル

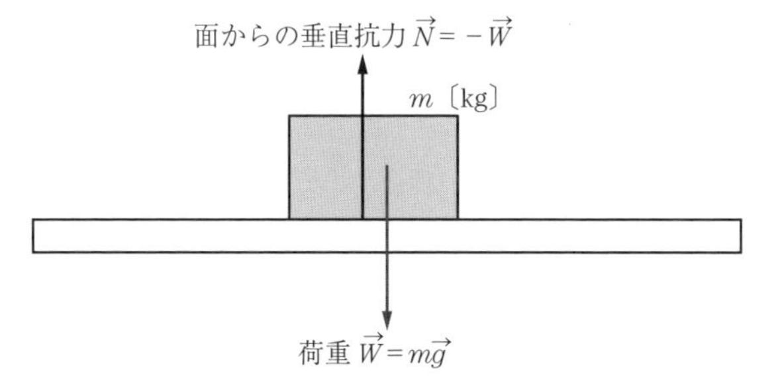

図2.2　物体の荷重と面からの垂直抗力

2.1.5 摩　擦　力

図2.3に示すように，水平面に置かれた物体に水平に力を加えると，力がある値を超えたとき物体が動き出します。このときの力を**最大静止摩擦力**F_Sといいます。一方で，物体が動いているときも摩擦力が働いています。これを最大静止摩擦力と区別して，**動摩擦力**F_dといっています。一般的に動摩擦力は最大静止摩擦力よりも小さい値になります。

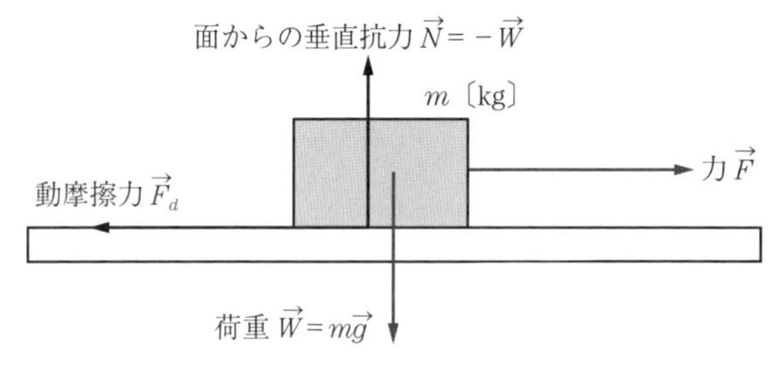

力Fが最大静止摩擦力F_Sを越えると（$F > F_S$），力の方向（右方向）に物体が動き出します。動き出した後も動摩擦力F_dが力Fと反対方向に働きます。

図2.3　動いている物体に働く力と動摩擦力

最大静止摩擦力F_Sは垂直抗力N（垂直荷重W）に比例し，式（2.8）が成り立ちます。このときの比例定数μ_Sを**静止摩擦係数**といいます。

$$F_S = \mu_S \cdot N = \mu_S \cdot W \tag{2.8}$$

F_S〔N〕：最大静止摩擦力，N〔N〕：垂直抗力，μ_S（無名数）：静止摩擦係数，
W〔N〕：垂直荷重

物体が動いているときも摩擦力が存在します。動摩擦力をF_dとすると，垂直抗力Nとの間に

$$F_d = \mu_d \cdot N = \mu_d \cdot W \tag{2.9}$$

F_d〔N〕：動摩擦力，μ_d（無名数）：動摩擦係数

の関係式が成り立ちます。このときの比例定数 μ_d を**動摩擦係数**といいます。先ほど述べたように，最大静止摩擦力 F_S のほうが動摩擦力 F_d より大きいために

$$\mu_S > \mu_d \tag{2.10}$$

μ_S（無名数）：静止摩擦係数，μ_d（無名数）：動摩擦係数

となります。

摩擦力についてまとめると，①～④のようになります。これを**クーロンの摩擦法則**といいます。

① 摩擦力は垂直抗力（垂直荷重）に比例します。

② **図 2.4** のように，摩擦力は見かけの接触面積に依存しません。

③ 最大静止摩擦力は動摩擦力より大きいです。

④ 動摩擦力は速度によらず一定になります。

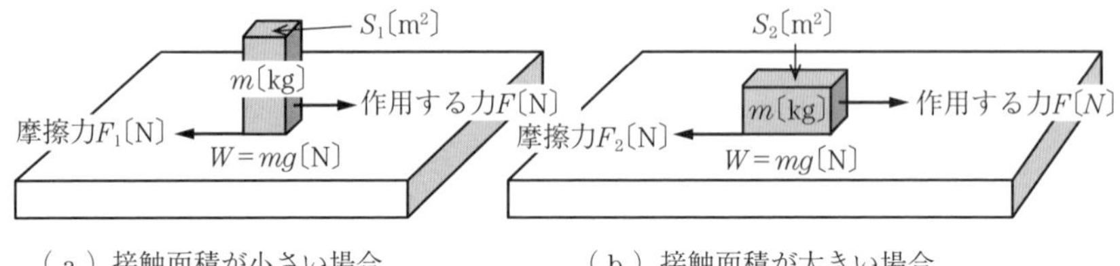

（a）接触面積が小さい場合　　（b）接触面積が大きい場合

見かけの接触面積は $S_1 < S_2$ ですが，物体の質量 m が等しいため，摩擦力は $F_1=F_2=\mu mg$ となり F_1 と F_2 は等しくなります。これは，図 2.4（a）と図 2.4（b）の真実接触面積が等しくなるためです。

図 2.4　見かけの接触面積と摩擦力

コラム：真実接触面積とは

真実接触面積とは実際に接触している面積を意味しており，見かけの面積とは異なります。**図**において，見かけの面積は S ですが，真実接触面積は実際に接触している面積 S_1 ～ S_6 の和になります。式（1）より，同じ材料（硬さが同じ）で加わっている垂直抗力 N（垂直荷重 W）が同じときは，真実接触面積は等しくなります。

$$S_{\mathrm{real}} \propto \frac{N}{H} \tag{1}$$

S_{real}〔m²〕：真実接触面積，N〔N〕：垂直抗力，H〔Pa〕：物質の硬さ

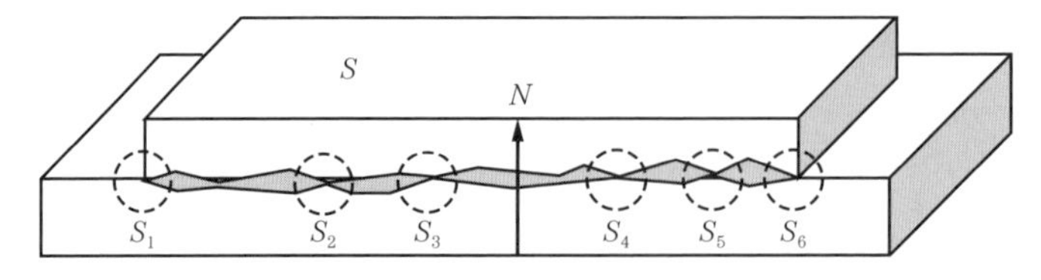

真実接触面積 $S_{\mathrm{real}}=S_1+S_2+S_3+S_4+S_5+S_6$

図　真実接触面積

例題 2.3　動摩擦係数が 0.2 のときに，質量 50 kg の物体を引く力 F はいくつ以上必要か答えよ。

（**解答**）

$F=\mu_d \cdot W=\mu_d \cdot mg=0.2\times 50\ \mathrm{kg}\times 9.8\ \mathrm{m/s^2}=98\ \mathrm{N}$

2.1.6 合 力 と 分 力

斜面に置かれた物体の荷重 W は**図 2.5** に示すように力 F_1 と F_2 に分けることができます。F_1，F_2 に対して F_1+F_2（$=W$）を**合力**，F_1+F_2（$=W$）に対して F_1，F_2 を**分力**といいます。

$$\vec{W}=m\vec{g}=\vec{F}_1+\vec{F}_2 \tag{2.11}$$

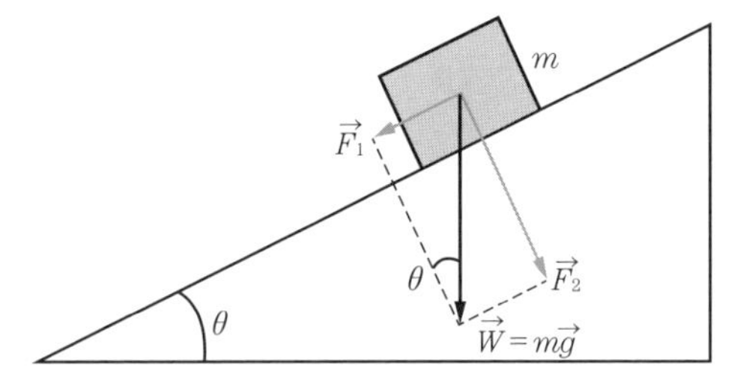

図 2.5　合力と分力

図 2.5 に示す合力と分力を座標として表示すると，**図 2.6** のようになります。このとき，それぞれの座標との間に

$$\begin{cases} x_w=x_1+x_2 \\ y_w=y_1+y_2 \end{cases} \tag{2.12}$$

の関係式が成り立ちます。

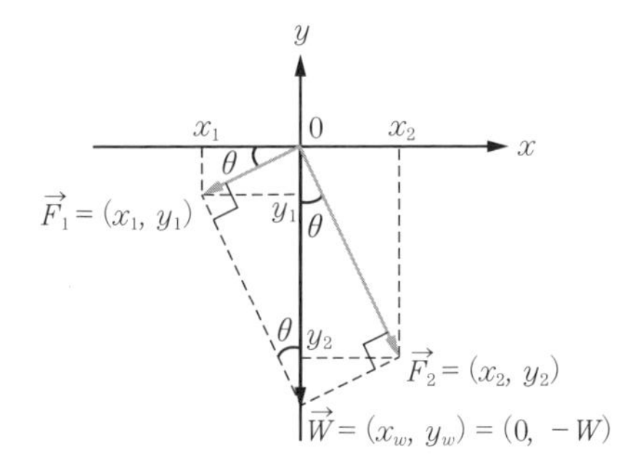

図 2.6　合力と分力の座標表示

例題 2.4　式（2.12）が成り立つことを確認せよ。

（解答）　図2.6のx_wとy_wを求めると

$$x_1=-F_1\cos\theta=-W\sin\theta\cos\theta,\quad y_1=-F_1\sin\theta=-W\sin^2\theta$$

$$x_2=F_2\sin\theta=W\cos\theta\sin\theta,\quad y_2=-F_2\cos\theta=-W\cos^2\theta$$

$$x_w=x_1+x_2=-W\sin\theta\cos\theta+W\cos\theta\sin\theta=0$$

$$y_w=y_1+y_2=-W(\sin^2\theta+\cos^2\theta)=-W$$

となり，式（2.12）が成り立ちます。

2.1.7　力のモーメント

力のモーメントとは剛体（物体）に回転力を与える力です。**図2.7**において，力Fを加えると左回りのモーメントが働きます。このときの力のモーメントMは式（2.13）で与えられます。

$$M=F\cdot L \tag{2.13}$$

M〔N・m〕：力のモーメント，F〔N〕：剛体に垂直に働く力，
L〔m〕：回転の中心から力の作用点までの長さ

なお，**図2.8**のような場合は剛体に垂直に働く力がゼロであり，力のモーメントは生じません。

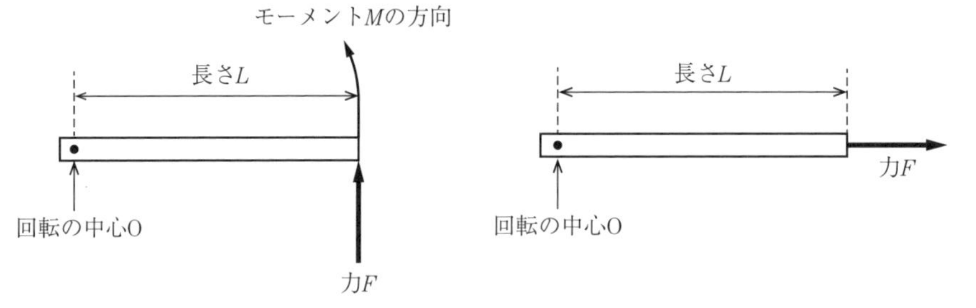

図2.7　力のモーメントが生じる場合　　**図2.8**　力のモーメントが生じない場合

図2.9は，左回りモーメントと右回りのモーメントがつりあったときを図示したものです。このときに，$F_1\times L_1=F_2\times L_2$が成り立ちます。これより，力$F_2$は

$$F_2=\frac{L_1}{L_2}F_1 \tag{2.14}$$

F_1〔N〕，F_2〔N〕：剛体に垂直に働く力，
L_1〔m〕，L_2〔m〕：回転の中心から力の作用点までの長さ

となります。$L_1<L_2$であれば，小さな力F_2で大きな力F_1とつりあうことができます。これが**てこの原理**になります。力のモーメントを利用して，実際に加える力を小さくすることができます。てこの原理を**図2.10**（a）に，それを利用した道具の一例としてモンキーレンチを図2.10（b）に示します。

図2.11は梁（はり）に力Fが働いたときに発生する曲げモーメントを示したものです。最も大きなモーメントは梁の根元の部分に発生し，その大きさは$M=F\cdot L$〔N・m〕となります。

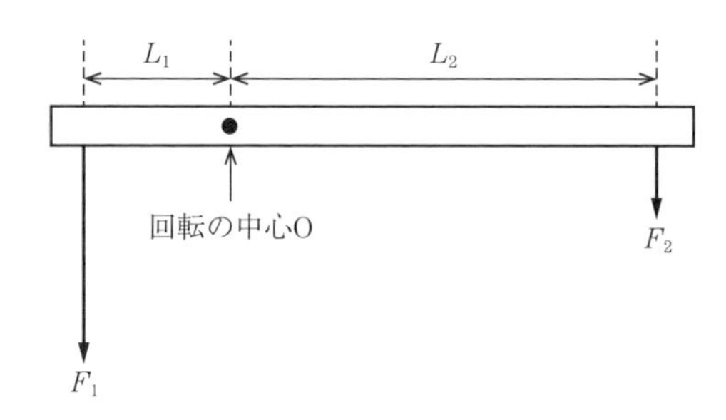

図 2.9　モーメントのつりあい

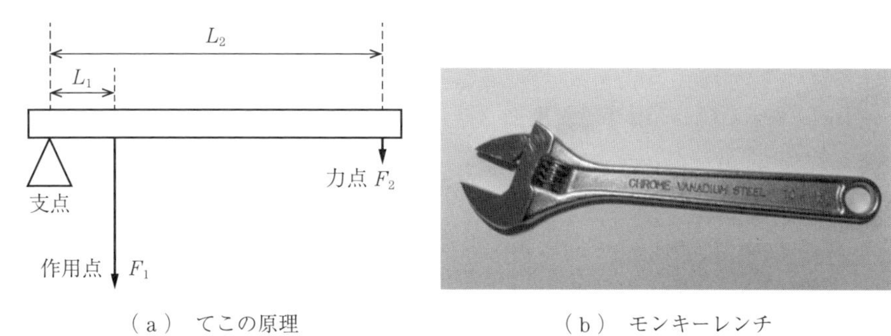

（a）　てこの原理　　　　（b）　モンキーレンチ

図 2.10　てこの原理とそれを利用したモンキーレンチ

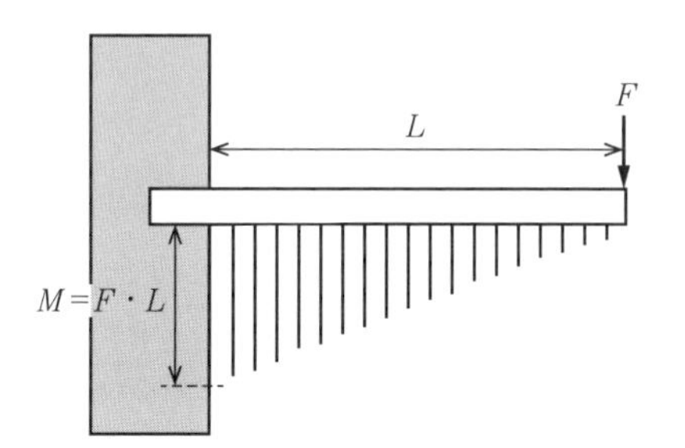

図 2.11　梁に働く曲げモーメント

2.2　いろいろな運動

2.2.1　運 動 方 程 式

2.1 節で説明した式（2.1）が，物体の**運動方程式**になります。

$$F=m\alpha \qquad (2.1)再掲$$

F〔N〕: 力，m〔kg〕: 質量，α〔m/s²〕: 加速度

2.2.2　等速度運動（等速直線運動）

速度 v が**図 2.12** に示すように一定であれば，時間に対して速度の変化はなく加速度 α は 0 になります。速度はベクトル量なので，進む方向も変化はありません。このときに速度 v，移動距離 x について式（2.15）が成り立ち，移動距離 x は時間に対して**図 2.13** のように直線的

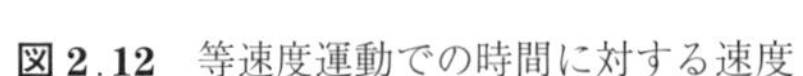
図 2.12　等速度運動での時間に対する速度

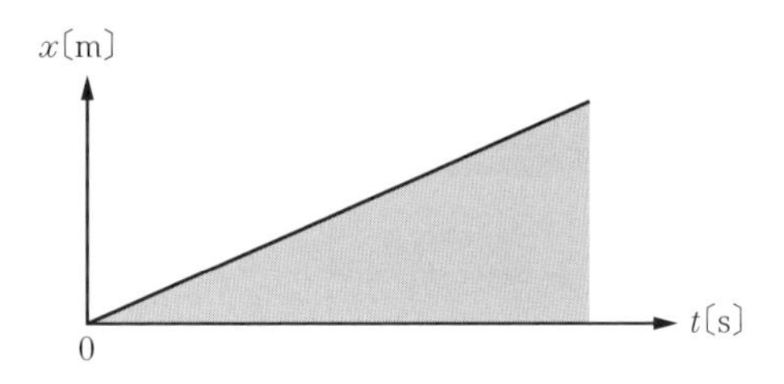

図 2.13　等速度運動での時間に対する移動距離

に増加します。

$$v=\frac{dx}{dt},\qquad x=\int v dt=v\cdot t \tag{2.15}$$ †

x〔m〕：移動距離，v〔m/s〕：速度，t〔s〕：時間

2.2.3 等加速度運動

物体に一定の力を加え続ければ，以下のように一定の加速度が生じます。

$$\alpha=\frac{dv}{dt}$$

このときの運動を**等加速度運動**といいます。初速度を 0 とすると，速度 v と移動距離 x は

$$v=\int \alpha dt=\alpha\cdot t \tag{2.16}$$

v〔m/s〕：速度，α〔m/s²〕：加速度，t〔s〕：時間

$$x=\int v dt=\frac{1}{2}\alpha\cdot t^2 \tag{2.17}$$

x〔m〕：移動距離

となります。これらの関係を**図 2.14** と**図 2.15** に示します。

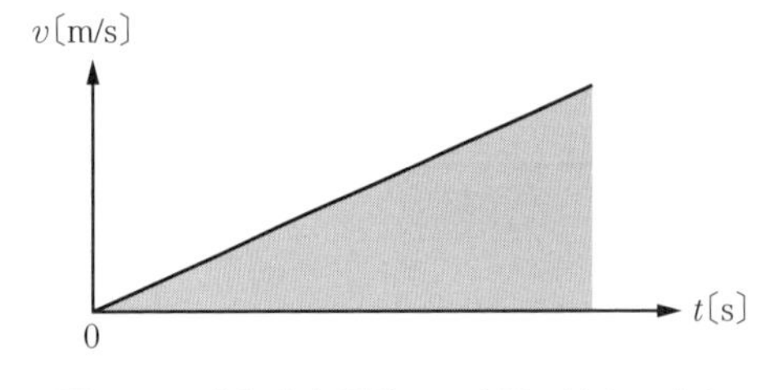

図 2.14　等加速度運動での時間に対する速度

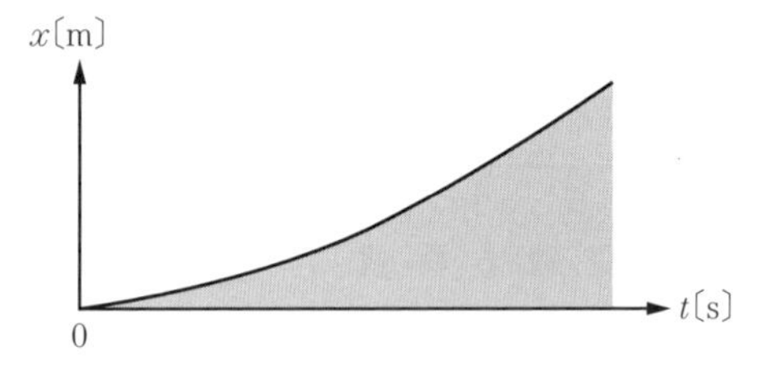

図 2.15　等加速度運動での時間に対する移動距離

例題 2.5　時速 72 km/h でテストコースを周回している車がスタートラインを超えた時間より 5 秒遅れて，別の車が加速度 4 m/s で発車した。2 台目の車が 1 台目の車に追いつくまでに要した時間とそれまでに走行した距離を求めよ。

---

† 関数を求めるときは，式（2.15）のように不定積分を使います。

（解答）

（1台目の車）　$v_1=\dfrac{72\times10^3}{3\,600}=20\ \mathrm{m/s}$,　　$x_1=\int v_1 dt=20t\ \mathrm{m}$

v_1〔m/s〕：速度，x_1〔m〕：進んだ距離

（2台目の車）　$v_2=\alpha(t-5)=4(t-5)\ \mathrm{m/s}$,　　$x_2=\int v_2 dt=2(t-5)^2\ \mathrm{m}$

v_2〔m/s〕：速度，x_2〔m〕：進んだ距離

進んだ距離が等しくなるので，$x_1=x_2$ が成り立ちます。これより，2台目の車が追いつくまでに要した時間とそれまでに走行した距離が求まります。

$20t=2(t-5)^2=2(t^2-10t+25)\Rightarrow t^2-20t+25=0$

$t=\dfrac{20+\sqrt{400-100}}{2}=18.66\cong18.7\ \mathrm{s}$ ⇒追いつくまでに要した時間$=18.7-5=13.7\ \mathrm{s}$

$x=x_1=x_2=20t=20\ \mathrm{m/s}\times18.66\ \mathrm{s}=373.2\ \mathrm{m}$

2.2.4 落下運動

落下運動は等加速度運動の一つであり，等加速度の運動方程式において加速度 α を重力加速度 g に，移動距離 x を y に置き換えることにより，落下運動の運動方程式を得ることができます。**図2.16** において，高さ h にある物体を落としたときの落下速度 v と落下距離 y は式(2.18)，(2.19) のようになります。

$$v=\int g dt=g\cdot t \tag{2.18}$$

v〔m/s〕：落下速度，$g=9.8$〔m/s^2〕：重力加速度，t〔s〕：時間

$$y=\int v dt=\frac{1}{2}g\cdot t^2 \tag{2.19}$$

y〔m〕：落下距離

落下距離 y は，**図2.17** に示すように時間の2乗に比例して大きくなります。

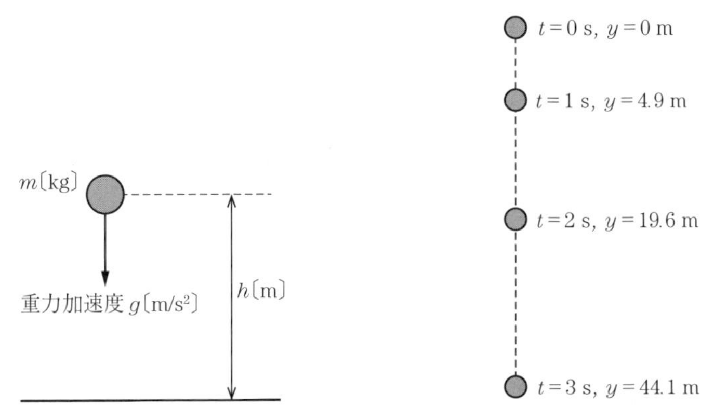

図2.16　落下運動（等加速度運動）　　**図2.17**　物体の落下（落下時間と落下距離）

物体は時間に対して図2.17のように落下します。ここで，$h=1/2\ (g\cdot T^2)$ とおくと，高さ h から物体を落下させたときの地面に到達するまでの時間 T が求められます（式(2.20)）。

$$T=\sqrt{\frac{2h}{g}} \tag{2.20}$$

T〔s〕：到達時間，h〔m〕：高さ，$g=9.8$〔m/s^2〕：重力加速度

また，地面に到達したときの速度は式（2.21）のようになります。

$$v=g\cdot T=\sqrt{2gh} \tag{2.21}$$

v〔m/s〕：地面に到達したときの速度

到達時間 T と地面に到達したときの速度 v は，ともに高さ h の 0.5 乗に比例して**図 2.18** のように変化します。

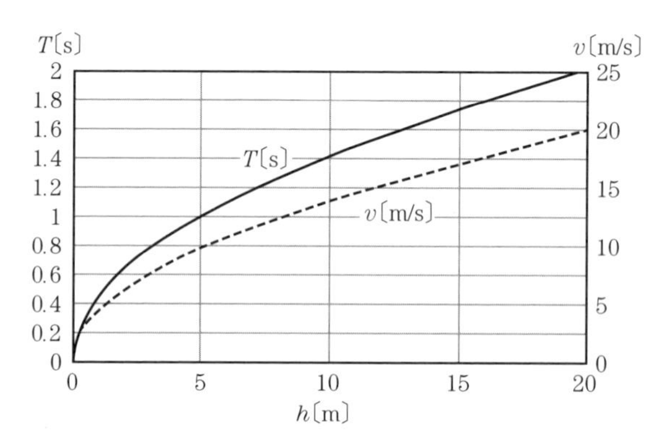

図 2.18　地面に到達するまでの時間 T およびそのときの速度 v

例題 2.6　高さ 40 m から質量 10 kg の物体を落としたときの地面に到達するまでの時間を求めよ。

（**解答**）　地面に到達するまでの時間 T は質量に関係がなく，以下のようになります。

$$T=\sqrt{\frac{2h}{g}}=\sqrt{\frac{2\times 40\ \mathrm{m}}{9.8\ \mathrm{m/s^2}}}=2.86\cong 2.9\ \mathrm{s}$$

2.2.5　放　物　運　動

物体を初速度 v で x 軸との角度が θ の方角に投げると，**図 2.19** のように放物線を描いて移動します。このときの x 方向の速度 v_x は

$$v_x=v\cos\theta \tag{2.22}$$

v_x〔m/s〕：x 方向の速度，v〔m/s〕：初速度，θ〔rad〕：v と x 軸のなす角度

であり，x 軸（距離）に対しては図 2.19 のような等速度運動になります。

一方，y 軸（高さ）に対しては，重力加速度 g が下方向に働くために，時間とともに速度が減少する運動になります。このときの y 方向の速度 v_y は

$$v_y=v\sin\theta-g\cdot t \tag{2.23}$$

v_y〔m/s〕：y 方向の速度，v〔m/s〕：初速度，θ〔rad〕：v と x 軸のなす角度，t〔s〕：時間，

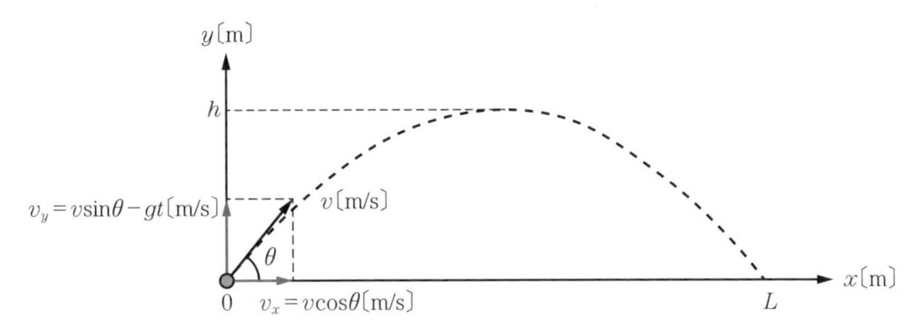

図 2.19 放物運動

$g=9.8$〔$\mathrm{m/s^2}$〕：重力加速度

となります。最高点に到達する時間 T は $v_y=0$ より

$$T=\frac{v\sin\theta}{g} \tag{2.24}$$

T〔s〕：最高点に到達する時間，v〔m/s〕：初速度，θ〔rad〕：v と x 軸のなす角度，

$g=9.8$〔$\mathrm{ms^2}$〕：重力加速度

で与えられます。また，物体が地面に落下するまでの時間を求めると $2T$ になります。これより，到達距離 L と最高点の高さ h を求めることができます（式（2.25），（2.26））。

$$L=\int_0^{2T} v\cos\theta dt=2Tv\cos\theta=\frac{2v^2\sin\theta\cos\theta}{g}=\frac{v^2\sin 2\theta}{g} \tag{2.25}$$

L〔m〕：到達距離，θ〔rad〕：v と x 軸のなす角度，$g=9.8$〔$\mathrm{ms^2}$〕：重力加速度

$$h=\int_0^{T}(v\sin\theta-g\cdot t)dt=v\sin\theta\cdot T-\frac{gT^2}{2}=\frac{(v\sin\theta)^2}{g}-\frac{(v\sin\theta)^2}{2g}=\frac{1}{2g}(v\sin\theta)^2 \tag{2.26}$$

h〔m〕：最高点の高さ

式（2.25）より，到達距離 L が最大になるのは $\sin 2\theta$ が最大になるときであり，$\sin 2\theta=1$ より $\theta=45°$ になります。このときの最大到達距離は式（2.27）になります。

$$L_{\max}=\frac{v^2}{g} \tag{2.27}$$

$L_{\max}$〔m〕：$\theta=45°$ のときの最大到達距離，v〔m/s〕：初速度，$g=9.8$〔$\mathrm{m/s^2}$〕：重力加速度

初速度に対する最大到達距離を**図 2.20** に示します。空気抵抗を無視すると，初速度 150 km/h で硬球を投げることができれば，最大到達距離は 177 m になります。

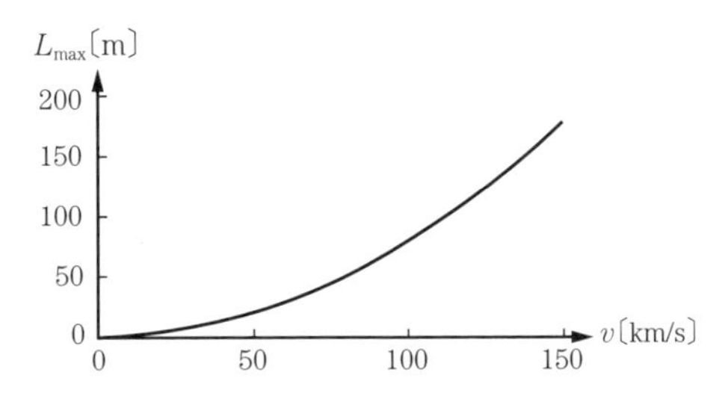

図 2.20 初速度に対する最大到達距離

例題 2.7　質量 200 g の物体を速度 30 m/s，水平面との角度 30° で投げたときの時間に対する x，y の座標を求めよ。なお，空気抵抗は無視できるものとする。

（**解答**）

$v_x = v\cos\theta$〔m/s〕，$v_y = v\sin\theta - g \cdot t$〔m/s〕

$x = \int v_x dt = v\cos\theta \cdot t = 30 \times 0.866t = 25.98t$〔m〕

$y = \int v_y dt = v\sin\theta \cdot t - \frac{1}{2}gt^2 = 30 \times 0.5t - \frac{1}{2} \times 9.8t^2 = 15t - 4.9t^2$〔m〕

計算結果を**表 2.1** と**図 2.21** に示します。

表 2.1　時間 t に対する x と y の座標

t〔s〕	0	1	2	3	4
x〔m〕	0	26.98	53.96	80.94	107.92
y〔m〕	0	10.1	10.4	0.9	−18.4

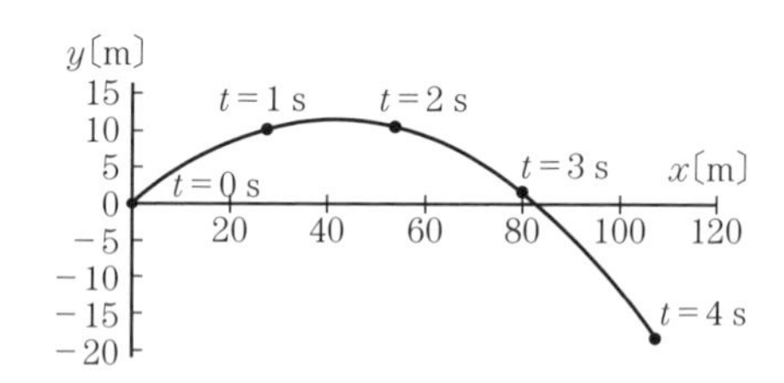

図 2.21　物体の軌跡

2.2.6 等 速 円 運 動

図 2.22 に示すように質量 m の物体が半径 r の円周上を等速度 v で運動しています。このときの速度と加速度および遠心力のベクトルは，以下のように求めることができます。

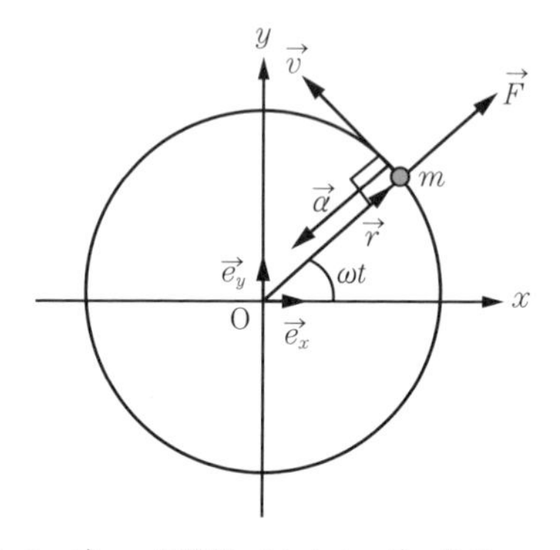

$\vec{e}_x$：x 軸単位ベクトル，$\vec{e}_y$：y 軸単位ベクトル，$\vec{r}$：質量 m の物体の位置ベクトル
$\vec{v}$：速度ベクトル，$\vec{a}$：加速度ベクトル，$\vec{F}$：遠心力のベクトル，ω：角速度

図 2.22　等速円運動

図 2.22 において，物体の位置ベクトル $\vec{r}$ は式（2.28）となります。

$$\vec{r} = (r\cos\omega t)\vec{e}_x + (r\sin\omega t)\vec{e}_y \tag{2.28}$$

このときの速度ベクトル $\vec{v}$ は

$$\vec{v} = \frac{d\vec{r}}{dt} = \omega(-r\sin\omega t \cdot \vec{e}_x + r\cos\omega t \cdot \vec{e}_y) = \omega r\left\{\cos\left(\omega t + \frac{\pi}{2}\right)\vec{e}_x + \sin\left(\omega t + \frac{\pi}{2}\right)\vec{e}_y\right\} \tag{2.29}$$

となり，速度ベクトル$\vec{v}$は大きさが位置ベクトル$\vec{r}$のω倍で，その向きは接線方向であり，位相が位置ベクトル$\vec{r}$より$\pi/2$進んでいます。また，加速度ベクトル$\vec{\alpha}$は

$$\vec{\alpha}=\frac{d\vec{v}}{dt}=\omega\frac{d}{dt}(-r\sin\omega t\cdot\vec{e}_x+r\cos\omega t\cdot\vec{e}_y)dt$$
$$=-\omega^2(r\cos\omega t\cdot\vec{e}_x+r\sin\omega t\cdot\vec{e}_y)=-\omega^2\vec{r} \tag{2.30}$$

となり，大きさが位置ベクトル$\vec{r}$のω^2倍で，$\vec{r}$と反対方向の中心Oを向いています。したがって，向心力$\vec{F'}$も中心Oを向いており，遠心力$\vec{F}$は向心力と大きさが等しく，逆向きになります（式（2.31），（2.32））。

$$\vec{F'}=m\vec{\alpha}=-m\omega^2\vec{r}=-m(2\pi n)^2\vec{r} \tag{2.31}$$

$\vec{F'}$：向心力のベクトル，$\vec{\alpha}$：加速度ベクトル，$\vec{r}$：物体の位置ベクトル，
m〔kg〕：物体の質量，ω〔rad/s〕：角速度，n〔s^{-1}〕：回転数

$$\vec{F}=-m\vec{\alpha}=m\omega^2\vec{r}=m(2\pi n)^2\vec{r} \tag{2.32}$$

$\vec{F}$：遠心力のベクトル

以上より，$\vec{v}$，$\vec{\alpha}$，$\vec{F}$それぞれの大きさだけを求めると式（2.33）～（2.35）のようになります。

コラム：角速度とは

角速度とは単位時間に回転する角度を意味しており，$\omega=d\theta/dt$〔rad/s〕で与えられます。1回転すると角度θが2π〔rad〕進みます。したがって，1秒間にn回転しているときは，$\omega=2\pi n$〔rad/s〕となります。また，1回転の周期をTとすると，$n=1/T$になるために$\omega=2\pi/T$〔rad/s〕と表すこともできます。なお，**図**に示すように，角速度ωと回転速度vの間には式（1）に示す関係が成り立ちます。

$$\omega=\frac{d\theta}{dt}\text{ より }d\theta=\omega dt$$
$$v=\frac{dl}{dt}=r\frac{d\theta}{dt}=r\frac{\omega dt}{dt}=\omega r \tag{1}$$

v〔m/s〕：回転速度，ω〔rad/s〕：角速度，dl〔m〕：dt時間に進む距離，
r〔m〕：回転半径，θ〔rad〕：角度

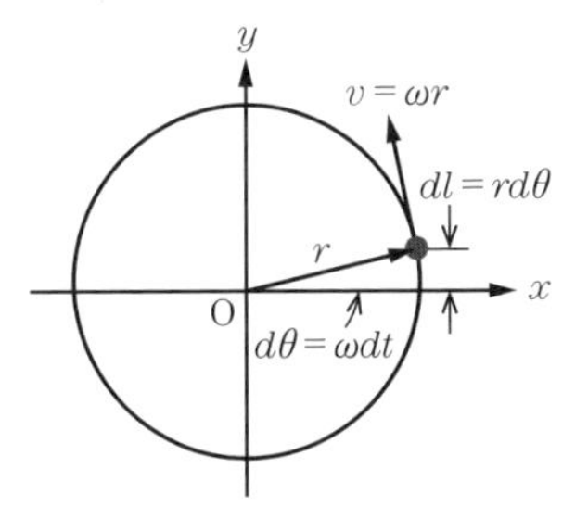

図　角速度と回転速度の関係

$$v = r\frac{d\theta}{dt} = \omega r = 2\pi nr \tag{2.33}$$

v〔m/s〕：回転速度，r〔m〕：回転半径，θ〔rad〕：角度，ω〔rad/s〕：角速度，
n〔s^{-1}〕：回転数

$$\alpha = \frac{dv}{dt} = r\frac{d^2\theta}{dt^2} = \omega^2 r = (2\pi n)^2 r \tag{2.34}$$

α〔m/s^2〕：加速度

$$F = m\alpha = m\omega^2 r = m(2\pi n)^2 r \tag{2.35}$$

F〔N〕：遠心力，m〔kg〕：物体の質量

図 2.23 と**図 2.24** に示すように，遠心力 F は回転数 n の 2 乗に，また，物体の質量 m に比例して大きくなります。

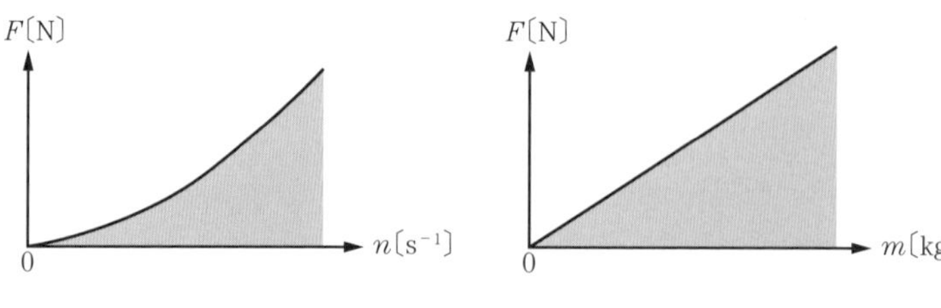

図 2.23　回転数に対する遠心力　　**図 2.24**　物体の質量に対する遠心力

地球は一定の速さで自転しています。したがって，地球上にある物体にも遠心力が働きます。**図 2.25** に示すように，遠心力が最も大きくなるのは赤道上であり，以下に示すように物体 1 kg に働く遠心力は 3.38×10^{-2} N になります。

$$遠心力\ F = m\alpha = m\omega^2 r = 1\times\left(\frac{2\pi}{24\times3\,600}\right)^2\times6.4\times10^6 = 3.38\times10^{-2}\ \mathrm{N}$$

本来，物体に働く重力はこの遠心力を差し引いた値になりますが，重力に対する比率は以下に示すように約 1/290 で無視できるほど小さい値であり，重力は近似的に mg に等しくなります。

$$遠心力を考慮したときの重力\ W = mg - F = mg\left(1-\frac{F}{mg}\right) = mg(1-3.45\times10^{-3}) \cong mg$$

ただし，$F/mg = 3.38\times10^{-2}\ \mathrm{N}/(1\times9.8\ \mathrm{N}) = 3.45\times10^{-3}$ とすると

$$重力\ W\ に対する遠心力の比率\ R = \frac{F}{W} = \frac{F}{mg-F} \cong \frac{F}{mg} = 3.45\times10^{-3} \cong \frac{1}{290}$$

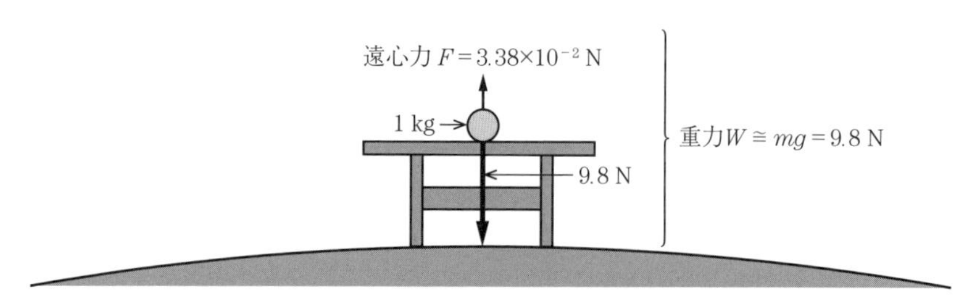

図 2.25　質量 1 kg の物体に働く重力と遠心力（赤道上）

例題 2.8　ある観覧車の回転半径は 30 m，回転数は 0.2 rpm である。この観覧車の角速度を求めよ。ただし，rpm は 1 分間の回転数を意味する。

（**解答**）

$$n = 0.2\ \text{rpm} = \frac{0.2}{60}\ \text{s}^{-1}$$

$$\omega = 2\pi n = 2\pi\ \text{〔rad〕} \times \frac{0.2}{60}\ \text{s}^{-1} = 0.020\,9 \cong 0.021\ \text{rad/s}$$

2.2.7　バネの振動

図 2.26 に示すように，バネを $x=0$ から $x=a$ まで伸ばし，手を離すと，バネの縮もうとする力が発生し質量 m のおもりが $x=0$ を中心にして振動します。このときに運動方程式（2.36）が成り立ちます。

$$F = m\frac{d^2x}{dt^2} = -kx, \qquad \frac{d^2x}{dt^2} + \frac{k}{m}x = 0 \tag{2.36}$$

F〔N〕：力，x〔m〕：距離，m〔kg〕：おもりの質量，k〔N/m〕：バネ定数

なお，式（2.36）の中のバネ定数とは，バネの強さを表すパラメータであり，バネを引っ張って 1 m 伸ばすのに必要な力 F〔N〕を意味しています（式（2.37））。

$$k = \frac{F\text{〔N〕}}{1\ \text{m}} = F\ \text{〔N/m〕} \tag{2.37}$$

したがって，バネ定数が大きいほど硬いバネであるということになります。ここで，$\sqrt{k/m} = \omega_0$ とおくと

$$\frac{d^2x}{dt^2} + \omega_0{}^2 x = 0 \tag{2.38}$$

となります。この微分方程式に従う振動を単振動といいます。この式の一般解は式（2.39）で与えられます。

$$x = a\cos(\omega_0 t + \phi) \tag{2.39}$$

x〔m〕：距離，a〔m〕：振幅，ω_0〔Hz〕：振動角周波数，ϕ〔rad〕：初期位相

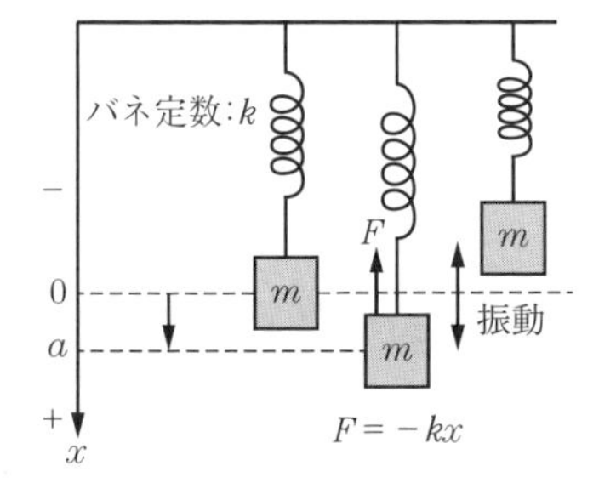

$x=a$ までバネを伸ばし，手を離すと質量 m のおもりが $x=0$ を中心にして振動する。

図 2.26　バネの振動

（**検算**）　式（2.39）より，$dx/dt = -a\omega_0 \sin(\omega_0 t + \phi)$ と $d^2x/dt^2 = -a\omega_0{}^2 \cos(\omega_0 t + \phi)$ が得られます。これらを式（2.38）に代入すると，$d^2x/dt^2 + \omega_0{}^2 x = -a\omega_0^2 \cos(\omega t + \phi) + a\omega_0{}^2 \cos(\omega t + \phi) = 0$ となり，式（2.38）が成り立ちます。

このときの固有角振動数 ω_0，固有振動数 f_0 および周期 T は

$$\omega_0 = \sqrt{\frac{k}{m}} \tag{2.40}$$

ω_0〔rad/s〕：固有角振動数，m〔kg〕：おもりの質量，k〔N/m〕：バネ定数

$$f_0 = \frac{\omega_0}{2\pi} = \frac{1}{2\pi}\sqrt{\frac{k}{m}} \tag{2.41}$$

f_0〔Hz〕：固有振動数

$$T = \frac{1}{f_0} = 2\pi\sqrt{\frac{m}{k}} \tag{2.42}$$

T〔s〕：周期

となります。**図 2.27** に示すように，振動周期はバネ定数 k の 0.5 乗に反比例して短くなりま

コラム：バネの接続方法とバネ定数

二つのバネが並列に接続されたときと，直列に接続されたときについて，一つのバネとして換算した場合のバネ定数を求めると①，②のようになります。

① 二つのバネが並列に接続されたとき（**図**（b）の場合）

$$F = (k_1 + k_2)x = kx, \qquad k = k_1 + k_2 \text{〔N/m〕} \tag{1}$$

F〔N〕：mg，k〔N/m〕，k_1〔N/m〕，k_2〔N/m〕：バネ定数，

x〔m〕：力 F により伸びた長さ

② 二つのバネが直列に接続されたとき（図（c）の場合）

$$x_1 = \frac{F}{k_1}, \qquad x_2 = \frac{F}{k_2}, \qquad x = \frac{F}{k} = x_1 + x_2 = \frac{F}{k_1} + \frac{F}{k_2}, \qquad k = \frac{1}{\dfrac{1}{k_1} + \dfrac{1}{k_2}} = \frac{k_1 k_2}{k_1 + k_2} \text{〔N/m〕} \tag{2}$$

x_1〔m〕，x_2〔m〕：力 F により伸びた長さ

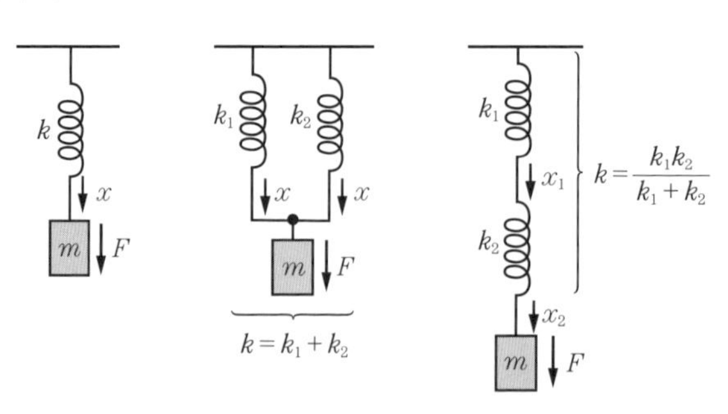

（a）バネ一つ　（b）並列　（c）直列

図　バネの接続方法とバネ定数

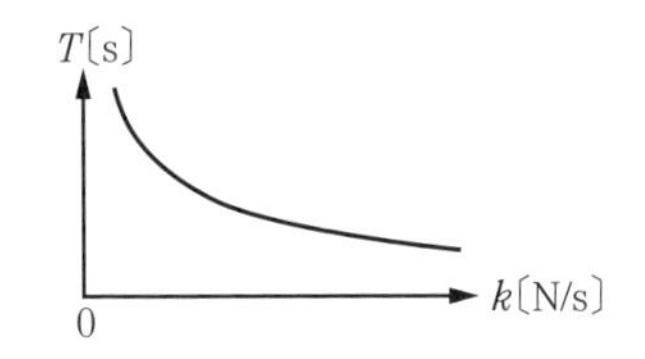

図 2.27　バネ定数に対する振動周期

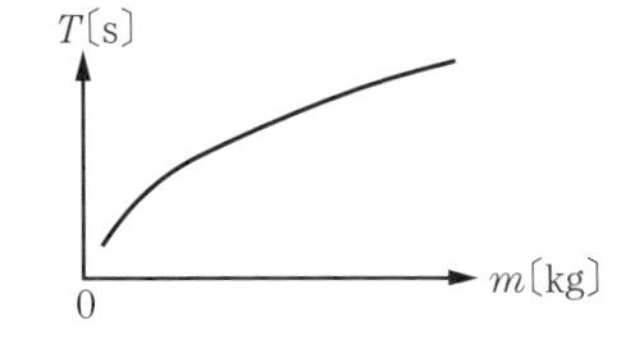

図 2.28　おもりの質量に対する振動周期

す。また**図 2.28** に示すように，おもりの質量 m の 0.5 乗に比例して長くなります。

また，おもりの速度 v と加速度 α は

$$v = \frac{dx}{dt} = -a\omega_0 \sin(\omega_0 t + \phi) \tag{2.43}$$

v〔m/s〕：おもりの速度，a〔m〕：振動の振幅，ω_0〔rad/s〕：固有角振動数，
ϕ〔rad〕：初期位相

$$\alpha = \frac{dv}{dt} = \frac{d^2x}{dt^2} = -a\omega_0^2 \cos(\omega_0 t + \phi) \tag{2.44}$$

α〔m/s^2〕：おもりの加速度

になります。ここで，$a = 0.3$ m，$\omega_0 = 2$ rad/s，$\phi = 0$ として時間に対するそれぞれの変化を求めると，**図 2.29** のようになります。

おもりは $x = 0$ を中心に振動します。そのとき，速度と加速度は①，②のように変化します。

① 速度は x が最大になる時刻 $t = 0$，$T/2$，T で 0 になり，おもりが $x = 0$ を通過する時刻 $t = T/4$，$3T/4$ で最大になります。

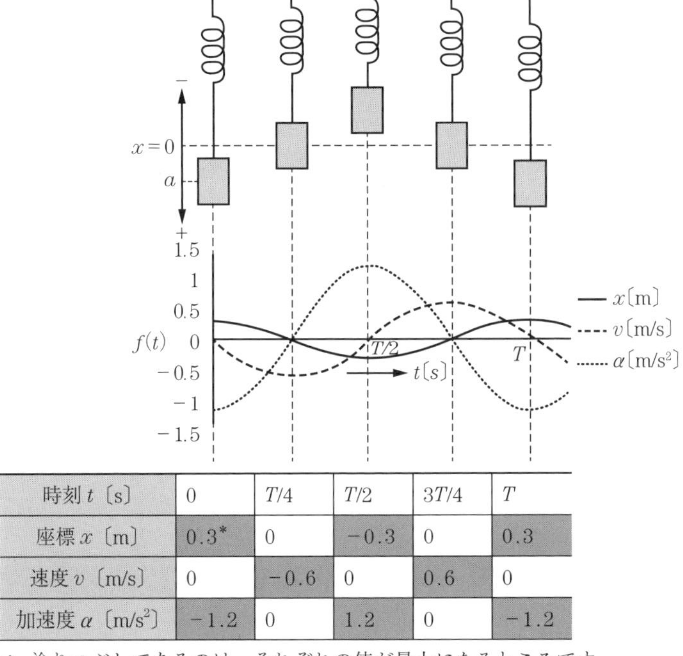

時刻 t〔s〕	0	$T/4$	$T/2$	$3T/4$	T
座標 x〔m〕	0.3*	0	−0.3	0	0.3
速度 v〔m/s〕	0	−0.6	0	0.6	0
加速度 α〔m/s^2〕	−1.2	0	1.2	0	−1.2

＊ 塗りつぶしてあるのは，それぞれの値が最大になるところです。

図 2.29　時間に対する速度と加速度の変化（$a = 0.3$ m，$\omega_0 = 2$ rad/s の場合）

② 加速度は速度 v が 0 となる時刻 $t=0$，$T/2$，T で最大になり，速度 v が最大となる時刻 $t=T/4$，$3T/4$ で 0 になります。

例題 2.9　22 ページのコラム内の図（b），（c）において，$k_1=k_2$〔N/m〕のときのバネ定数 k を求めよ。

（解答）

並列の場合（図（b）の場合）　$k=k_1+k_1=2k_1$〔N/m〕

直列の場合（図（c）の場合）　$k=\dfrac{k_1k_1}{k_1+k_1}=\dfrac{k_1}{2}$〔N/m〕

2.2.8　摩擦のある面上での運動

質量 m の物体に働く力 F_1 が最大静止摩擦力 F_S を超えると，物体は斜面に沿って滑り落ちます。**図 2.30** のように，このときの物体に働く力（滑り落ちる力）F_1 と最大静止摩擦力 F_S は式（2.45），（2.46）で与えられます。

$$F_1=mg\sin\theta \tag{2.45}$$

F_1〔N〕：滑り落ちる力，m〔kg〕：物体の質量，$g=9.8$〔m/s^2〕：重力加速度，
θ〔rad〕：斜面の傾斜角

$$F_S=\mu_S F_2=\mu_S mg\cos\theta \tag{2.46}$$

F_S〔N〕：最大静止摩擦力，F_2〔N〕：垂直荷重，μ_S（無名数）：静止摩擦係数

傾きが大きくなり，θ が式（2.47）を満足するときに物体が斜面に沿って滑り落ちます。

$$F_1>F_2 \Rightarrow mg\sin\theta>\mu_S mg\cos\theta$$

$$\tan\theta>\mu_S \Rightarrow \theta>\tan^{-1}\mu_S \tag{2.47}$$

F_1〔N〕：滑り落ちる力，$F_2=mg\cos\theta$〔N〕（図 2.30 参照），F_S〔N〕：最大静止摩擦力，
m〔kg〕：物体の質量，$g=9.8$〔m/s^2〕：重力加速度，θ〔rad〕：傾斜角，
μ_S（無名数）：静止摩擦係数

物体が斜面を滑り落ちているときは，式（2.48）が成り立ちます。

$$F_1-F_d=F_1-\mu_d F_2=mg(\sin\theta-\mu_d\cos\theta)=m\alpha \tag{2.48}$$

F_1〔N〕：滑り落ちる力，$F_d=\mu_d F_2$〔N〕：動摩擦力，μ_d（無名数）：動摩擦係数，
m〔kg〕：物体の質量，α〔m/s^2〕：加速度

これより，滑り落ちるときの加速度や速度，移動距離が求められます（式（2.49）～（2.51））。

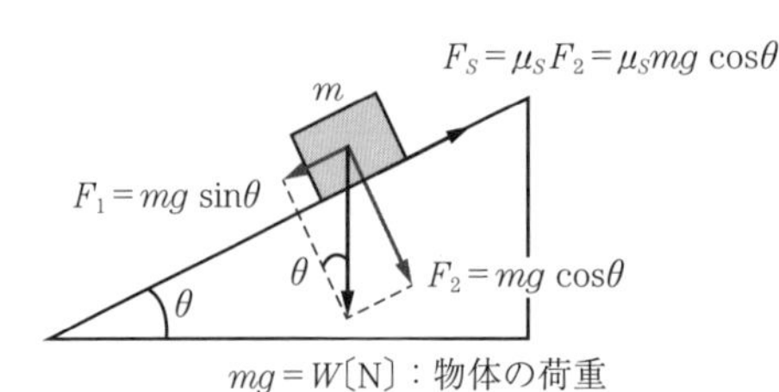

図 2.30　摩擦のある面上の物体に働く力

$$\alpha = g(\sin\theta - \mu_d \cos\theta) \tag{2.49}$$

α〔m/s^2〕：加速度，$g=9.8$〔m/s^2〕：重力加速度，μ_d（無名数）：動摩擦係数

$$v = \int \alpha dt = gt(\sin\theta - \mu_d \cos\theta) \tag{2.50}$$

v〔m/s〕：速度，t：〔s〕滑り始めてからの時間

$$L = \int v dt = \frac{1}{2} gt^2(\sin\theta - \mu_d \cos\theta) \tag{2.51}$$

L〔m〕：移動距離

雪や雨の日に滑って転ぶことがあります。これは，道路と靴底の摩擦力が小さくなり，滑ってしまうためです。**図 2.31** は人が歩いているときの前進力と摩擦力の関係を示したものです。この図より，滑らずに安全に歩行するための条件は

$$摩擦力 > 前進力 \Rightarrow \mu_S N\cos\theta > N\sin\theta \Rightarrow \theta < \tan^{-1}\mu_S \tag{2.52}$$

θ〔rad〕：図 2.31 に示す角度，μ_S（無名数）：静止摩擦係数

となります。コンクリートで舗装された道路をゴム底の長靴を履いて歩いたときの摩擦係数は，乾燥し洗浄された表面のコンクリートでは 1.0，濡れた表面のコンクリートでは 0.3 とされています。雨の日を想定し $\mu_S=0.3$ とすると $\theta < 16.7$ となり，安全に歩行するためには $\theta=16°$ 以下の小股で歩く必要があります。

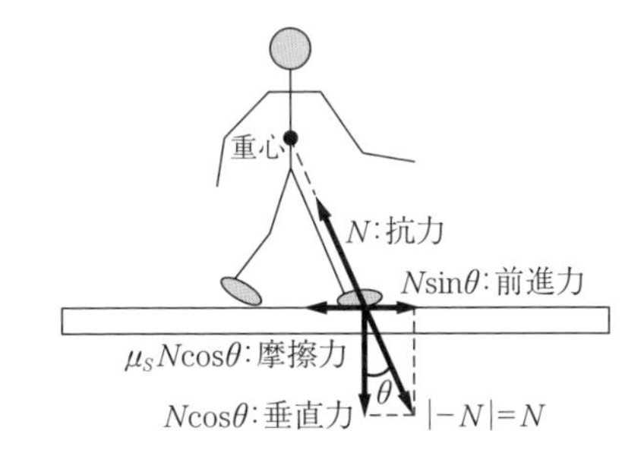

図 2.31　人が歩いているときの前進力と摩擦力の関係

演　習　問　題

1．静止状態から 100 km/h の速度に達するまでの時間が 12 秒かかる車がある。発車してから徐々に加速し最高速度 80 km で 30 秒間走行したときの移動した距離 L〔m〕を求めよ。ただし，$t_1 \leq t \leq 30$ における車の加速度は**図 2.32** に示すように時間に対する変化はなく，一定とする。

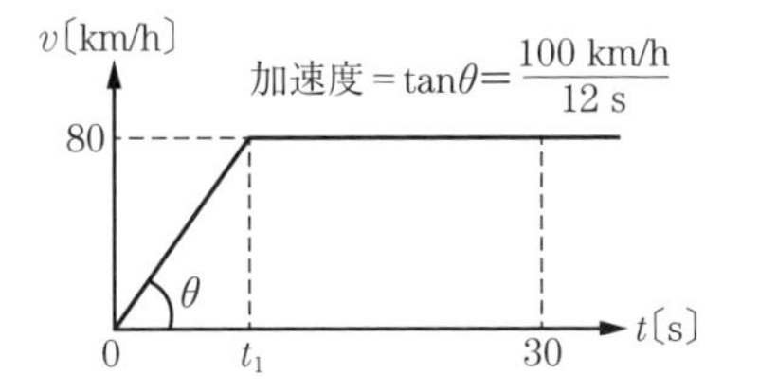

図 2.32　車の速度変化

2. **図 2.33** に示すように，質量 100 kg の物体が秒速 20 m で移動している。この物体に一定の大きさの制動力 F を加え続けると，制動力を加えてから 5 秒後に停止した。制動力 F〔N〕と停止するまでに進んだ距離 L〔m〕を求めよ。ただし，制動力以外に摩擦力など運動を妨げる力はないものとする。

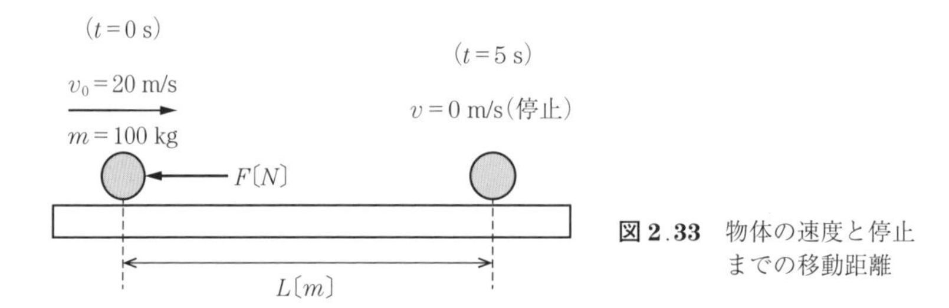

図 2.33　物体の速度と停止までの移動距離

3. **図 2.34** に示すように，バネ定数 k〔N/m〕のバネに質量 m〔kg〕のおもりを吊るし単振動させた。図（a）～（c）の場合について，それぞれ周期 T〔s〕を求めよ。

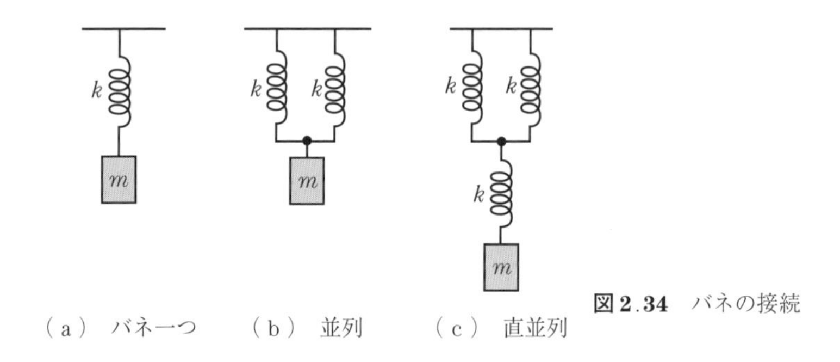

図 2.34　バネの接続

4. 等速円運動をしている物体がある。質量が 0.2 kg の物体が，円運動の半径を 0.5 m として 1 秒間に 5 回転している。この物体に働く遠心力 F〔N〕と物体が 1 回転したときの運動エネルギー E_k〔J〕を求めよ。

5. **図 2.35** に示すように，動摩擦係数 μ_d が 0.2 の斜面を質量 1 kg の物体が滑り落ちている。斜面の傾きを θ=30° とすると，物体の加速度 α〔m/s²〕はいくらになるか求めよ。

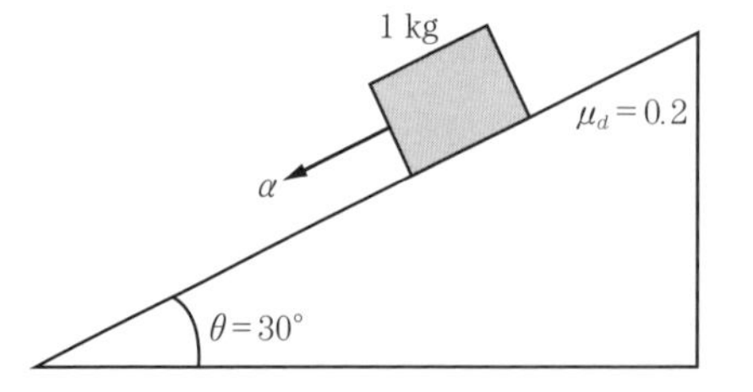

図 2.35　摩擦のある面上の物体の移動

6. **図 2.36** に示すように，質量 40 g の鋼球を水平面から真上方向に 20 m/s の速度で発射した。最高点（高さ h）に到達したあと，鋼球は水平面に落下した。最高点の高さ h〔m〕と鋼球が最高点に到達してから水平面に落ちるまでの時間 t〔s〕を求めよ。なお，空気抵抗は無視できるものとする。

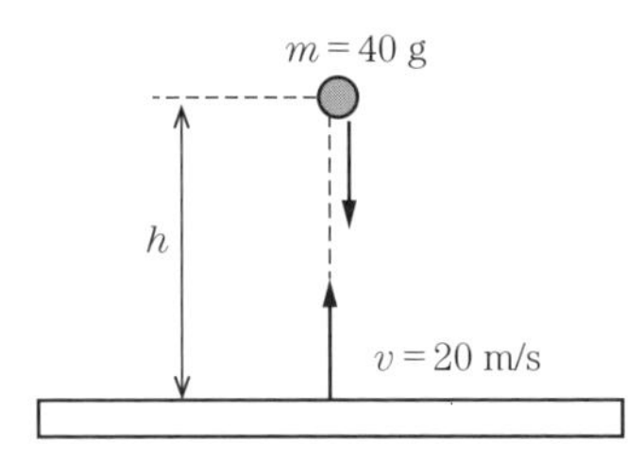

図 2.36　真上方向に発射したときの硬球の軌跡

7. **図 2.37** に示すように，質量 142 g の硬球を，速度 35 m/s，水平面との角度 45° で投げたとき，最高点に到達する時間 T〔s〕と水平面上の到達距離 L〔m〕を求めよ。なお，空気抵抗は無視できるものとする。

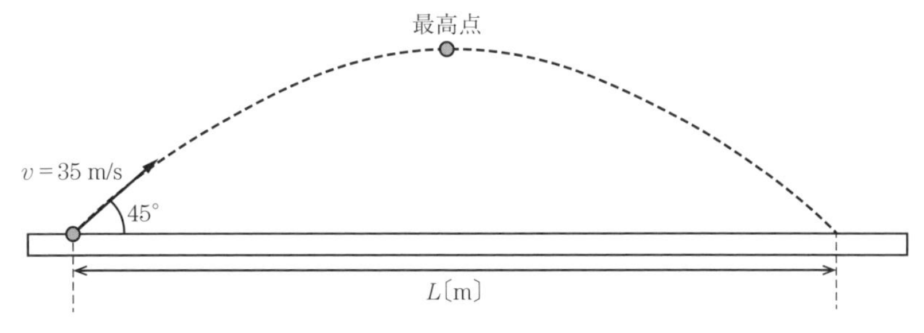

図 2.37　硬球の軌跡

8. **図 2.38** に示すように，回転の中心を O として，剛体のモーメントがつりあっている。このときの力 F_1〔N〕を求めよ。

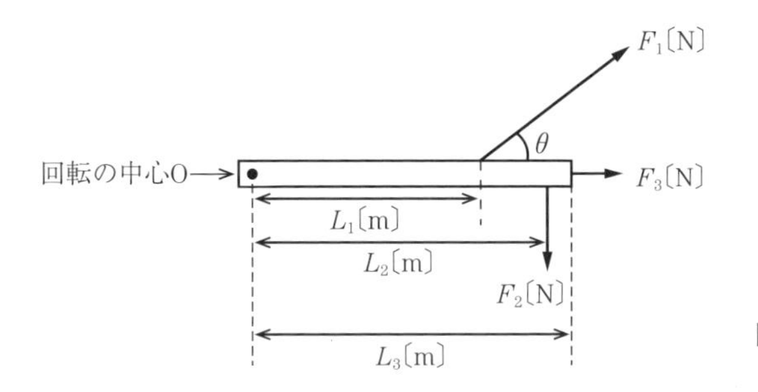

図 2.38　剛体のモーメント

過去問題に挑戦

1. 1 階（地上）に静止していたエレベータが**図**に示すように一定の加速度で上昇し始め，15 秒後に一定の速度に達した。そのあとエレベータは 20 秒間一定の速度で上昇（等速度運動）してから一定の加速度で 15 秒間減速して最上階に達した。最上階の高さは地上から約何 m か［第 2 種 ME 技術実力検定試験 第 36 回（2014 年）午前問題 25］。

（1）200　（2）333　（3）350　（4）500　（5）634

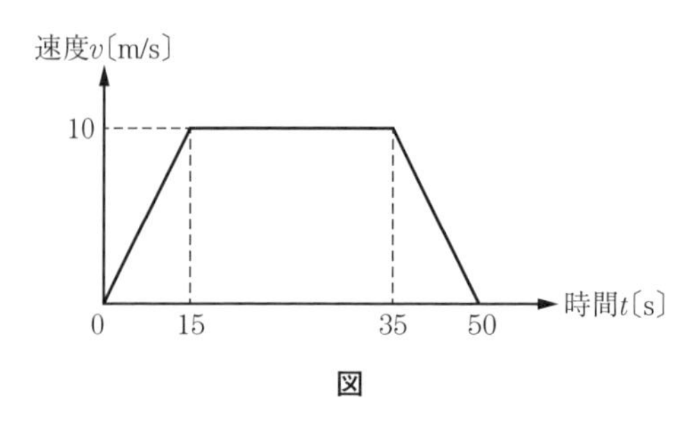

図

2. 原点Oに働く，**図**のような2力$\vec{F_1}$，$\vec{F_2}$の合力$\vec{F}$の大きさに最も近いのはどれか。ただし，$\vec{F_1}$，$\vec{F_2}$の大きさはともに5.0 Nとする［第2種ME技術実力検定試験 第35回（2013年）午前問題22］。

（1）4.3 N　（2）5.0 N　（3）8.6 N　（4）10 N　（5）13 N

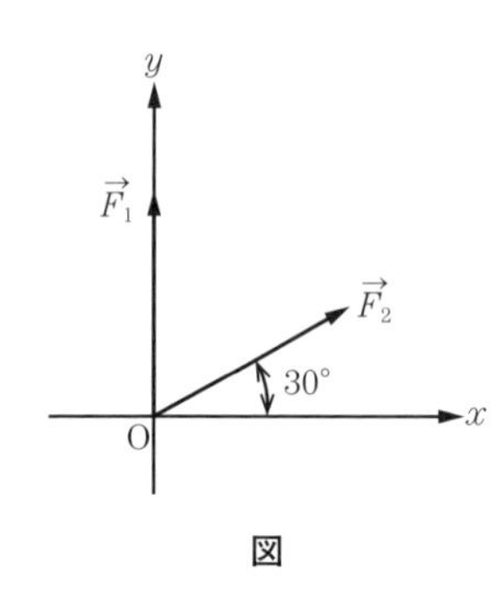

図

3. 物体を水平面から60°の角度で斜め上方に初速30 m/sで射出した。最高点に達したときの速さ〔m/s〕はどれか。ただし，空気抵抗は無視できるものとする（臨床工学技士国家試験 第36回［2022年度 午前問題80］。

（1）0　（2）15　（3）$15\sqrt{2}$　（4）$15\sqrt{3}$　（5）30

4. 長さ1.0 mの質量を無視できる棒がある。棒の中点を支点（回転軸）として，鉛直面内で自由に回転できるようにした。**図**のように，棒の片側に質量100 gの重りを取り付け，棒を水平面から60°傾けたときに，棒に働く回転モーメントのおよその大きさ〔N・m〕はどれか［臨床工学技士国家試験 第35回（2021年度）午前問題80］。

（1）0.025　（2）0.05　（3）0.1　（4）0.25　（5）0.5

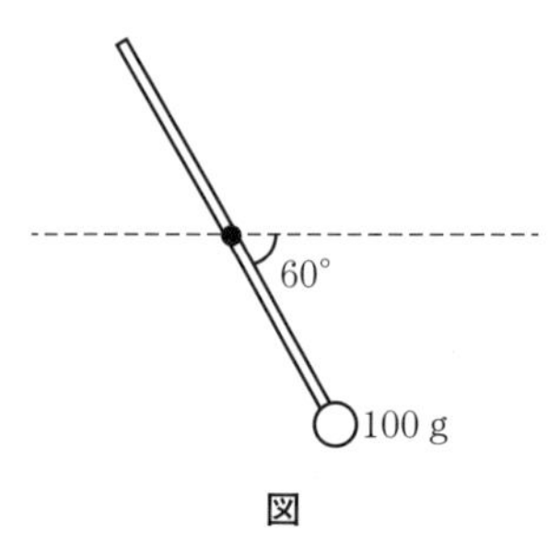

図

第3章

エネルギーと仕事率

物体を遠くまで運ぼうとすると，近くに運ぶときよりも大きなエネルギーが必要になります。また，物体の質量が大きいほど大きなエネルギーを必要とします。このとき，運ぶのに必要な力や運んだ距離と消費したエネルギーの間には一定の法則が成り立ちます。本章ではこれらの関係について理解していきましょう。

3.1　エネルギー（仕事）の定義

物体に力を加え遠くまで運ぶと，エネルギーが消費され**仕事**をしたことになります。このときの仕事は

仕事(消費されたエネルギー)〔J〕＝力〔N〕×移動距離〔m〕　　(3.1)

で与えられ，加えられた力を一定とすると移動距離に比例して**図3.1**のように大きくなります。このときの仕事の単位は，J（ジュール）を使います。

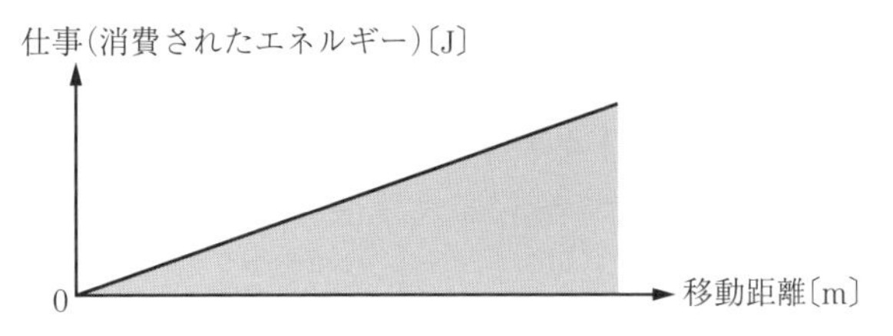

図3.1　物体を移動させたときの移動距離と仕事の関係（加えられた力が一定の場合）

3.2　力学的エネルギー

3.2.1　運動エネルギー

物体が運動しているとき，物体は**運動エネルギー**を持っています。そのときの運動エネルギーE_kは，速度をv〔m/s〕，質量をm〔kg〕とすると，式（3.2）で与えられます。

$$E_k=\frac{1}{2}mv^2 \tag{3.2}$$

E_k〔J〕：運動エネルギー，m〔kg〕：物体の質量，v〔m/s〕：移動速度

図 3.2 に示すように，速度 v で右に移動している質量 m の物体に，進行方向と反対向きの力 F を加えます。そうすると，物体には負の加速度 $-\alpha$ が作用し，速度 v が**図 3.3** に示すように徐々に減少し，距離 L だけ移動した位置で物体は停止します。このとき，停止するまでに失った物体の運動エネルギー E_k は F（反対向きに加えた力 ）$\times L$（停止するまでの移動距離）に等しく，以下のように求めることができます。

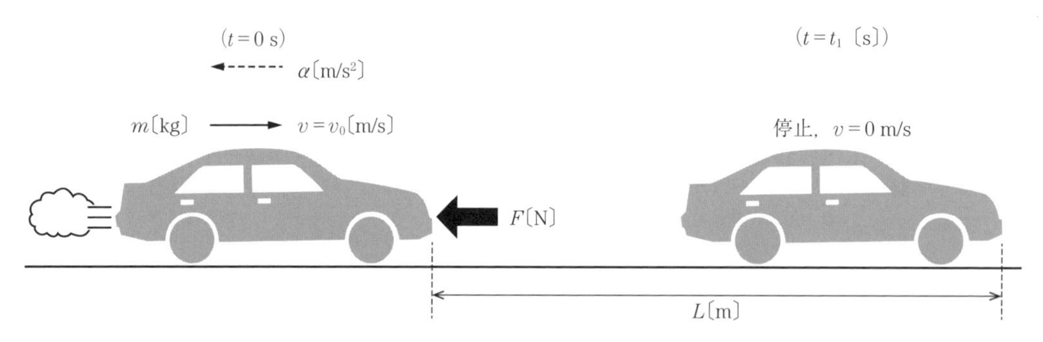

図 3.2　移動している物体と反対方向に作用する力

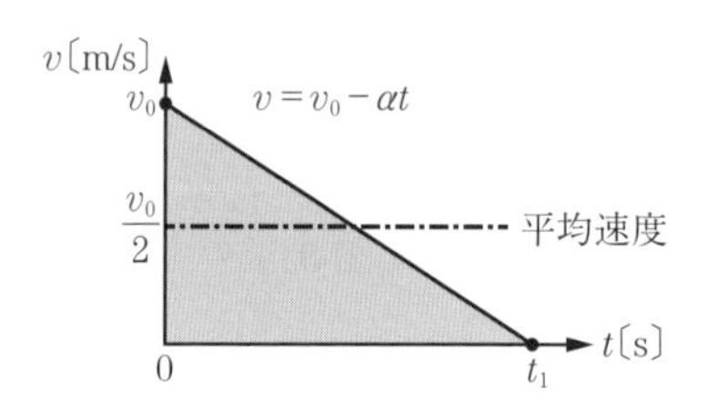

時刻 $t=0$ s：物体に力 F を加えた時刻，
v〔m/s〕：物体の移動速度，
v_0〔m/s〕：物体の初速度

図 3.3　時間に対する速度 v と運動エネルギー E_k の変化

まず，物体に力を加えてから停止するまでの時間 t_1 は $v=v_0-\alpha t_1=0$ より

$$t_1=\frac{v_0}{\alpha} \tag{3.3}$$

t_1〔s〕：停止するまでの時間，v_0〔m/s〕：物体の初速度，α〔m/s²〕：加速度

となります。これより，進行方向と逆向きに力を加えてから停止するまでに進んだ距離 L は，図 3.3 の面積として求めることができます。

$$L=\frac{v_0 t_1}{2}=\frac{v_0}{2}\cdot\frac{v_0}{\alpha}=\frac{{v_0}^2}{2\alpha}\quad \text{または}$$

$$L=\int_0^{t_1} v dt=\int_0^{t_1}(v_0-\alpha t)dt=\left[v_0 t-\frac{\alpha}{2}t^2\right]_0^{t_1}=v_0\left(\frac{v_0}{\alpha}\right)-\frac{\alpha}{2}\left(\frac{v_0}{\alpha}\right)^2=\frac{v_0^2}{2\alpha} \tag{3.4}$$

L〔m〕：停止するまで進んだ距離，t_1〔s〕：静止するまでの時間，α〔m/s〕：加速度，
v_0〔m/s〕：物体の初速度

以上より，式（3.5）のように物体の運動エネルギーを求めることができます。

$$E_k=FL=m\alpha\times\frac{v_0^2}{2\alpha}=\frac{1}{2}mv_0^2\ \text{〔J〕} \tag{3.5}$$

E_k〔J〕：運動エネルギー，F〔N〕：停止するまでに加えた力，m〔kg〕：物体の質量，
v_0〔m/s〕：物体の初速度

運動エネルギーは速度の2乗に比例して大きくなります。自動車の速度を2倍にすると，運動エネルギーは4倍になり，事故を起こしたときの衝撃も4倍になります。安全のためにスピードを控えめにするのは，物理学的にはこのような意義があるのです（**図3.4**）。

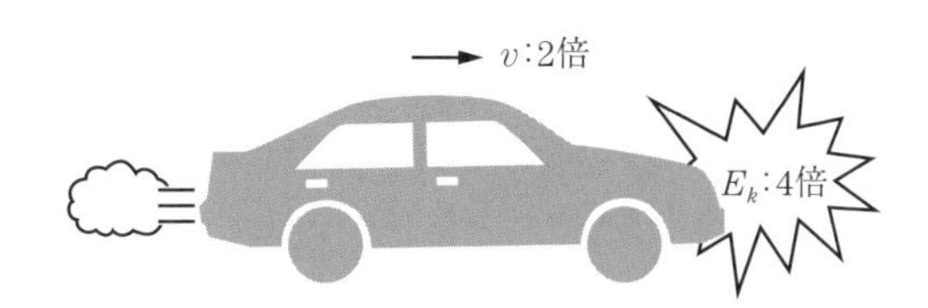

図3.4　スピードと事故時の衝撃

例題3.1　質量200gのボールが，15m/sの速度で空中を移動しているときの運動エネルギーを求めよ。

（解答）

$$E_k = \frac{1}{2}mv^2 = \frac{1}{2} \times 0.2\,\text{kg} \times 15^2\,〔\text{m/s}〕^2 = 22.5\,\text{J}$$

3.2.2　位置エネルギー（ポテンシャルエネルギー）

図3.5に示すように2個のボールA，Bがあります。Aの**位置エネルギー**は0です。一方，Bは手を離すと床まで落下します。そのため，Bの位置エネルギーは0ではなく，重力mgに逆らって，Bを高さhまで持ち上げるためのエネルギーを持っています。このときの位置エネルギーは

$$E_p = mgh \qquad (3.6)$$

E_p〔J〕：位置エネルギー，m〔kg〕：物体の質量，$g = 9.8$〔m/s^2〕：重力加速度，h〔m〕：高さで与えられ，**図3.6**に示すように，高さhに比例して大きくなります。

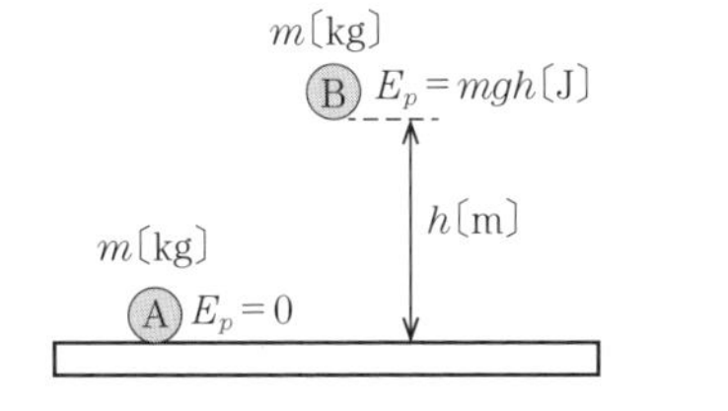

図3.5　物体の高さと位置エネルギー

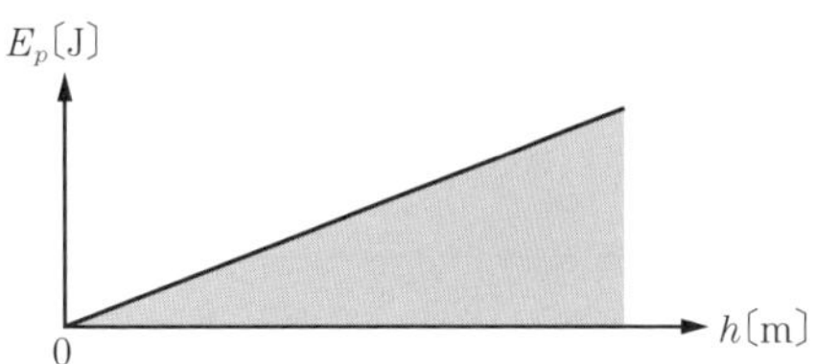

図3.6　物体の高さに対する位置エネルギー

例題3.2　質量10kgの物体を2m持ち上げるのに必要なエネルギーはいくらか求めよ。

（**解答**）

$E_p = mgh = 10\,\mathrm{kg} \times 9.8\,\mathrm{m/s^2} \times 2\,\mathrm{m} = 196\,\mathrm{J}$

位置エネルギーを利用したものに水力発電があります。水力発電では，**図3.7**のように水の位置エネルギーで水車を回し，それに連結された発電機で電気を起こします。このとき，位置エネルギーE_p〔J〕は発電電力P〔W〕×時間t〔s〕に等しく，これより発電電力P〔W〕は

$$P = \frac{E_p}{t} = \frac{mgH}{t} \tag{3.7}$$

P〔W〕：発電電力，m〔kg〕：水の質量，H〔m〕：有効落差，$g=9.8$〔m/s²〕：重力加速度，t〔s〕：発電している時間（水の流れている時間）

となります。また，1 m³ の水の質量は 1 000 kg になりますので，水の流量をQ〔m³/s〕とすると，1秒間に流れる水の質量m/tは

$$\frac{m\,[\mathrm{kg}]}{t\,[\mathrm{s}]} = \frac{\rho\,[\mathrm{kg/m^3}]\,V\,[\mathrm{m^3}]}{t\,[\mathrm{s}]} = 1\,000\,\mathrm{kg/m^3} \times Q\ [\mathrm{m^3/s}] = Q \times 10^3\,\mathrm{kg/s}$$

m/t〔kg/s〕：1秒間に流れる水の質量，ρ〔kg/m³〕：水の密度，V〔m³〕：水の体積，Q〔m³/s〕：水の流量

になります。以上より，効率をηとすると発電電力は式（3.8）になります。

$$P = \eta gH \cdot \frac{m}{t} = \eta gHQ \times 10^3\,\mathrm{W} = \eta gQH\ [\mathrm{kW}] \tag{3.8}$$

P〔(m/s²)×(1 000 kg/s)×m＝kJ/s＝kW〕：発電電力，η（無名数）：効率，$g=9.8$〔m/s²〕：重力加速度，H〔m〕：有効落差，Q〔m³/s〕：流量

流量と有効落差が大きくなると，発電電力もそれぞれに比例して大きくなります。

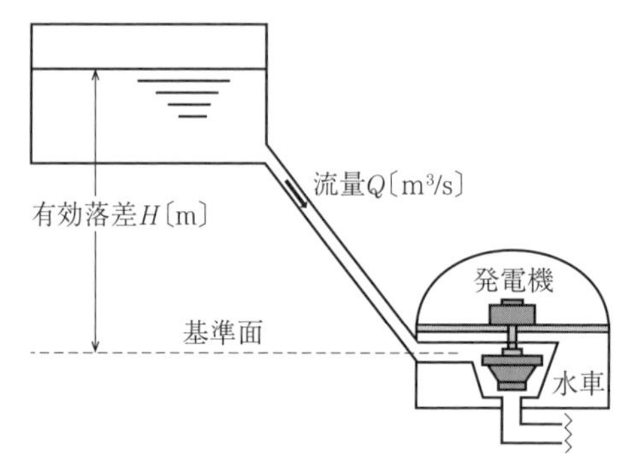

図3.7 水力発電の原理

例題3.3 有効落差 130 m，最大出力 5 000 kW の水力発電所がある。水位変化により有効落差が 110 m になったときの最大出力は何 kW になるか求めよ。

（**解答**） 水圧鉄管の断面積をS〔m²〕，水の流速をv〔m/s〕，流量をQ〔m³/s〕とします。

$Q = S \cdot v = kS\sqrt{2gH}$

k：比例定数

$$P=\eta gQH=\eta gH(kS\sqrt{2gH}) \ =\eta kS\sqrt{2}(gH)^{1.5}$$

最大出力は H の 1.5 乗に比例します。したがって，最大出力 P〔W〕は

$$P=\left(\frac{110}{130}\right)^{1.5}\times 5\,000=0.778\,3\times 5\,000=3\,891.5\ \mathrm{kW}$$

となります。

3.2.3 バネの振動エネルギー（弾性振動エネルギー）

バネが振動したときのエネルギーは，おもりの運動エネルギーとバネの**弾性エネルギー**（バネの変形に伴うエネルギー）の和になります。

図 3.8 において，おもりの運動エネルギー E_1〔J〕とバネの弾性エネルギー E_2〔J〕は

$$E_1=\frac{1}{2}mv^2, \qquad E_2=\int Fdx=\int(kx)dx=\frac{1}{2}kx^2 \tag{3.9}$$ †

m〔kg〕：おもりの質量，v〔m/s〕：おもりの速度，F〔N〕：力，k〔N/m〕：バネ定数

となります。これらより，バネが振動したときの総エネルギー E は

$$E=E_1+E_2=\frac{1}{2}mv^2+\frac{1}{2}kx^2 \tag{3.10}$$

E〔J〕：バネの総エネルギー

として求められます。つぎに，第 2 章で得られた式（2.39）と式（2.43）を代入すると

$$x=a\cos(\omega_0 t+\phi) \qquad (2.39)再掲$$

x〔m〕：距離，a〔m〕：振動の振幅，ω_0〔Hz〕：振動角周波数，ϕ〔rad〕：初期位相

$$v=\frac{dx}{dt}=-a\omega_0\sin(\omega_0 t+\phi) \qquad (2.43)再掲$$

v〔m/s〕：おもりの速度

となり，速度の絶対値 $|v|$ を用いたときのバネの総エネルギーを $|E|$ とすると，式（3.10）は

$$|E|=\frac{1}{2}m|v^2|+\frac{1}{2}kx^2=\frac{m}{2}\{a\omega_0\sin(\omega_0 t+\phi)\}^2+\frac{k}{2}\{a\cos(\omega_0 t+\phi)\}^2$$

となります。ここに式（2.41）から得られる $k=m\omega_0^2$ をさらに代入すると，式（3.11）が得られます。

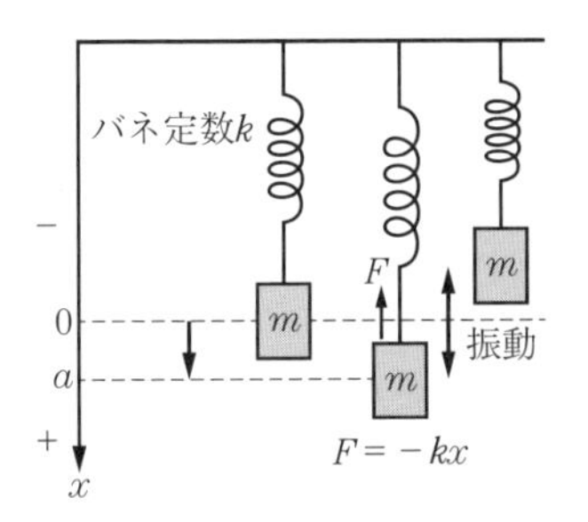

$x=a$ までバネを伸ばし，手を離すと $x=0$ を中心にして振動します。

図 3.8 バネの振動

† 関数を求めるときは，式（3.9）のように不定積分を使います。

$$|E| = \frac{1}{2}m|v^2| + \frac{1}{2}kx^2 = \frac{m}{2}\{a\omega_0 \sin(\omega_0 t + \phi)\}^2 + \frac{m\omega_0{}^2}{2}\{a\cos(\omega_0 t + \phi)\}^2$$

$$= \frac{ma^2\omega_0{}^2}{2}\{\sin^2(\omega_0 t + \phi) + \cos^2(\omega_0 t + \phi)\}^2 = \frac{ma^2\omega_0^2}{2} = \frac{a^2 k}{2} \qquad (3.11)$$

$|E|$〔J〕：バネが振動したときの総エネルギー，m〔kg〕：おもりの質量，a〔m〕：振幅，ω_0〔Hz〕：振動角周波数，k〔N/m〕：バネ定数

ここで，$m=0.5$ kg，$k=50$ N/m，$a=0.2$ m，$\omega_0=10$ rad/s，$\phi=0$ として時間に対するおもりの運動エネルギーとバネの弾性エネルギーの変化を求めると，**図3.9** のようになります。

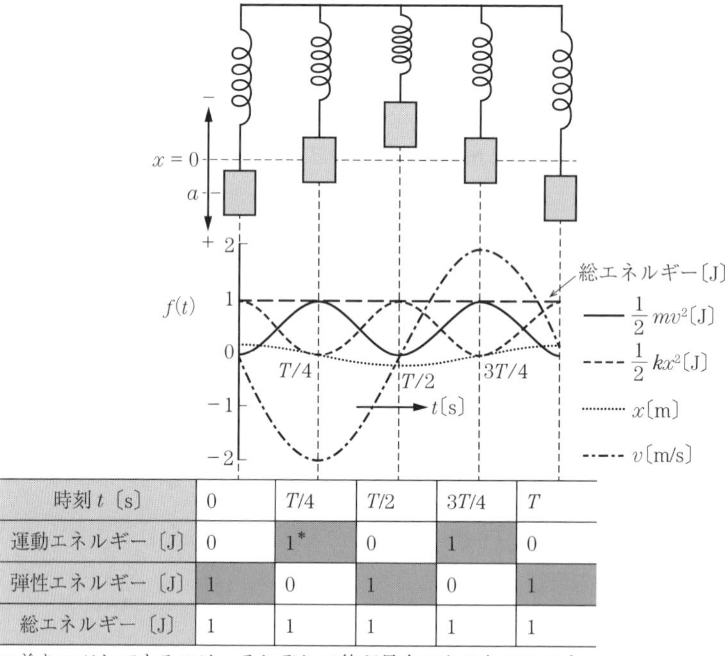

時刻 t〔s〕	0	$T/4$	$T/2$	$3T/4$	T
運動エネルギー〔J〕	0	1*	0	1	0
弾性エネルギー〔J〕	1	0	1	0	1
総エネルギー〔J〕	1	1	1	1	1

＊塗りつぶしてあるのは，それぞれの値が最大になるところです。

図3.9　時間に対するおもりの運動エネルギーとバネの弾性エネルギーの変化（$m=0.5$ kg，$k=50$ N/m，$a=0.2$ m，$\omega_0=10$ rad/s，$\phi=0$ の場合）

おもりは $x=0$ を中心に振動します。そのとき，おもりの運動エネルギーとバネの弾性エネルギーは①～③のように変化します。

① おもりの運動エネルギーは速度 v が最大になる時刻 $t=T/4$，$3T/4$ で最大になり，速度 v が 0 になる時刻 $t=0$，$T/2$，T で 0 になります。

② バネの弾性エネルギーは x が最大になる時刻 $t=0$，$T/2$，T で最大になり，x が 0 になる時刻 $t=T/4$，$3T/4$ で 0 になります。

③ おもりの運動エネルギーとバネの弾性エネルギーを加算した総エネルギーは，時間に対して変化はなく一定になります。

式（3.11）はバネが振動したときの総エネルギーを表しています。**図3.10**，**図3.11** に示すように，総エネルギーは振幅の 2 乗とバネ定数に比例して大きくなります。

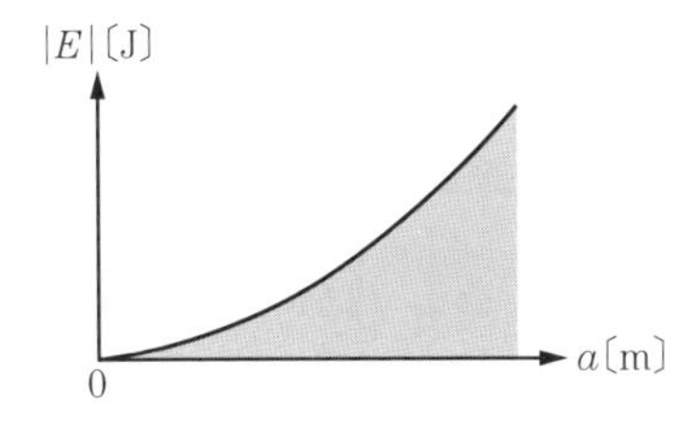

図3.10　振動の振幅と総エネルギー

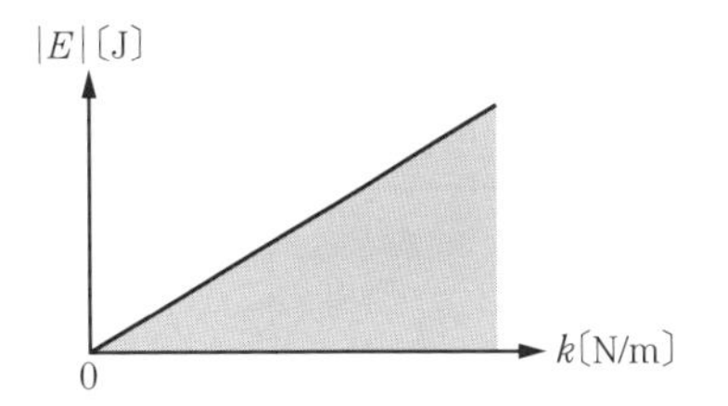

図3.11　バネ定数と総エネルギー

例題3.4　200 g の物体を吊るすと 5 cm 伸びるバネがある。このバネが 10 cm 伸びているときの弾性エネルギーを求めよ。

（**解答**）

$$\text{バネ定数}\ k=\frac{F\,[\mathrm{N}]}{x\,[\mathrm{m}]}=\frac{0.2\ \mathrm{kg}\times 9.8\ \mathrm{m/s^2}}{0.05\ \mathrm{m}}=39.2\ \mathrm{N/m}$$

$$E_2=\frac{1}{2}kx^2=\frac{1}{2}\times 39.2\ \mathrm{N/m}\times 0.1^2\ \mathrm{m}^2=0.196\ \mathrm{J}$$

3.3　エネルギー保存の法則

図3.12（a）において質量 m のボールを落とすと，高さ h がどんどん小さくなり位置エネルギーが減少します。一方，落下速度は増えていき，運動エネルギーは増加します。このときの位置エネルギーと運動エネルギーは**表3.1**と図3.12（b）のようになり

$$(\text{位置エネルギー}\ E_p)+(\text{運動エネルギー}\ E_k)=\text{一定} \qquad (3.12)$$

という式が成り立ちます。これを**エネルギー保存の法則**といいます。

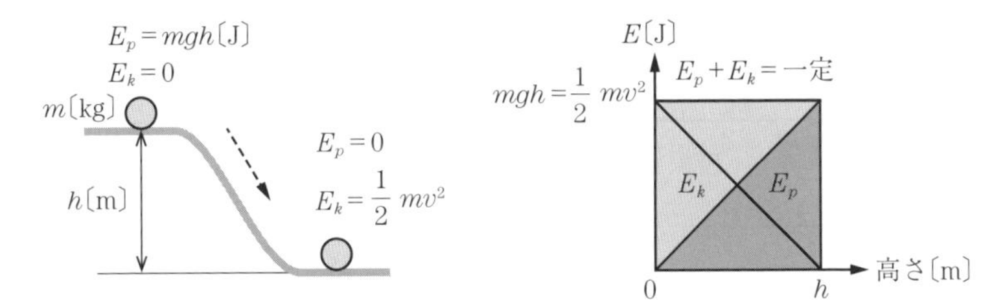

（a）　エネルギーの変化　　（b）　高さとエネルギーの関係

図3.12　質量 m の物体を落としたときのエネルギーの変化

表3.1　質量 m の物体を高さ h から落としたときのエネルギーの変化

	位置エネルギー E_p	運動エネルギー E_k	合計（$E=E_p+E_k$）
高さ h の位置	mgh	0	mgh
高さ 0 の位置	0	$mv^2/2$	$mv^2/2$（$=mgh$）

3.4 仕　事　率

仕事率とは1秒間に行う仕事のことであり，式（3.13）のように定義されています。

$$仕事率〔W〕=\frac{仕事〔J〕}{仕事をするのにかかった時間〔s〕} \tag{3.13}$$

図3.13に示すように，何種類かの機械が同じ仕事をしたとして，それに要した時間が短いほど仕事率は大きく，機械としての性能はよいことになります。なお，単位はW（=J/s）であり，電力の単位と同じものになります。

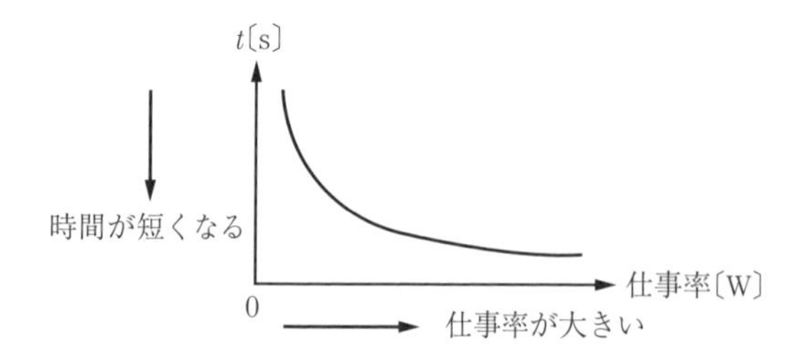

図3.13　同じ仕事をしたときの仕事率と所要時間の関係

例題3.5　**図3.14**に示すように，出力0.4 kWのモーターを使い，200 Nの力で物体を10 m移動させた。このときにかかった時間と仕事率を求めよ。

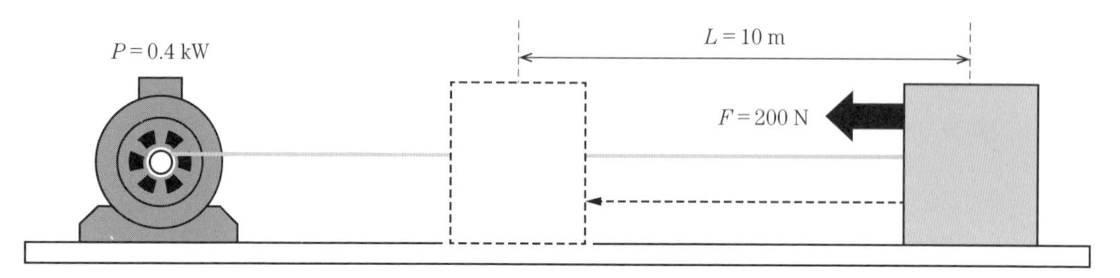

図3.14　モーターによる物体の移動

（**解答**）

仕事 $=FL$〔J〕

F〔N〕：力，L〔m〕：移動距離　　ただし，1 Nm = 1 J

電力量 $=Pt$〔J〕

P〔W〕：電力，t〔s〕：時間　　ただし，1 Ws = 1 J

$FL=Pt$ より，かかった時間は $t=FL/P=(200\times10)/400=5$ s になります。また，仕事率は以下のように400 Wになります。

$$仕事率=\frac{仕事〔J〕}{仕事をするのにかかった時間〔s〕}=\frac{FL}{t}=\frac{Pt}{t}=P=400 \text{ W}$$

演習問題

1. **図3.15**に示すように，静止している質量1 kgの物体に，速度が20 m/sに達するまで一定の力を加えた。速度が$v_1=20$ m/sに達する時刻t_1までに，物体に加えられたエネルギーE〔J〕を求めよ。

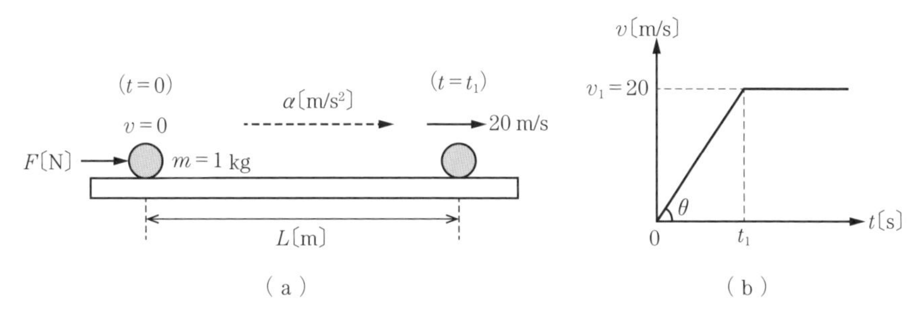

図3.15　物体の移動距離と速度変化

2. 300 gのおもりを吊るすと6 cm伸びるバネがある。このバネを20 cm伸ばした状態から手を離した。$x=0$を通過するときのおもりの運動エネルギーを求めよ。

3. 登山口から頂上までの標高差が1 200 mの山がある。体重65 kg重の人が3時間かけて頂上まで登った。このときの仕事率を求めよ。

4. 0.4 kWのモーターが5分間回転している。このときの仕事はいくらになるか求めよ。

5. 風力が持っている1秒あたりのエネルギーは式（3.14）で与えられる。風速5 m/sの風が1時間吹いたとき，風に垂直な面$S=10$ m^{2}に発生するエネルギーを求めよ。

$$P=\frac{E}{t}=\frac{1}{2}\rho S v^3 \text{〔J/s〕} \tag{3.14}$$

ρ：空気の密度，平地では約1.2 kg/m^3，S〔m^2〕：風に垂直な面の面積，v〔m/s〕：風速

6. 有効落差100 m，流量10 m^3/s，効率0.8の水力発電所がある。このときの発電電力〔kW〕を求めよ。また，水位変化により有効落差が80 mになったときの発電電力は何kWになるか求めよ。

過去問題に挑戦

1. 水1 gの温度を1℃上昇させるのに必要なエネルギーをEとする。このEで1 gの物体を何m持ち上げられるか。ただし，水の比熱を4.2 J/(g・K)，重力加速度の大きさを9.8 m/s^{2}とする［第2種ME技術実力検定試験 第39回（2017年）午前問題22］。

（1）1.0　（2）4.2　（3）10　（4）43　（5）430

2. 20℃，100 gの水を1分間加熱して30℃とするために必要な仕事率〔W〕はどれか。た

だし，水の比熱は 4.2 J/(g・℃）とする［臨床工学技士国家試験 第 32 回（2018 年度）午後問題 84］。

（1）7　（2）42　（3）70　（4）420　（5）700

3. ポンプで血液を流量 100 mL/s，圧力 150 mmHg で押し出すとき，ポンプのおよその出力〔W〕はどれか［第 2 種 ME 技術実力検定試験 第 42 回（2021 年）午後問題 20］。

（1）0.5　（2）1　（3）2　（4）5　（5）10

4. 時速 72 km で運動する質量 0.2 kg の物体の運動エネルギー〔J〕はどれか［第 2 種 ME 技術実力検定試験 第 38 回（2016 年）午前問題 36］。

（1）2　（2）10　（3）20　（4）40　（5）80

5. **図**のように質量 10 kg のおもりを A の位置で静かに離した。最下点 B を通過するときの速さ〔m/s〕に最も近いのはどれか。ただし，重力加速度を 9.8 m/s^2 とする［第 2 種 ME 技術実力検定試験 第 44 回（2023 年）午前問題 20］。

（1）1　（2）2　（3）5　（4）10　（5）20

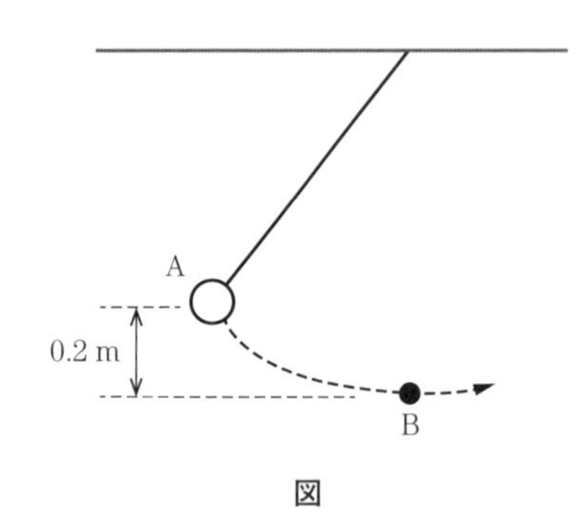

図

第4章

応力と固体材料のひずみ：材料力学

物体に外力を加えると変形しますが，外力を取り除くと元の形に戻ります。しかし，限度を超えた外力を加えると，変形したままで元の状態には戻りません。さらに大きな外力を加えると，ついには破断してしまいます。安全に医療器具を使うためには，材質の限度を理解しその値以内の外力で使用する必要があります。また，人体組織についても同様のことがいえ，その特性や強度などについて知っておく必要があります。本章では，これらについて理解していきましょう。

4.1 応力とは

図4.1のように，物体に力（外力）を加えると変形します。ある程度の外力であれば，外力を取り除くと物体は元の形状に戻ります。このときの変形した状態を**弾性変形**といいます。限度を超えて大きな外力を加えると，外力を取り除いても物体は元の状態に戻りません。これを**塑性変形**といいます。さらに外力を加えると，**図4.2**のように破断してしまいます。

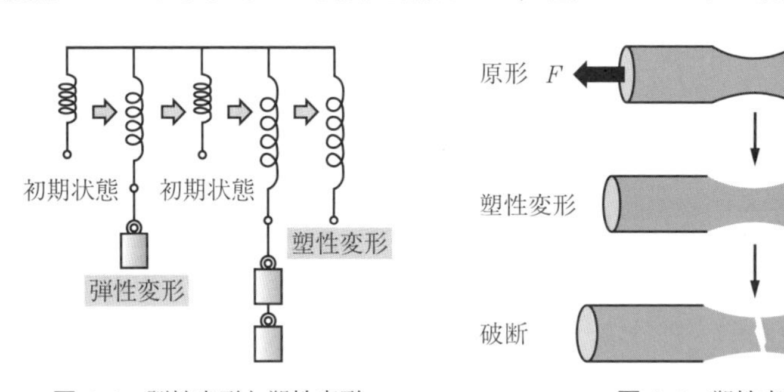

図4.1　弾性変形と塑性変形

図4.2　塑性変形と破断

物体に外力が加えられると，外力と大きさが等しく逆向きの**抵抗力**が発生します。このときの外力を**荷重**といい，**図4.3**に示すように引張荷重が加わった場合，荷重の方向に対して垂直なAB間の断面には，引張荷重と大きさが等しく逆向きの抵抗力が発生します。塑性変形や破断は発生する抵抗力が大きいときに発生しやすく，物体の断面積が大きいほど起きにくくなります。このことから，塑性変形や破断を起こす尺度として，式（4.1）に示すように抵抗力の大きさF〔N〕を，受ける断面積S〔m^2〕で割った値を**応力**σ〔Pa〕として定義し，これを用いることにします。

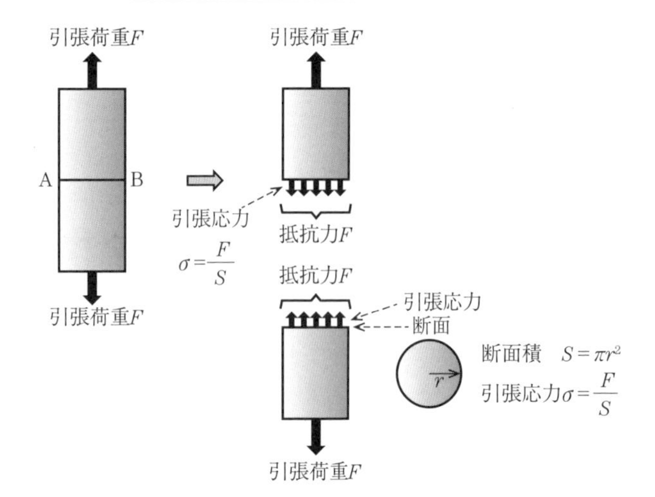

図4.3　引張荷重と抵抗力

$$\sigma=\frac{F}{S} \tag{4.1}$$

σ〔Pa〕：応力，F〔N〕：物体に発生する抵抗力（＝荷重），
S〔m^2〕：荷重の加わる方向と垂直な面の断面積

応力は材料の**強度**を表す指標であり，応力が大きいほど強度が大きいことを意味しています。

図4.4（a）～（c）に引張荷重，圧縮荷重，せん断荷重を加えたときに，おもに発生する抵抗力と応力を示しています。このときに発生する抵抗力Fやせん断力Fを面積Sで割ったものが応力σとなります。応力には断面に垂直に力が加わる**垂直応力**と，断面に平行に力の加わる**せん断応力**（**ずり応力**）があります。また，垂直応力には，**引張応力**と**圧縮応力**の2種類があります。このときの垂直応力の大きさは式（4.1）で与えられます。せん断応力は垂直応力と区別するために，記号としてτが用いられ，せん断力Fおよびせん断力と平行な断面の面積Sとの間に式（4.2）が成り立ちます。詳しくは図4.4（c）を参照してください。

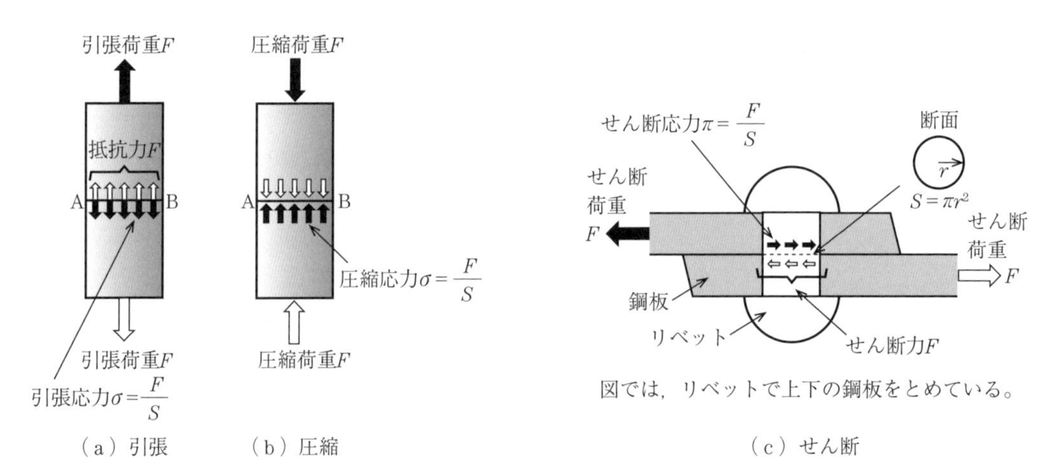

図4.4　いろいろな荷重と抵抗力および応力

$$\tau = \frac{F}{S} \tag{4.2}$$

τ〔Pa〕：せん断応力，F〔N〕：物体に発生するせん断力（＝荷重），
S〔m^2〕：荷重の加わる方向と平行な面の断面積

これら以外に物体に加わる荷重には，**曲げ**と**ねじり**があります。**図 4.5** に示すように，これらの力が加えられると，物体には**曲げモーメント**と**ねじりモーメント**およびこれらに抵抗する**抵抗モーメント**が発生します。

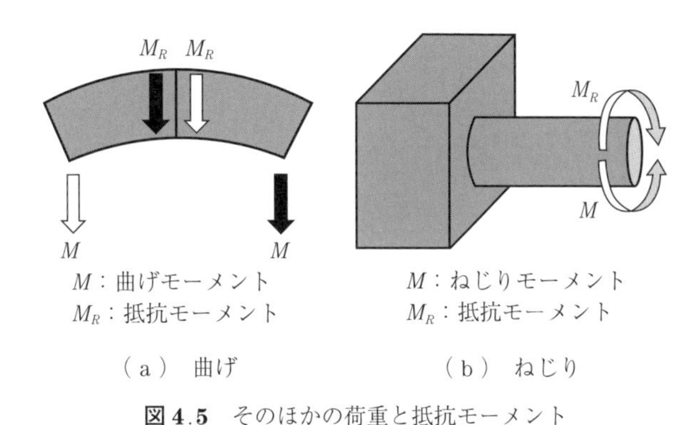

図 4.5　そのほかの荷重と抵抗モーメント

例題 4.1　引張荷重を異なる材料の丸棒 A，B に加えた。破断したときの荷重は**表 4.1** のようになった。どちらの丸棒の強度が大きいか判断せよ。

表 4.1　丸棒の断面積と破断したときの荷重

	断面積〔cm^2〕	破断荷重〔N〕
A	2	100
B	7	220

（**解答**）　破断したときの応力を求めると以下のようになります。

$$応力\ \sigma_A = \frac{F_A}{S_A} = \frac{100}{2\times10^{-4}} = 0.5\times10^6 = 0.5\ \mathrm{MPa}$$

$$応力\ \sigma_B = \frac{F_B}{S_B} = \frac{220}{7\times10^{-4}} = 0.314\times10^6 = 0.314\ \mathrm{MPa}$$

破断したときの引張荷重は A のほうが小さいですが，そのときの応力は A のほうが大きくなっています。つまり，強度は A のほうが大きいことになります。

4.2 ひ　ず　み

材料に荷重が加わると変形します。**剛性**とは材料の変形のしにくさを表す言葉であり，変形が少ないと剛性が高いということになります。このことより，ひずみは材料の剛性を考えると

きの指標であるといえます。

4.2.1　縦ひずみと横ひずみおよびポアソン比

図 4.6 に示すように，円柱形の物体を引っ張ると，長さが L から $L+\Delta L$ に伸び，直径が D から $D-\Delta D$ に縮みます。このときの元の長さ L と直径 D に対する変形後の変化量 ΔL と $-\Delta D$ の比率がひずみになります。そのうち，力と同じ方向に変形したひずみ（$\Delta L/L$）を**縦ひずみ**，力に直角方向に変形したひずみ（$-\Delta D/D$）を**横ひずみ**といいます。

$$\varepsilon_L = \frac{\Delta L}{L} \tag{4.3}$$

ε_L（無名数）：縦ひずみ，L〔m〕：長さ，ΔL〔m〕：長さの変化量

$$\varepsilon_D = \frac{-\Delta D}{D} \tag{4.4}$$

ε_D（無名数）：横ひずみ，D〔m〕：直径，$-\Delta D$〔m〕：直径の変化量

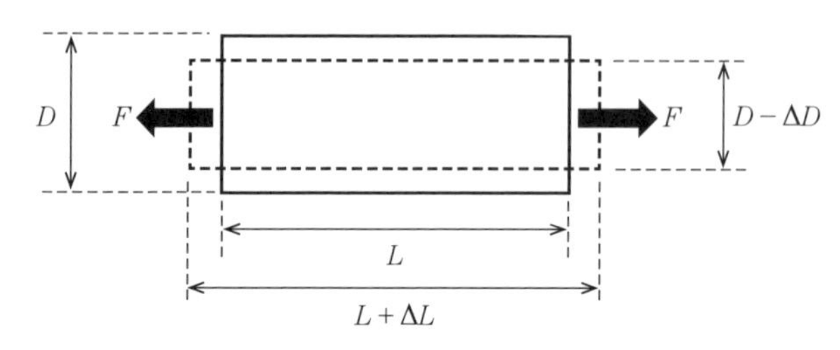

図 4.6　引張荷重が加わったときの円柱形の物体の変形

一方，圧縮荷重が加わると，長さが L から $L-\Delta L$ に縮み，直径が D から $D+\Delta D$ に伸びます。このときの縦ひずみと横ひずみは**図 4.7** のようになります。

$$\varepsilon_L = \frac{-\Delta L}{L} \tag{4.5}$$

ε_L（無名数）：縦ひずみ，L〔m〕：長さ，$-\Delta L$〔m〕：長さの変化量

$$\varepsilon_D = \frac{\Delta D}{D} \tag{4.6}$$

ε_D（無名数）：横ひずみ，D〔m〕：直径，ΔD〔m〕：直径の変化量

また，縦ひずみと横ひずみの比（絶対値）を**ポアソン比**といいます。これは，縦方向にひず

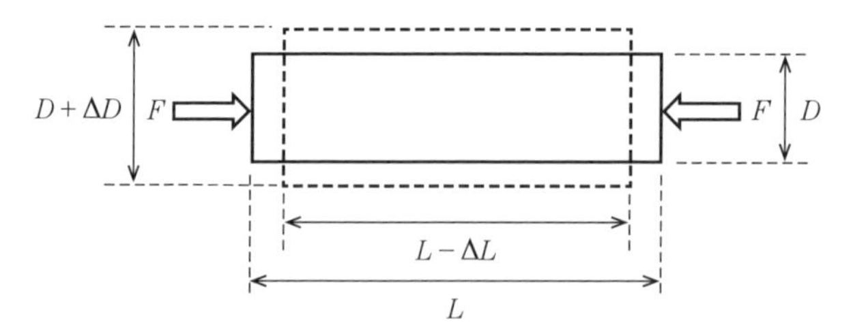

図 4.7　圧縮荷重が加わったときの円柱形の物体の変形

むと横方向にどのくらいひずむかを示したものであり，絶対値で表されます。

$$\nu = \left| \frac{\varepsilon_D}{\varepsilon_L} \right| \tag{4.7}$$

$\overset{ニュー}{\nu}$（無名数）：ポアソン比，ε_D（無名数）：横ひずみ，ε_L（無名数）：縦ひずみ

ポアソン比が大きい物質と小さい物質に，荷重 F をそれぞれ加えたときの変形の違いを**図 4.8** に示します。ポアソン比が大きいと，図 4.8 に示すように横ひずみが大きくなります。

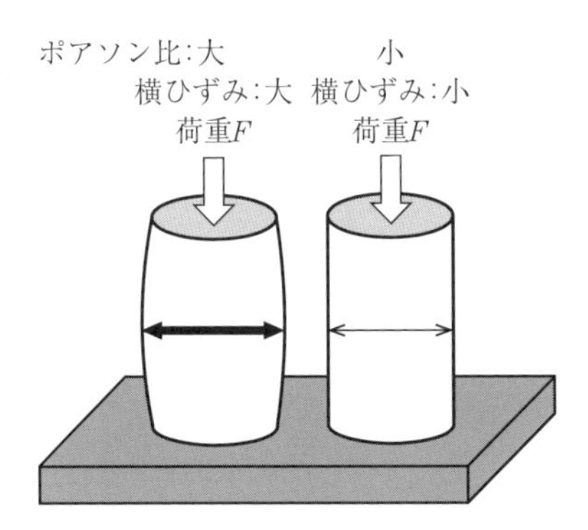

図 4.8　ポアソン比と横ひずみ

表 4.2　金属と生体の軟組織や水のポアソン比[4)～6)]

物質	ポアソン比
生体の軟組織や水*1	0.5
ゴム	0.46 ～ 0.49
ポリエチレン	0.4
塩化ビニル	0.4
ステンレス鋼	0.34
銅	0.34
鋼	0.3
アルミニウム	0.3
皮質骨*2	0.3

＊1　圧縮による体積変化が無視できます。
＊2　骨の表面を構成する硬くて緻密な骨です。

ポアソン比は材料によって，一定の値を示します。圧縮による体積変化が無視できる生体の軟組織や水では 0.5，ゴムが 0.46 ～ 0.49，ポリプロピレンや塩化ビニルが 0.4，金属は 0.3 ～ 0.34 程度，皮質骨では 0.3 になります。詳細を**表 4.2** に示します。

例題 4.2　図 4.7 において，ポアソン比が 0.5 のときは体積の変化は小さく，無視できる。その根拠を示せ。

（解答）　圧縮荷重を円柱形の物体に加えると，長さが L から $L-\Delta L$ に縮み，直径が D から $D+\Delta D$ に伸びます。このときの初期の体積を V，応力を加えた後の体積を V' とすると次式が成り立ちます。

$$V = \pi\left(\frac{D}{2}\right)^2 L,\quad V' = \pi\left(\frac{D+\Delta D}{2}\right)^2 (L-\Delta L) \cong \pi\left(\frac{D}{2}\right)^2 L\left(1+\frac{2\Delta D}{D}\right)\left(1-\frac{\Delta L}{L}\right)$$

ここで，$V'/V=1$ とすると，次式が得られます。

$$\frac{V'}{V} = \left(1+\frac{2\Delta D}{D}\right)\left(1-\frac{\Delta L}{L}\right) \cong 1+\frac{2\Delta D}{D}-\frac{\Delta L}{L} = 1 \quad \Rightarrow \quad \frac{\Delta L}{L} = \frac{2\Delta D}{D}$$

これより，体積の変化がないときのポアソン比は 0.5 になります。

$$\nu = \left|\frac{\varepsilon_D}{\varepsilon_L}\right| = \frac{\Delta D/D}{\Delta L/L} = \frac{\Delta D/D}{2\Delta D/D} = 0.5$$

正四角柱の場合も同じになります。なお，この関係が成り立つのは縦ひずみが小さい場合です。**図 4.9** に示すように，縦ひずみが大きくなると変形前後の体積比は 1 よりも小さくなります。計算の際には注意してください。また，**図 4.10** に示すように，縦ひずみが大きくなると，体積変化のないポアソン比は 0.5 より大きな値になります。

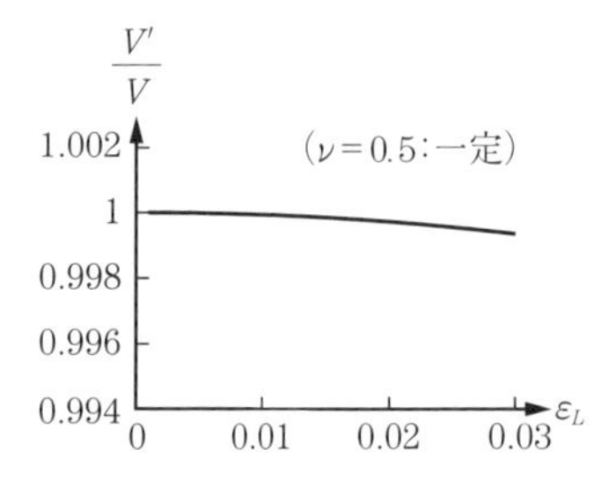

V：初期の体積，V'：変形後の体積

図 4.9　ポアソン比が $\nu=0.5$ のときの縦ひずみと体積比（$\nu=0.5$ で一定の場合）

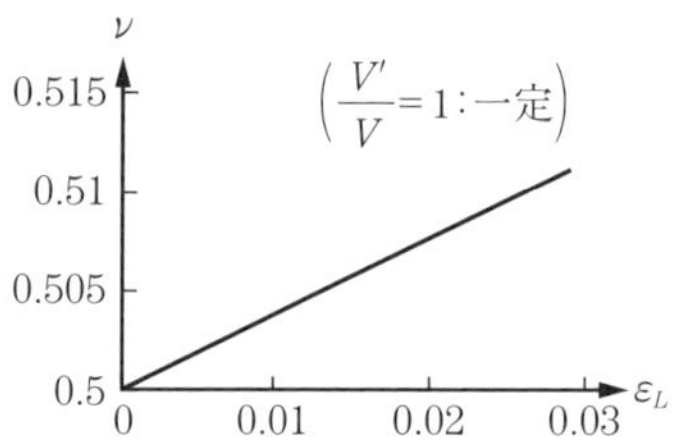

図 4.10　縦ひずみと体積変化のないポアソン比 ν（$V'/V=1$ で一定の場合）

4.2.2 せん断ひずみ

図 4.11 と式（4.8）に示すように，物体にせん断荷重 F が加わると，せん断荷重の方向に上部がずれます。このときの d/L を**せん断ひずみ**といいます。

$$\gamma=\frac{d}{L} \tag{4.8}$$

γ（無名数）：せん断ひずみ，L〔m〕：長さ，d〔m〕：ずれの大きさ

図 4.12 に示すように，物体の変形（ずれ）が大きいほどせん断ひずみ γ は大きくなります。

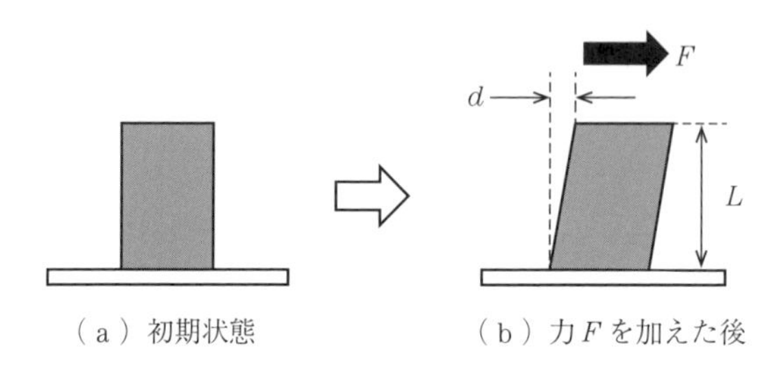

（a）初期状態　（b）力 F を加えた後

図 4.11　せん断ひずみ

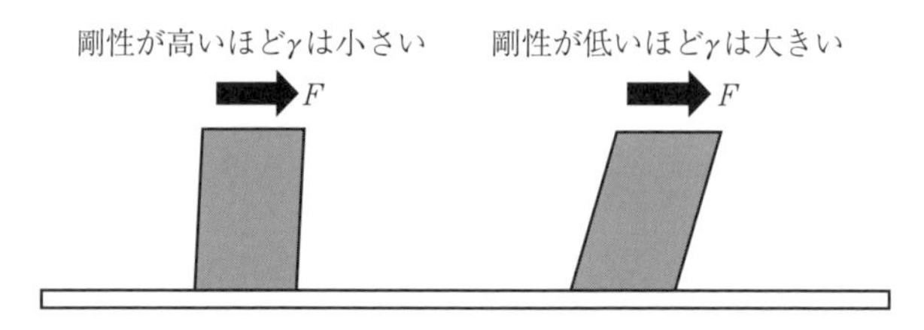

図 4.12　物体の変形とせん断ひずみの大きさ

4.3 フックの法則とヤング率（縦弾性係数）

図4.6において，引っ張る力Fを2倍にすると物体の伸びも2倍になります。つまり，垂直応力σと縦ひずみε_Lは比例関係にあり，式（4.9）が成り立ちます。これを**フックの法則**といいます。

$$\sigma = E\varepsilon_L \tag{4.9}$$

σ〔Pa〕：応力，E〔Pa〕：ヤング率，ε_L（無名数）：縦ひずみ

このときの比例定数Eは**ヤング率**（**縦弾性係数**）といい，変形のしにくさを表しています。

$$E = \frac{\sigma}{\varepsilon_L} \tag{4.10}$$

式（4.10）より，$\sigma = 1$ Paとしたときのヤング率Eは，縦ひずみに対して**図4.13**のように変化します。ヤング率Eが大きいと，縦ひずみε_Lは小さくなり，変形しにくく，硬い材料ということになります。

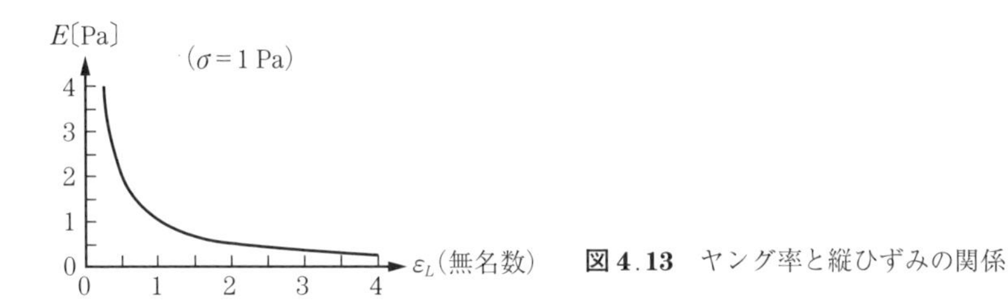

図4.13　ヤング率と縦ひずみの関係

おもな物質と生体組織のヤング率を**表4.3**と**図4.14**に示します。これらの中では鋼が最もヤング率が大きいために，硬く，縦ひずみが小さいといえます。また，生体組織では皮質骨のヤング率が13 GPaで最も大きく，筋が0.3 MPaで最も小さくなっています。

表4.3　おもな物質と生体組織のヤング率[4), 7), 8)]

物　質	ヤング率〔GPa〕	備　考
鋼	200	—
銅	100	—
アルミニウム	70	—
皮質骨	13	骨の表面を構成する硬くて緻密な骨
骨	8	圧縮時
腱	1	引張り時
プラスチック	1	—
ポリエチレン	0.5	—
動脈血管	2×10^{-3}	横方向，引張り時
筋	3×10^{-4}	引張り時

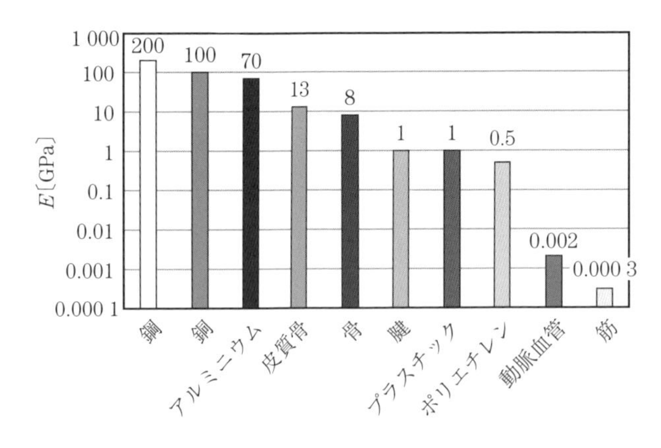

図 4.14　おもな物質と生体組織におけるヤング率の比較

ここで，式（4.10）より変形量 ΔL を求めると式（4.11）のようになります。

$$\varepsilon_L = \frac{\Delta L}{L} = \frac{\sigma}{E} = \frac{F}{SE}, \qquad \Delta L = \frac{FL}{SE} \tag{4.11}$$

ΔL〔m〕：変形量，L〔m〕：元の長さ，σ〔Pa〕：応力，E〔Pa〕：ヤング率，F〔N〕：力，S〔m^2〕：断面積

変形量も，ヤング率が大きいと**図 4.15** のように小さくなります。

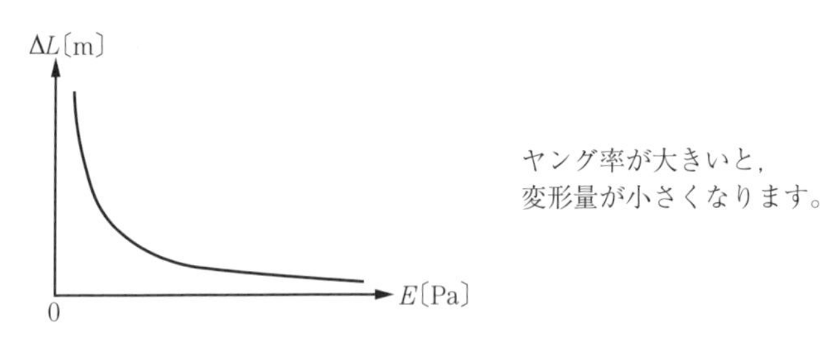

図 4.15　ヤング率と変形量の関係

例題 4.3　ヤング率 8 GPa の大腿骨に 65 kg の体重（質量）が加わったときの縦ひずみと変形量（縮む量）を求めよ。ただし，大腿骨の断面積を 5.5 cm²，長さを 43.2 cm とする。

（**解答**）

$F = 9.8\ \mathrm{m/s^2} \times 65\ \mathrm{kg} = 637\ \mathrm{N}$

$$\varepsilon_L = \frac{\sigma}{E} = \frac{F}{SE} = \frac{65 \times 9.8\ \mathrm{N}}{5.5 \times 10^{-4}\ \mathrm{m^2} \times 8 \times 10^9\ \mathrm{Pa}} = 14.477 \times 10^{-5} \cong 1.45 \times 10^{-4}$$

$\Delta L = L \times \varepsilon_L = 43.2\ \mathrm{cm} \times 14.477 \times 10^{-5} = 0.062\,5\ \mathrm{mm}$

4.4　体 積 弾 性 率

いままでは一方向から物体に力を加えた場合について解析してきました。ここでは，**図 4.16** のように全方向から力を加えた場合を考えてみましょう。

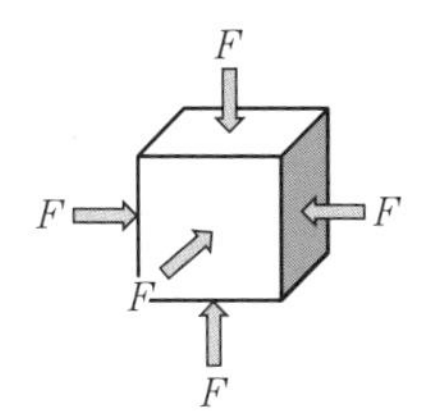

図 4.16　全方向から物体に加わる力

水の中にある立方体には，全方向から圧力が加わります。そのために体積 V が小さくなります。水中に入れたときの圧力の変化を ΔP，体積の変化を ΔV とすると，そのときの**体積ひずみ** ε_V は

$$\varepsilon_V = \frac{-\Delta V}{V} \tag{4.12}$$

ε_V（無名数）：体積ひずみ，V〔$\mathrm{m^3}$〕：元の体積，$-\Delta V$〔$\mathrm{m^3}$〕：体積変化

となります。フックの法則を拡張すると，式（4.13）が成り立ちます。

$$\Delta P = -K\varepsilon_V \tag{4.13}$$

ΔP〔Pa〕：圧力の変化，K〔Pa〕：体積弾性率，ε_V（無名数）：体積ひずみ

圧力の変化である ΔP は体積ひずみ ε_V に比例します。このときの比例定数 K を**体積弾性率**といい，圧力が増加すると，体積が減少するためにマイナスの符号が付いています。

体積弾性率は物質の硬さを表す一つの値であり，おもな物質と生体組織の体積弾性率を**表 4.4** に示します。体積弾性率と硬さには相関関係があり，体積弾性率が大きいと硬い物質であることが多いです。

表 4.4　おもな物質と生体組織の体積弾性率[9),10)]

（a）物質

	体積弾性率 K	測定温度
鉄（軟）	169.8 GPa	20℃
銅	137.8 GPa	20℃
チタン	107.7 GPa	20℃
ガラス（クラウンガラス）	41.2 GPa	20℃
水	2.22 GPa	20℃
空気	1.4×10^{-4} GPa	20℃

（b）生体組織

	体積弾性率 K	力の加え方
骨	8 GPa	圧縮
腱	1 GPa	引張り
動脈	2×10^{-3} GPa	横方向の引張り
筋	3×10^{-4} GPa	引張り

例題 4.4　空気の体積が 1.1 倍になった。このときの気圧はいくつになるか計算せよ。ただし，空気の体積弾性率を 0.14 MPa，1 気圧を 1.013×10^5 Pa とする。

（解答）

$$\Delta P = -K\varepsilon_V = -0.14\times10^6\times0.1 = -1.4\times10^4\ \mathrm{Pa},\quad \Delta P = -\frac{1.4\times10^4\ \mathrm{Pa}}{1.013\times10^5\ \mathrm{Pa}} = -0.138\ 気圧$$

気圧は，$1-0.138 \fallingdotseq 0.86$ 気圧になります。

4.5 応力-ひずみ曲線

固体材料に引張応力を加え，そのときの応力とひずみをグラフにすると**図 4.17** のような**応力-ひずみ曲線**になります。この曲線は材料によって異なります。図 4.17 はその代表例です。

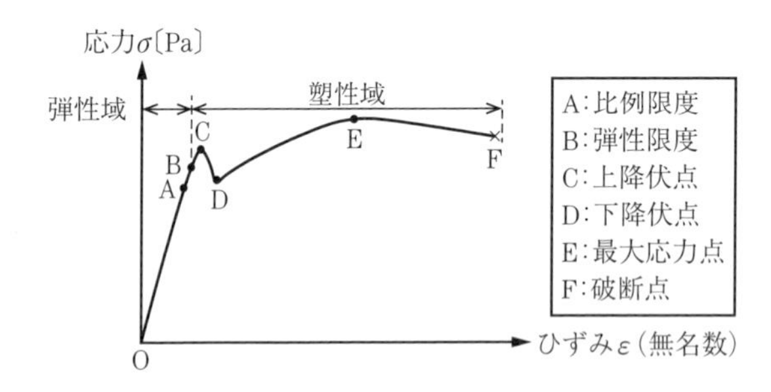

図 4.17　応力-ひずみ曲線

引張応力を固体材料に加えると，応力に比例してひずみが増加します。この領域ではフックの法則 $\sigma=E\varepsilon$ が成り立ちます。しかし，点 A を過ぎると成り立たなくなります。つまり，点 A が**比例限度**になります。その後，応力を増やすとひずみが増加しますが，比例領域ほどは変化しません。また，点 B までは応力を除去すると元の形状に戻りますので，点 B が**弾性限度**になります。このときの点 O から点 B までを**弾性域**といいます。さらに点 B 以上に応力を増やすと，元の形状に戻らなくなります。したがって，点 B 以降を**塑性域**といいます。点 B 以降は，**降伏点** C，D と**最大応力点** E を経て，点 F で固体材料が**破断**します。このときのおもな物質と生体組織の最大応力を**表 4.5** に示します。生体組織の中では骨の最大応力が最も大きく，強度が一番大きいことになります。

図 4.18 に示すように，ある材料に応力を加え点 G まで変形を起こしたとしましょう。その

表 4.5　おもな物質と生体組織の最大応力 [9),10)]

（a）物質

	最大応力	力の加え方
鉄（鋼）	700 ～ 1 080 MPa	引張り
銅（圧延）	200 ～ 400 MPa	引張り
アルミニウム（圧延）	90 ～ 150 MPa	引張り
ガラス	30 ～ 90 MPa	引張り
ポリエチレン	21 ～ 35 MPa	引張り

（b）生体組織

	最大応力	力の加え方
骨	150 MPa	圧縮
腱	80 MPa	引張り
動脈	2 MPa	横方向の引張り
筋	0.2 MPa	引張り

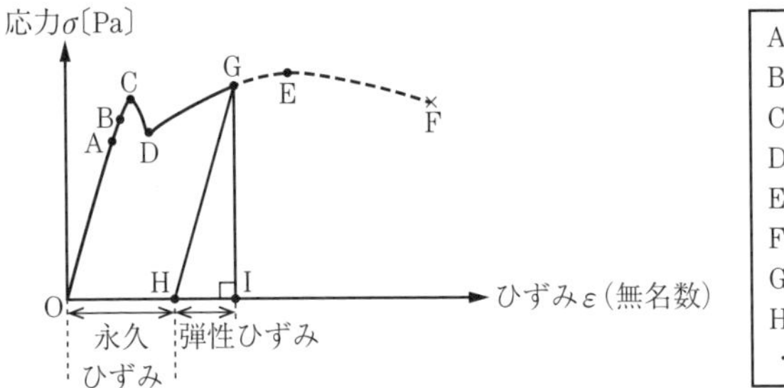

A：比例限度
B：弾性限度
C：上降伏点
D：下降伏点
E：最大応力点
F：破断点
G：応力を加え変化した点
H：応力を0にしたときの変化点
・線分AOと線分GHは平行です。

図 4.18　応力を加えたときの永久ひずみと弾性ひずみ

後，応力を点 O に戻すと，材料の変形（ひずみ）は点 H まで小さくなります。したがって，線分 HI は点 G における**弾性ひずみ**になります。また，線分 OH は応力を除去しても永久に残ってしまうひずみであり，点 G における**永久ひずみ**を意味しています。

$$\begin{cases} \text{線分 HI} = \text{点 G における弾性ひずみ} \\ \text{線分 OH} = \text{点 G における永久ひずみ} \end{cases} \tag{4.14}$$

4.6 応 力 の 集 中

図 4.19 に固体材料の形状と引張応力を加えたときの応力の分布を示します。切欠きのない形状 1 の場合の応力はどこでも同じであり，応力が一点に集中することはありません。しかし，切欠きのある形状 2 や形状 4 および穴の開いている形状 3 では図に示す点（・）で応力が集中し，この点に最大応力が加わります。これを**応力の集中**といいます。このような応力の集中は，形状が急激に変化している部分に生じます。したがって，切欠きや穴のある場合は，応力が集中する部分においても，最大応力が加わっても耐えるようにしなければなりません。

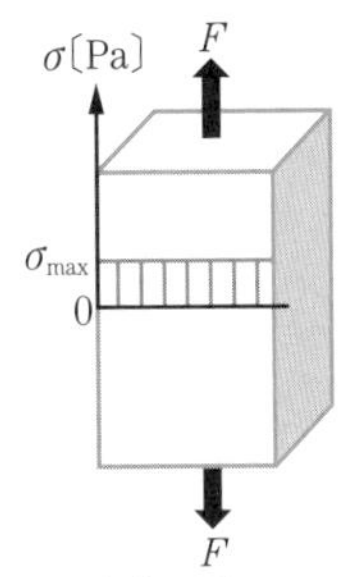

σ〔Pa〕　F　σmax　0　F

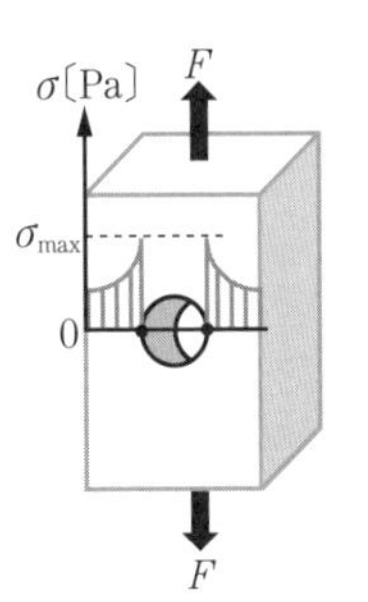

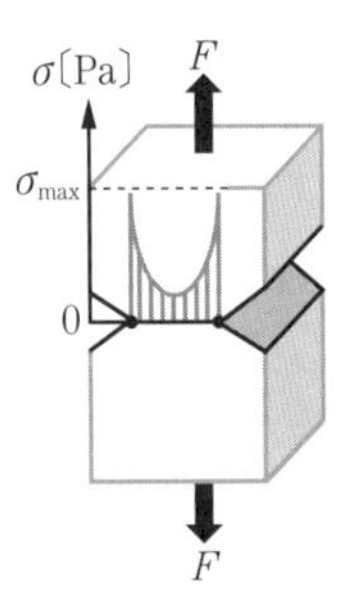

•：応力集中点　σ_{max}：最大応力〔Pa〕

（a）形状 1：切欠きなし　（b）形状 2：半円形の溝あり　（c）形状 3：円形の穴あり　（d）形状 4：V 字の溝あり

図 4.19　固体材料の形状と応力の集中

4.7 安　全　率

応力が限度を超えると塑性変形し，ついには破断します。したがって，機械を設計する際には最大応力 σ_{max} が降伏応力 σ_s を超えないようにしなければなりません。ここで，降伏応力は実際に測定された値ですが，すべてのばらつきを網羅したものではありません。また，最大応力も厳密に予測することはできません。そこで，降伏応力が最大応力の数倍になるように設計することが望ましいとされています。この倍率 c を**安全率**といいます（式（4.15））。安全率は，一般の機械では経験的に $c=2\sim3$ に設定されます。

$$c=\frac{\sigma_s}{\sigma_{max}} \tag{4.15}$$

c（無名数）：安全率，σ_s〔Pa〕：降伏応力，σ_{max}〔Pa〕：最大応力

十分な安全率を確保するためには，以下のような工夫が必要になります。

① 断面積を大きくし，強度を上げる。

② 降伏応力の大きい材料を使う。

例題 4.5　降伏応力が 365 MPa の硬鋼材がある。安全率を 3 としたときに加えられる最大応力はいくつになるか求めよ。

（解答）

$$\sigma_{max}\leq\frac{\sigma_s}{c}=\frac{365}{3}=121.7\ \mathrm{MPa}$$

演　習　問　題

1. 半径 20 mm，長さ 70 cm の軟鋼丸棒に 6 kN の引張荷重を加えたときの伸びはいくらになるか計算せよ。ただし，ヤング率（縦弾性係数）を $E=200$ GPa とする。

2. 長さ 1 m，断面積 0.02 $\mathrm{m^2}$ の円柱形の物体を 100 kN で圧縮したとき，0.2 mm 縮んだ。このときのヤング率（縦弾性係数）はいくらになるか求めよ。

3.（　　）内に適当な数字もしくは用語を入れよ。

（1）　ある円筒形の材料を圧縮したとき，体積変化がなかった。この材料のポアソン比は（　　）になる。

（2）　一般の機械では，安全率は（　　）以上に設定する。

（3）　ポアソン比＝（　　）/（　　）の絶対値である。

（4）　全方向から物体に力が加わったとき，圧力の変化は ΔP は体積ひずみ ε_V に比例

する。このときの比例定数 K を（　　）という。

4. **図 4.20** はある材料の応力-ひずみ曲線を表したものである。（1），（2）の問いに答えよ。

（1） 線分 OG と線分 GH は何を表しているか。

（2） 点 A と点 B は何を意味しているか。

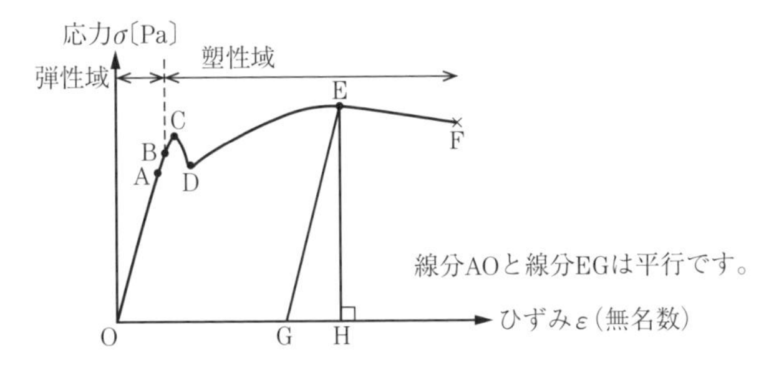

図 4.20　ある材料の応力-ひずみ曲線

5. 降伏応力が 175 MPa の一般構造用鋼材に 500 kg の物体を載せても破壊しないようにするには，鋼材の断面積はいくつ以上必要か求めよ。ただし，このときの安全率を2.5とする。

過去問題に挑戦

1. 材料のヤング率を求めるために材料に加える負荷はどれか［臨床工学技士国家試験 第35 回（2021 年度）午前問題 81］。

a. 圧縮荷重

b. 引張荷重

c. せん断荷重

d. 曲げモーメント

e. ねじりモーメント

（1）a，b　（2）a，c　（3）b，c　（4）c，d　（5）d，e

2. **図**のような長さ 10 cm，直径 D の円柱の長軸方向に引張荷重 F をかけると 1 cm 伸びた。円柱のポアソン比が 0.3 であるとき，D は何倍になったか［臨床工学技士国家試験 第36 回（2022 年度）午後問題 81］。

（1）0.94　（2）0.97　（3）1.00　（4）1.03　（5）1.06

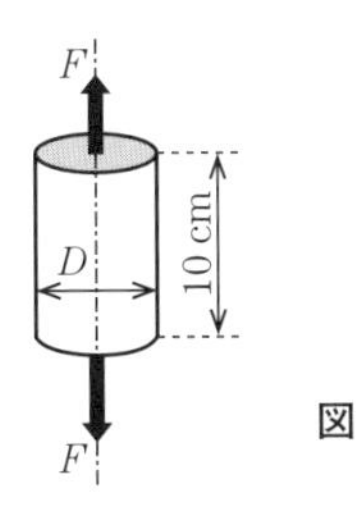

図

3. ある材料を圧縮したとき，体積変化がなかった。この材料のポアソン比はどれか［臨床工学技士国家試験 第33回（2019年度）午後問題81］。

（1）0.1　（2）0.3　（3）0.5　（4）0.7　（5）1.0

4. 材料の機械的特性について誤っているものはどれか［臨床工学技士国家試験 第32回（2018年度）午前問題81］。

（1）応力は単位面積あたりに働く力（荷重）である。

（2）応力と圧力の単位は同じである。

（3）ひずみは単位面積あたりの変形量である。

（4）ヤング率は応力とひずみの比である。

（5）ポアソン比は荷重方向とそれに垂直な方向のひずみの比である。

第5章
粘　弾　性　体

弾性とは，外力を取り除いたとき，その外力によって生じていた変形（ひずみ）が元に戻る性質をいいます。一方，粘性とは粘っこさを意味します。この両方の性質を備えた物質（材料）を粘弾性体といいます。多くの生体組織は粘弾性体であるために，その力学的モデルは弾性体と粘性体のそれぞれのモデルを組み合わせて構成されます。本章では，粘弾性体と粘性，および弾性体，粘性体，粘弾性体のモデル化について理解していきましょう。

5.1　粘弾性体とは

弾性とは外力を0にしたとき，その外力によって生じていた変形（ひずみ）が元に戻る性質をいいます。応力-ひずみ曲線においては，弾性限度内での性質を弾性といいます。一方，**粘性**とは粘っこさを意味します。水はさらさらしていますが，油はベトベトしています。これが粘性の違いであり，油は水より粘度が高いということになります。

弾性と粘性両方の性質を持つ物質（材料）を**粘弾性体**といいます。医療用生体材料や，プラスチックやゴムなどの高分子材料が粘弾性体になります。なお，医療用生体材料とは，医療用としておもに人間の生体に移植することを目的とした素材のことを意味しています。医療用生体材料の一例を**表5.1**に示します。

表5.1　医療用生体材料[11)]

用　途		おもな使用材料
軟組織	人工皮膚	コラーゲン，ナイロン，シリコン
	人工筋肉	ポリエステル
	人工血管	ポリエチレンテレフタレート，テフロン
	人工心臓	ポリウレタン，ポリ塩化ビニル，シリコン

5.2　粘性とニュートン流体

図5.1に示すように，二つの板を間隔yだけ隔てて配置します。つぎに，二つの板の間に液体を入れ，下の板を固定し，上の板に力Fを加え速度vで右に移動させます。そうすると，液体も上の板に引きずられて上の板と同じ方向（右）に動きます。しかし，液体全体が同じ速

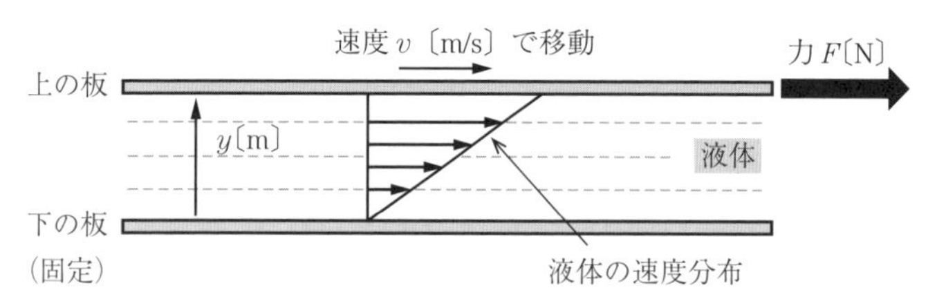

図 5.1　液体の速度分布

度で動くわけではありません。下の板は固定されているので，下の板に接触しているところの速度は 0 になります。一方，上の板に接触しているところは，上の板と同じ速度 v になります。その結果，液体の速度は図 5.1 に示すような分布になります。上の板の速度が比較的遅いときには，流体の速度分布は図 5.1 のように直線的になります。このような流れを**クエット流れ**と呼んでいます。

このとき，液体の粘度に打ち勝って上の板を速度 v で移動させる力 F について，①～③のことがいえます。

① 力 F は板の移動速度 v が速くなると大きくなります。つまり，力 F は板の移動速度 v に比例します（**図 5.2**）。

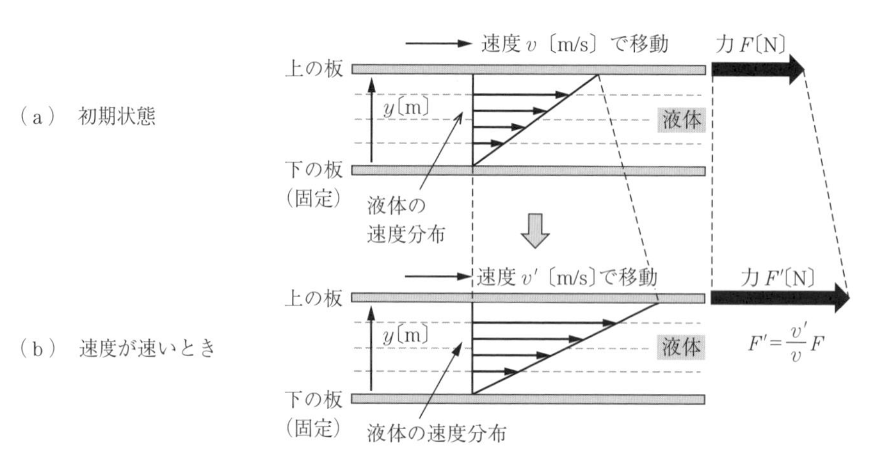

図 5.2　上の板の移動速度が速いときの力

② 力 F は流体と上の板の接触面積 S が広いと大きくなります。つまり，力 F は接触面積 S に比例します（**図 5.3**）。

③ 間隔 y が狭くなると液体の粘性による抵抗力が大きくなり，大きな力 F が必要になります。つまり，力 F は y に反比例します（**図 5.4**）。

以上のことをまとめ，式に表すと

$$F=\mu S\frac{v}{y} \tag{5.1}$$

F〔N〕：板に加わる力，μ〔N・s/m^2＝Pa・s〕：粘性係数（粘度），S〔m^2〕：接触面積，v〔m/s〕：板の移動速度，y〔m〕：板の間隔

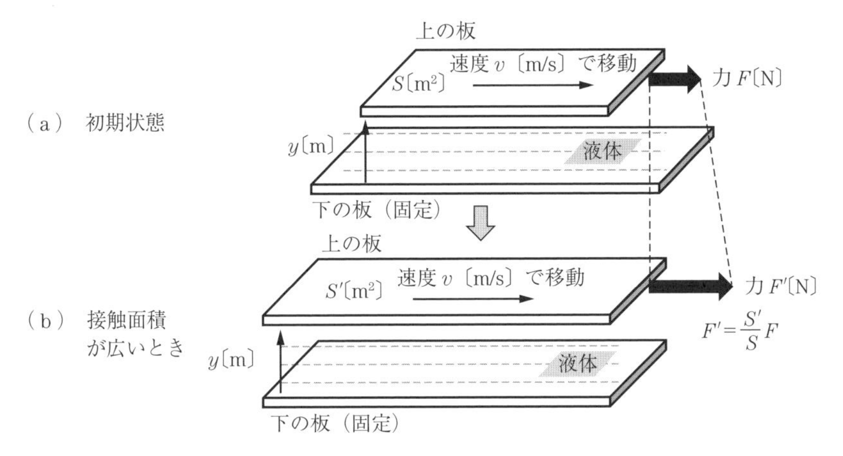

図 5.3 流体と上の板の接触面積 S が広いときの力

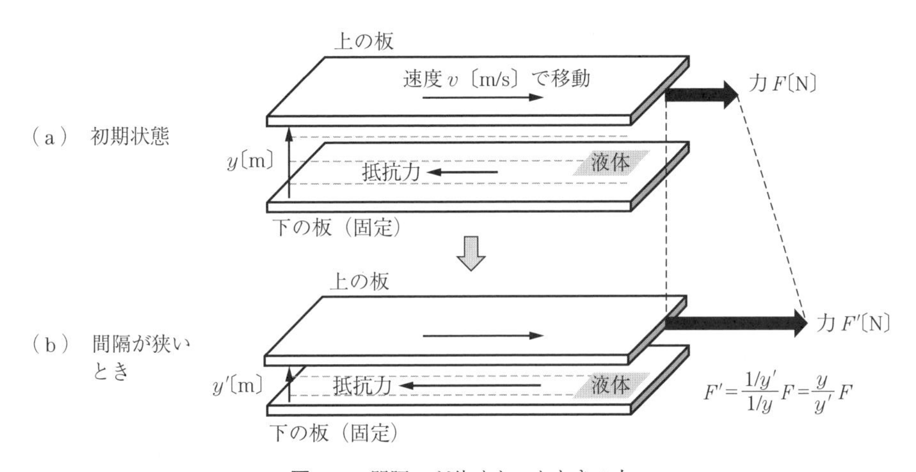

図 5.4 間隔 y が狭くなったときの力

になります。なお，式（5.1）における比例定数 μ を**粘性係数**または**粘度**といいます。また，v/y は流れに対して垂直方向に流速がどの程度の割合で変化しているかを示しており，**速度勾配**または**せん断速度（ずり速度）**といいます。単位は〔(m/s)/m〕＝〔s^{-1}〕になります。なお，このときのせん断応力（ずり応力）は式（5.2）で与えられます。

$$\tau=\frac{F}{S}=\mu\frac{v}{y} \tag{5.2}$$

τ〔Pa〕：せん断応力，F〔N〕：板に加わる力，S〔m^2〕：上の板の面積

上の板を右向きに動かすと，粘性によって力が働きます。板には動きを妨げる向きに力が働くため，左向きの力が作用します。一方，板の下の流体は板に引きずられるため，右向きの力が作用します。このように面に平行な方向の力のことを**せん断力**といい，単位はN（ニュートン）です。**図 5.5** に示すように，このせん断力を面積〔m^2〕で割ったのが，式（5.2）で与えられた**せん断応力（ずり応力）**になります。

図 5.1 における液体（流体）の y に対する速度変化は一定ですが，そうでない場合もあり

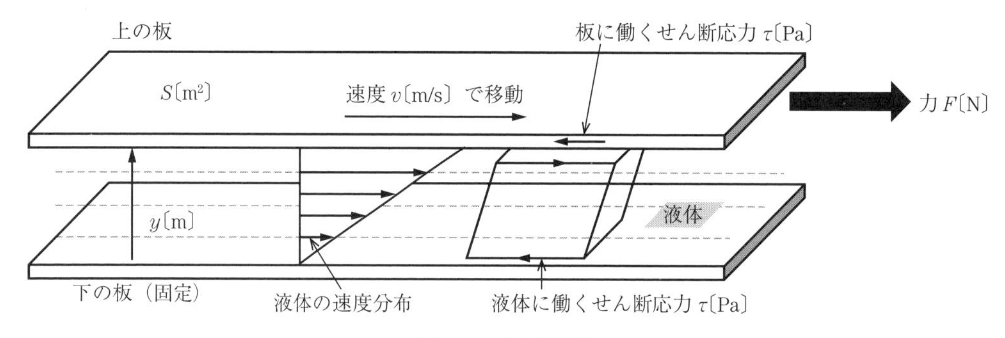

図 5.5　せん断応力

ます。**図 5.6** は血管内の血液の速度分布を表したものですが，y に対する速度変化は一定ではありません。

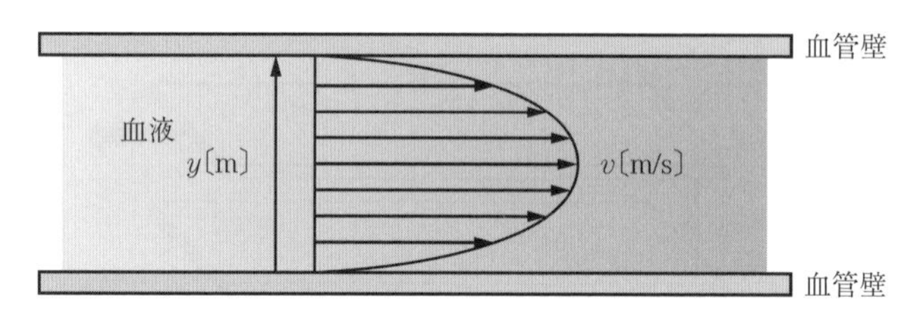

図 5.6　血管内の血液の速度

図 5.1 および図 5.6 の y に対する速度 v の変化を**図 5.7** に示します。図 5.1 の v/y は一定ですが，図 5.6 の血液の v/y は一定ではありません。

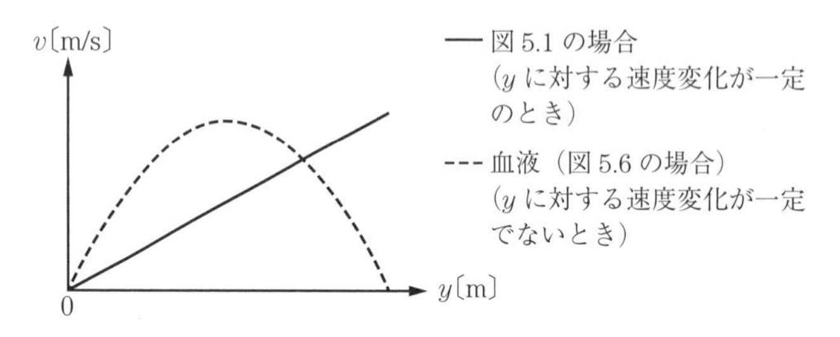

図 5.7　y に対する速度変化

そこで，速度勾配（せん断速度またはずり速度）である v/y を $\partial v/\partial y$ と表すことにします。そうすると，せん断応力 τ は式（5.3）で与えられます。

$$\tau = \frac{F}{S} = \mu \frac{\partial v}{\partial y} \tag{5.3}$$

τ〔Pa〕：せん断応力，μ〔Pa・s〕：粘性係数または粘度，

$\dfrac{\partial v}{\partial y}$〔$s^{-1}$〕：速度勾配またはせん断速度（ずり速度）

流体が水のときは式（5.3）が成り立ちます。このような流体を**ニュートン流体**といいます。一方で，式（5.3）が成り立たない流体を**非ニュートン流体**といいます。血液における例

は，①，②のとおりです。

① 血液は**ヘマトクリット値**（血液中に占める赤血球の体積の割合を示す数値）が高いと，粘性係数（粘度）が上がり流れにくくなります。つまり，血液は流れの状態によって粘性係数が変わるため，非ニュートン流体になります。

② 血液中の**血漿**（けっしょう）（血液から赤血球・白血球・血小板などの血球成分を取り除いた液性成分。血液の55%を占める）は式（5.3）が成り立ち，ニュートン流体になります。

いろいろな物質の粘性係数を**表5.2**に，血液のせん断速度に対する粘性係数を**図5.8**に示します。血液の流速が上がると，赤血球が流線と同じ方向に楕円状に変形し流れやすくなるため，図5.8に示すように粘性係数が低下します。

表5.2　いろいろな物質の粘性係数[10),12)]

物　質	粘性係数	測定温度
乾燥空気	0.018 2 mPa・s	20℃
ヘリウム	0.019 6 mPa・s	20℃
ベンゼン	0.603 mPa・s	25℃
水	1.0 mPa・s	20℃
血漿	1.15 ～ 1.35 mPa・s	37℃
水銀	1.528 mPa・s	25℃
ひまし油	700 mPa・s	25℃

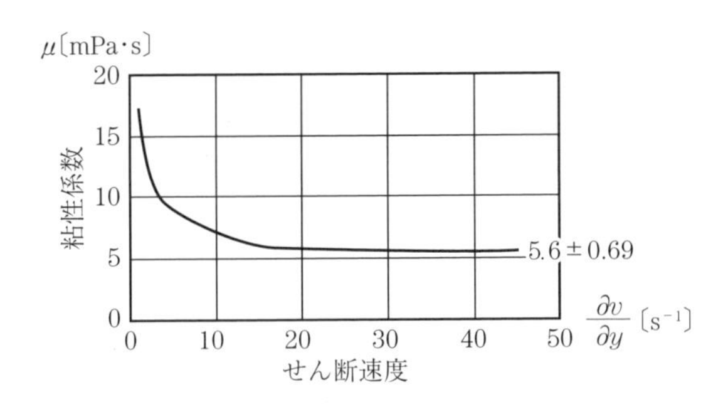

図5.8　血液の粘性係数[12)]

例題5.1　2枚の板の間に水をはさみ，間隔を1 mmに保ったまま図5.1のように上の板を一定の速度30 mm/sで移動させた。上の板の面積は100 cm²，水の流れはクエット流れである。このときに上の板が水から受ける抵抗力Fを求めよ。

（**解答**）

$$\mu = 1.0\ \mathrm{mPa\cdot s},\quad \tau = \mu\frac{\partial v}{\partial y} = 1\times10^{-3}\ \mathrm{Pa\cdot s}\times\frac{30\times10^{-3}\ \mathrm{m/s}}{1\times10^{-3}\ \mathrm{m}} = 3\times10^{-2}\ \mathrm{Pa}$$

$$F = \tau S = 3\times10^{-2}\ \mathrm{Pa}\times100\times10^{-4}\ \mathrm{m^2} = 3\times10^{-4}\ \mathrm{N}$$

5.3　弾性体と粘性体および粘弾性体のモデル化

多くの生体組織は弾性と粘性の両方を持つために，その力学的モデルは弾性体と粘性体それぞれのモデルを組み合わせて構成されます。ここでは，それらのモデル化について説明します。

5.3.1　弾性体モデル

弾性体はバネとして**図5.9**のようにモデル化できます。また，弾性体モデルであるバネに外力を加え応力が作用したときの時間に対する縦ひずみ ε_L は**図5.10**のようになり，時間差がなく応力に比例した縦ひずみが発生します。この場合の応力と縦ひずみの間にはフックの法則が成り立ち，縦ひずみは式（5.4）で与えられます。

$$\sigma=\varepsilon_L E,\qquad \varepsilon_L=\frac{\sigma}{E} \tag{5.4}$$

ε_L（無名数）：縦ひずみ，σ〔Pa〕：応力，E〔Pa〕：ヤング率

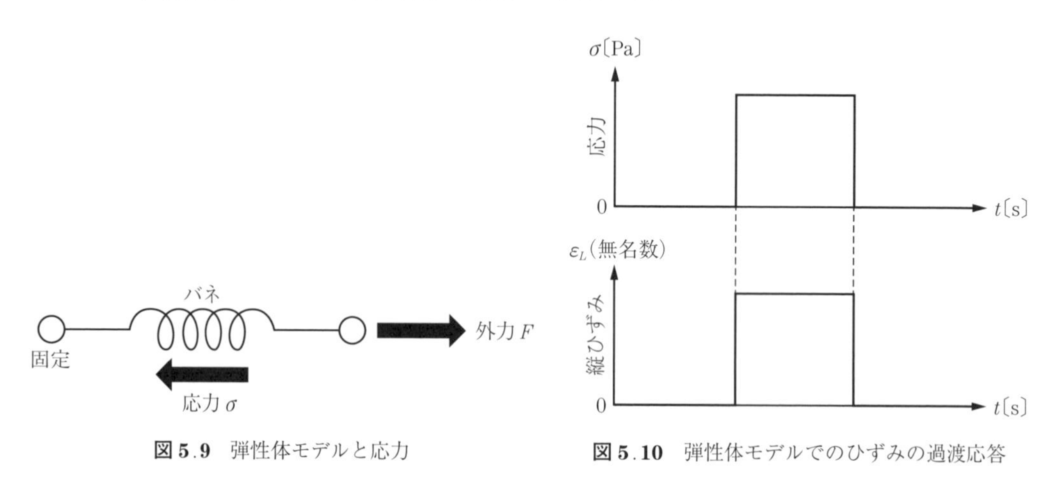

図5.9　弾性体モデルと応力

図5.10　弾性体モデルでのひずみの過渡応答

5.3.2　粘性体モデル

図5.11に示すように，**粘性体**はダッシュポットでモデル化できます。**ダッシュポット**は粘性摩擦を利用して急激な動きに抵抗する**ダンパ**のことをいいます。液体が入った容器にピストンをつけたような機構で，急激な動きを緩和する装置です。

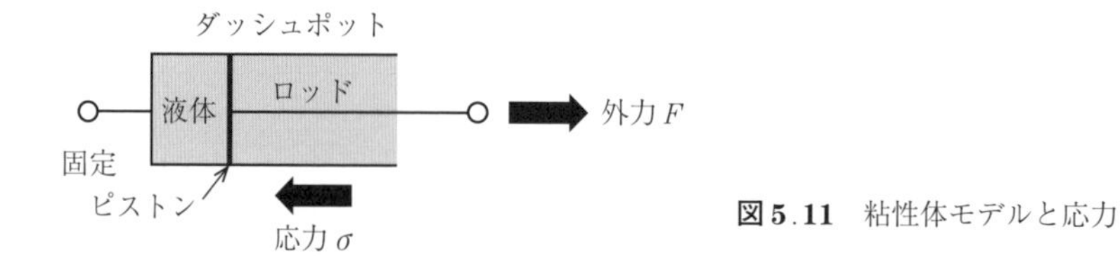

図5.11　粘性体モデルと応力

また，粘性体モデルであるダッシュポットに外力を加え応力σが作用したとき，応力σと縦ひずみε_Lの間には式（5.5）が成り立ちます。

$$\sigma = k\frac{d\varepsilon_L}{dt} \tag{5.5}$$

σ〔Pa〕：応力，k〔Pa〕：比例定数，t〔s〕：時間，ε_L（無名数）：縦ひずみ

これより，縦ひずみε_Lを求めると

$$\varepsilon_L = \frac{\sigma}{k}\int dt = \frac{\sigma}{k}t \tag{5.6}$$

となります。したがって，粘性体モデルであるダッシュポットにステップ状の応力σが作用したときの縦ひずみε_Lは，**図5.12**のように変化し時間の経過とともに増加します。このように，応力が一定であってもしだいにひずみが増加することを**クリープ現象**といいます。

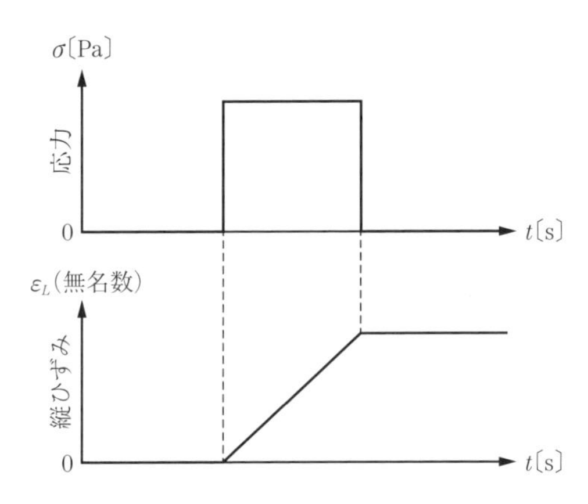

図5.12　粘性体モデルでのひずみの過渡応答

5.3.3　粘弾性体モデル

モデル化された各要素（バネとダッシュポット）を直列にしたものを**マックスウェルモデル**，並列にしたものを**フォークトモデル**といいます。マックスウェルモデルを**図5.13**，フォークトモデルを**図5.14**にそれぞれ示します。

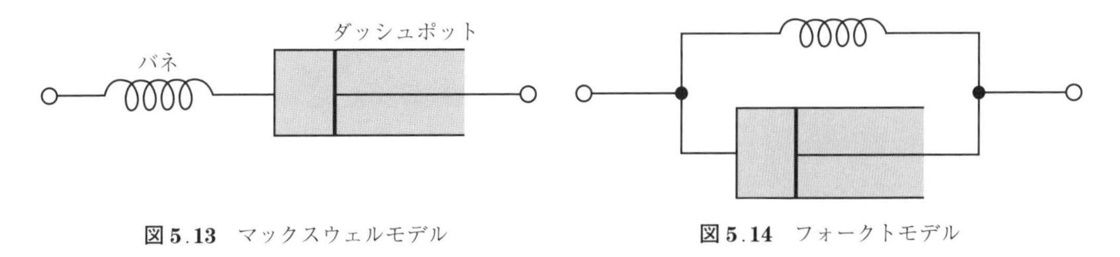

図5.13　マックスウェルモデル　　**図5.14**　フォークトモデル

図5.15に示すように，マックスウェルモデルに外力を加えたときは，バネとダッシュポットのいずれにも，等しい応力σが作用します。また，縦ひずみはε_{L_1}とε_{L_2}が直列になりますので加算されます。このときの縦ひずみは式（5.4）と式（5.6）を用いて

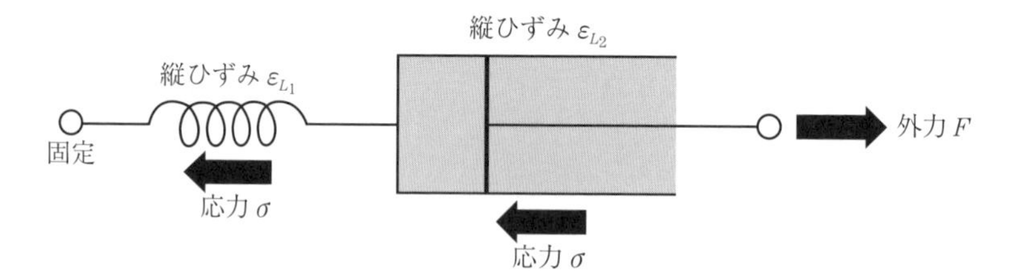

図 5.15　マックスウェルモデルに外力が加わったときの応力と縦ひずみ

$$\varepsilon_L=\varepsilon_{L_1}+\varepsilon_{L_2}=\frac{\sigma}{E}+\frac{\sigma}{k}t=\sigma\left(\frac{1}{E}+\frac{t}{k}\right) \qquad (5.7)$$

ε_L（無名数）：マックスウェルモデルの縦ひずみ，ε_{L_1}（無名数）：バネの縦ひずみ，
ε_{L_2}（無名数）：ダッシュポットの縦ひずみ，E〔Pa〕：ヤング率，
σ〔Pa〕：バネとダッシュポットに働く応力，t〔s〕：時間，k〔Pa〕：比例定数

で与えられます。

以上より，**図 5.16** に示すように，マックスウェルモデルにステップ状の外力を加え応力 σ が作用したときの縦ひずみ ε_L は，図 5.10 と図 5.12 の縦ひずみを加算した応答になります。

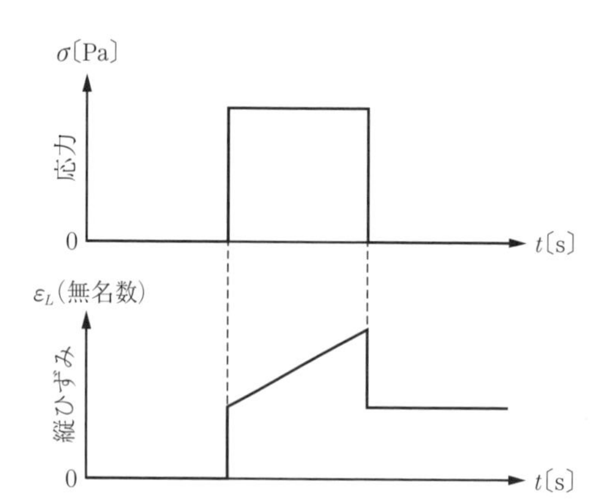

図 5.16　マックスウェルモデルでのひずみの過渡応答

図 5.17 に示すように，フォークトモデルに外力を加え応力 σ が作用したときは，バネとダッシュポットが並列に接続されているためにそれぞれの縦ひずみは等しくなります。また，加えられた力はそれぞれのひずみが等しくなるように分割され，応力 σ_1 と σ_2 として作用します。また，$\sigma=\sigma_1+\sigma_2$ が成り立ちます。

以上より，応力について式（5.8）が成り立ちます。

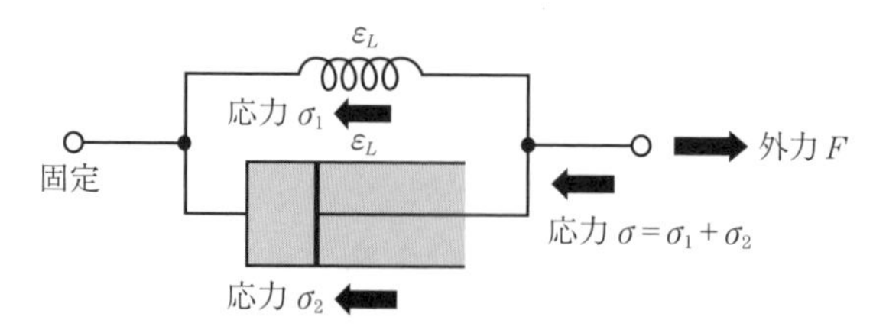

図 5.17　フォークトモデルに外力が加わったときの応力と縦ひずみ

$$\sigma=\sigma_1+\sigma_2=\varepsilon_L E+k\frac{d\varepsilon_L}{dt} \tag{5.8}$$

σ〔Pa〕：応力，σ_1〔Pa〕：バネの応力，σ_2〔Pa〕：ダッシュポットの応力，
ε_L（無名数）：縦ひずみ，E〔Pa〕：ヤング率，k〔Pa・s〕：比例定数，t〔s〕：時間

式（5.8）を解くと，式（5.9）として縦ひずみを求めることができます。

$$\varepsilon_L=\frac{\sigma}{E}(1-\varepsilon^{-\lambda t}) \tag{5.9}$$

ε_L（無名数）：縦ひずみ，σ〔Pa〕：応力，λ〔s^{-1}〕$\left(=\frac{E}{k}\right)$，$E$〔Pa〕：ヤング率，
k〔Pa・s〕：比例定数，t〔s〕：時間

したがって，フォークトモデルにステップ状の外力を加え応力σが作用したときの縦ひずみε_Lは，**図5.18**のように変化します。

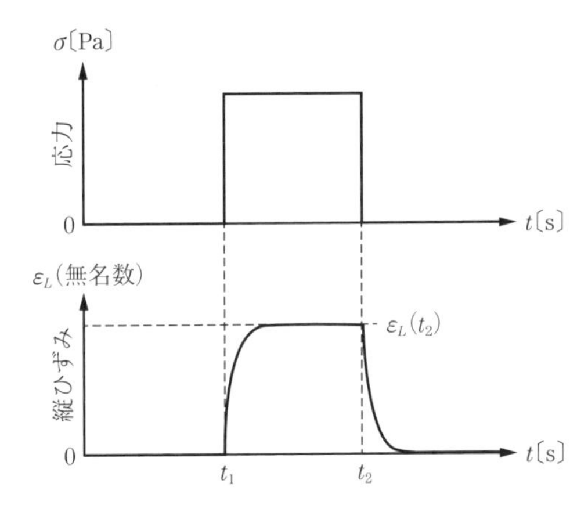

図5.18　フォークトモデルでのひずみの過渡応答

また，応力が除去された時刻以降の縦ひずみは，図5.18のt_2を$t_2=0$とすると式（5.10）になります。

$$\varepsilon_L=\varepsilon_L(t_2)\varepsilon^{-\lambda t} \tag{5.10}$$

$\varepsilon_L(t_2)=\frac{\sigma}{E}(1-\varepsilon^{-\lambda(t_2-t_1)})$（無名数）：時刻$t_2$における縦ひずみ

例題5.2　式（5.9）を導け。

（**解答**）　式（5.8）をラプラス変換します。

$$ksE_L(s)+E_L(s)E=\frac{\sigma}{s} \Rightarrow E_L(s)(ks+E)=\frac{\sigma}{s}$$

つぎに$EL(s)$について整理し，逆ラプラス変換すると縦ひずみを求めることができます。

$$EL(s)=\frac{\sigma}{s}\cdot\frac{1}{ks+E}=\frac{\sigma}{E}\left(\frac{1}{s}-\frac{k}{ks+E}\right)=\frac{\sigma}{E}\left(\frac{1}{s}-\frac{1}{s+\frac{E}{k}}\right)=\frac{\sigma}{E}\left(\frac{1}{s}-\frac{1}{s+\lambda}\right)$$

$$\varepsilon_L=\frac{\sigma}{E}\ (1-\varepsilon^{-\lambda t})$$　（5.9）再掲

コラム：ラプラス変換とは

t 関数（時間関数）からなる複雑な微分方程式を s 関数に変換することをいいます。s 関数に変換後は，代数計算により方程式の解を求めることができ，それを逆ラプラス変換することで t 関数の解を簡単に求めることができます。

演 習 問 題

1．（　　）の中に適当な用語または記号を入れよ。

（1）粘性係数の単位：（　　）

（2）弾性体は（　　）として，粘性体は（　　）としてモデル化できる。

（3）式（5.3）が成り立つような流体を（　　）流体，成り立たない流体を（　　）流体という。

$$\tau = \frac{F}{S} = \mu \frac{\partial v}{\partial y} \qquad (5.3)再掲$$

2．粘性係数が 1 Pa・s の物質の上に置いた板を速度 2 m/s で引いたときのせん断応力 τ〔Pa〕を求めよ。ただし，物質の厚さを 10 cm とする。

3．バネとダッシュポットを直列接続したマックスウェルモデルの片側を固定し，もう一方に**図 5.19**（a）に示すようなステップ状の応力を加えたときのひずみの変化を表しているのは図 5.19（b）～（f）に示すグラフのうちどれか選べ。

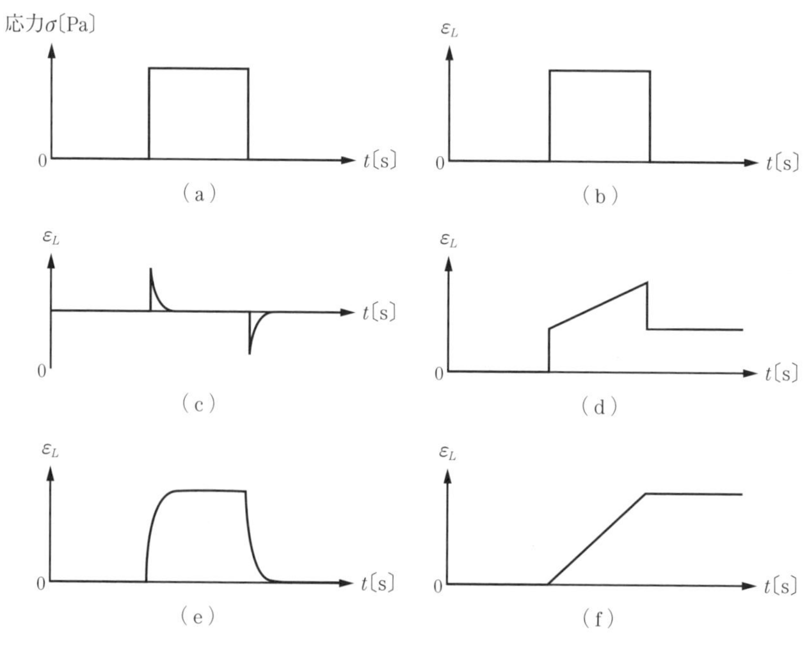

図 5.19　ステップ状の応力が作用したときのひずみの変化

過去問題に挑戦

1. 速度に比例する抵抗力を発揮する機械要素（ダンパ）がある。比例定数であるダンパ定数の次元はどれか［臨床工学技士国家試験 第32回（2018年度）午後問題81］。

（1）$kg\cdot s^{-2}$　（2）$kg\cdot s^{-1}$　（3）$kg\cdot m\cdot s^{-2}$　（4）$kg\cdot m\cdot s^{-1}$　（5）$kg\cdot s$

2. 粘性について誤っているものはどれか［第2種ME技術実力検定試験 第42回（2021年）午前問題20］。

（1）流体分子同士の結びつきの強さによる効果である。

（2）37℃の水の粘度係数は10℃のときよりも大きい。

（3）動粘度係数は$\dfrac{(粘性係数)}{(密度)}$で定義されている。

（4）完全流体は粘度がないと仮定した流体である。

（5）ニュートン流体ではずり応力（せん断応力）がずり速度（せん断速度）に比例する。

3. バネとダッシュポットを並列に接続したフォークトモデルの両端に**図**のように応力を与えたときのひずみの変化を表しているのはどれか［臨床工学技士国家試験 第31回（2017年度）午前問題82］。

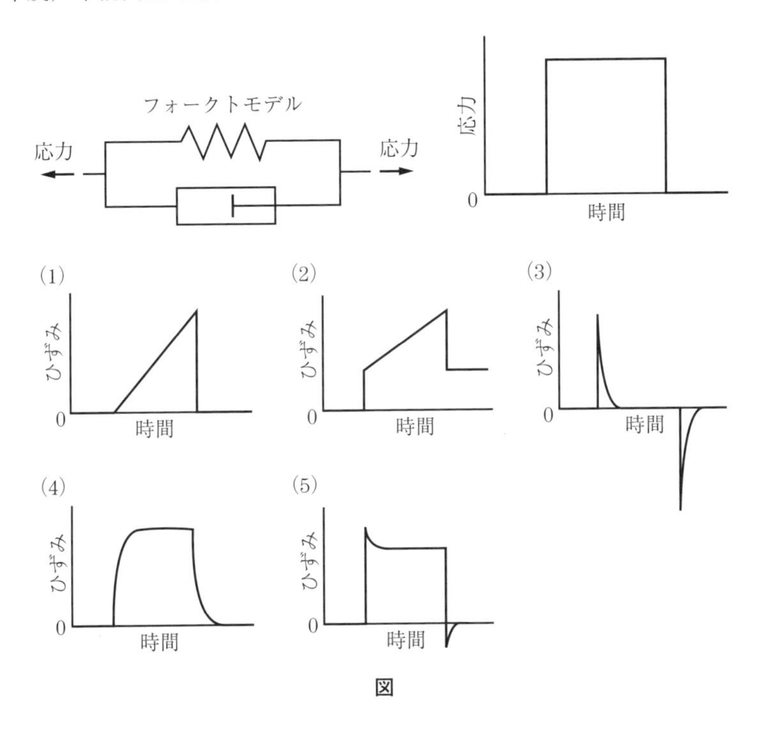

図

4. **図**のように粘弾性体モデルに一定の力を加えた。誤っているのはどれか。ただし，モデルの質量は無視できるものとする［第2種ME技術実力検定試験 第44回（2023年）午後問題20］。

（1）一定の力が作用している間，バネの伸びは一定である。

（2）一定の力が作用している間，ダッシュポットの伸びは時間に比例して増加する。

（3）一定の力が作用している間，ダッシュポットにかかる力とバネにかかる力は等しい。

（4）力を取り除くと，バネの伸びは時間に比例して減少する。

（5）力を取り除くと，ダッシュポットは力を取り除いた時点の長さにとどまる。

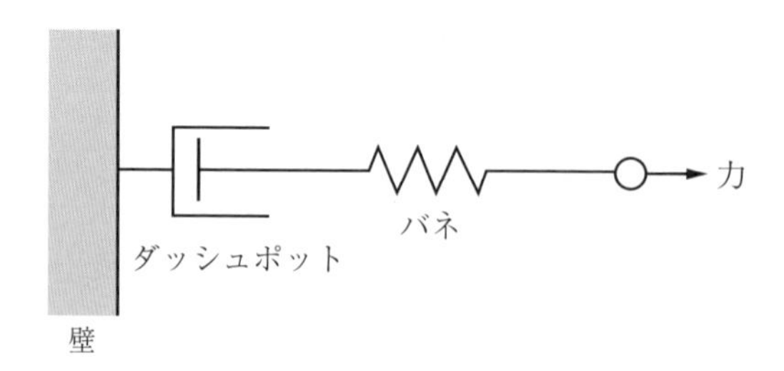

図

第6章
圧　　　　力

圧力は静圧と動圧に大きく分けることができます。風船に息を吹き込み膨らませると，内部に圧力が発生します。こういった流体の圧力を**静圧**といいます。**大気圧**も静圧であり，一般的に圧力と呼ばれているのは，そのほとんどが静圧です。一方，**動圧**は流体の流れが何かにぶつかって堰（せ）き止められたときに発生する圧力や，風が建物に当たりそのときに壁に発生する圧力のことをいいます。いいかえると，流体や風の持つ運動エネルギーによって発生する圧力を動圧といいます。本章では，この中の静圧について解説をしています。圧力とその単位，圧力と仕事の関係，パスカルの原理，絶対圧とゲージ圧について理解していきましょう。なお，動圧については第8章で詳しく説明しています。

6.1　圧　力　と　は

圧力は単位面積に働く力であり，式（6.1）のように表すことができます。

$$\text{圧力}\ P=\frac{\text{力}}{\text{面積}}=\frac{F}{S}\left[\frac{\mathrm{N}}{\mathrm{m}^2}=\mathrm{Pa}\right] \tag{6.1}$$

力の単位はN，面積の単位はm^2であり，圧力の単位は$\mathrm{N/m}^2$（$=\mathrm{Pa}$）になります。式（6.1）を見ると圧力と応力の定義は同じに見えますが，①～③の点で圧力と応力は異なります。

① 応力には断面と垂直に力が加わる垂直応力と，断面と平行に力の加わるせん断応力があります。しかし，圧力はつねに面と垂直に働きます。

② 応力は物体の内部にも生じますが，圧力は面だけに働きます。

③ 応力はテンソル（線形的な量）ですが，圧力はベクトルになります。

圧力には静圧，動圧のほかに**物体の重量による圧力**があります（物体の重量による圧力も静圧に入れている文献もあります）。そのうちの物体の重量による圧力は以下のように求めることができます。

図6.1に示すように，容器に入った密度ρ〔$\mathrm{kg/m^3}$〕の液体があったとします。このときの液体の重量によって底面に生じる圧力は式（6.2）のようになります。

$$P=\frac{\rho Vg}{S}=\rho gh \tag{6.2}$$

ρ〔$\mathrm{kg/m^3}$〕：液体の密度，S〔$\mathrm{m^2}$〕：底面積，$S=ld$，V〔$\mathrm{m^3}$〕：液体の体積，$V=Sh$，
$g=9.8$〔$\mathrm{m/s^2}$〕：重力加速度，h〔m〕：液体の高さ，
$P\left[\frac{\mathrm{kg}}{\mathrm{m}^3}\cdot\frac{\mathrm{m}}{\mathrm{s}^2}\cdot\mathrm{m}=\frac{\mathrm{kgm}}{\mathrm{s}^2}\cdot\frac{1}{\mathrm{m}^2}=\frac{\mathrm{N}}{\mathrm{m}^2}=\mathrm{Pa}\right]$：圧力

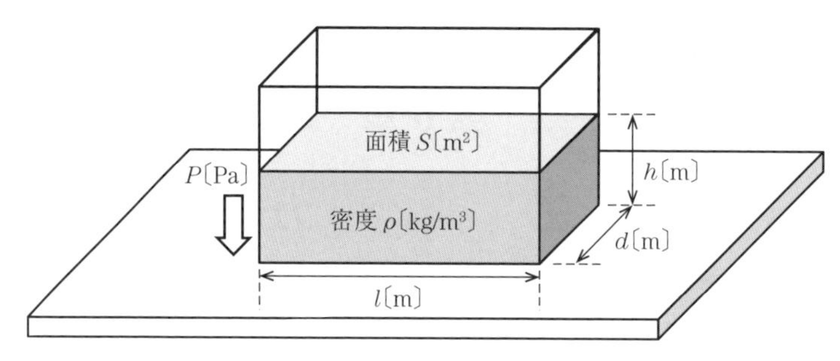

図 6.1　液体の重量による圧力

例題 6.1　**図 6.2** に示すような，プールの水面下 2 m における水圧はいくらになるか求めよ。ただし，水の密度を 1 g/cm³ とする。

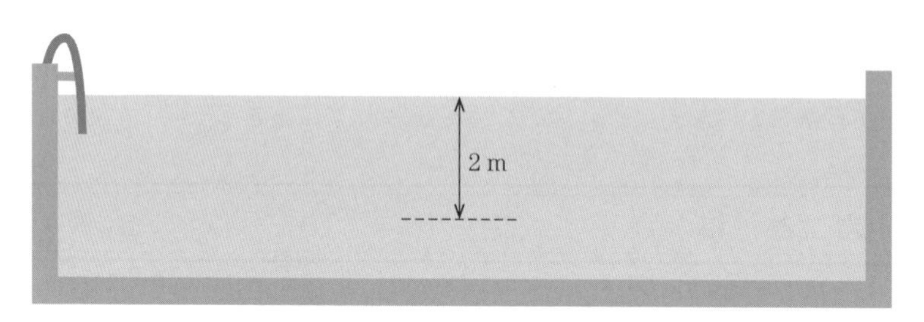

図 6.2　プールの水面下 2 m の位置

（**解答**）

$\rho = 1\ \mathrm{g/cm^3} = 1\,000\ \mathrm{kg/m^3}$,　　$P = \rho gh = 1\,000 \times 9.8 \times 2 = 1.96 \times 10^4\ \mathrm{Pa}$

1 気圧は 1.013×10^5 Pa（表 6.1 参照）なので，0.193 5 気圧に相当します。深さ約 10.34 m の位置で 1 気圧相当の水圧になります。

6.2 圧力の単位

SI における圧力の単位は **Pa**（**パスカル**）ですが，実用的にはさまざまな単位が用いられています。そして，複雑なのはその単位換算です。本節では，いろいろな単位と換算の仕方について，①～⑤で説明します。

① Pa：$\mathrm{Pa} = \mathrm{N/m^2}$（$=$〔$\mathrm{N/cm^2}$〕$\times 10^{-4}$）

1 Pa は 1 m² の面積に 102 g の物体が置かれているときの圧力であり，非常に小さいです。

$$圧力\ P = \frac{mg}{S} = \frac{0.102\ \mathrm{kg} \times 9.8\ \mathrm{m/s^2}}{1\ \mathrm{m^2}} = 1\ \mathrm{N/m^2} = 1\ \mathrm{Pa}$$

② 1 mmHg（Torr）：高さ 760 mm の水銀柱が与える圧力

● 1 mmHg = 133.3 Pa

● 760 mmHg = 1.013×10^5 Pa

$1\ cm^2$の面を考えると，760 mmHgの体積は$V=76\ cm^3$になります。このときの水銀の重量Wと面に作用する圧力Pは，つぎのようになります。

$$\rho=13\,595.1\ kg/m^3=13\,595.1\times\frac{10^3\ g}{10^6\ cm^3}=13.595\ g/cm^3\cong 13.6\ g/cm^3\ ^{\dagger 1}$$

$$m=76\ cm^3\times 13.6\ g/cm^3=1.033\,6\ kg$$

$$W=mg=1.033\ kg\times 9.8\ m/s^2=10.129\,28\ N\cong 10.13\ N$$

$$P=\frac{W}{S}=\frac{10.13}{1}\ N/cm^2=10.13\times 10^4\ N/m^2=1.013\times 10^5\ Pa$$

③ 1 cmH_2O（$=10\ mmH_2O$）：高さ1 cmの水柱が与える圧力

● $1\ cmH_2O=98\ Pa$

水柱の底面を$1\ cm^2$とすると，1 cmH_2O水の体積は$1\ cm^3$になります[†2]。

$$水\ 1\ cm^3\ の重量\ W=1\ g\times 9.8\ m/s^2=9.8\times 10^{-3}\ N$$

$$圧力\ P=\frac{W}{S}=\frac{9.8\times 10^{-3}\ N}{1\ cm^2}=9.8\times 10^{-3}\times 10^4\ N/m^2=98\ Pa$$

● $1\ mmH_2O=9.8\ Pa$

④ 1 kgf/cm^2：$1\ cm^2$の面に質量1 kgの物体が置かれたときの圧力

$$1\ kgf/cm^2=9.8\times 10^4\ Pa$$

$$1\ kgf/cm^2=\frac{1\ kg\times 9.8\ m/s^2}{1\ cm^2}=9.8\ N/cm^2=9.8\times 10^4\ N/m^2=9.8\times 10^4\ Pa$$

⑤ 1気圧（atm）：760 mmHgに等しい圧力。1気圧$=1.013\times 10^5$ Pa

1気圧は$1\ cm^2$の面に質量1.034 kgの物体が置かれているときの圧力であり，非常に大きいです。

$$P=\frac{mg}{S}=\frac{1.034\ kg\times 9.8\ m/s^2}{1\ cm^2}=\frac{1.013\times 10^5\ N}{1\ m^2}=1.013\times 10^5\ Pa$$

以上をまとめ，それぞれの単位を異なる単位に換算したときの値を**表6.1**に示しています。

表6.1 圧力の単位換算

基準となる単位	Pa	mmHg（Torr*）	mmH_2O	kgf/cm^2	気圧（atm）
1 Pa	1	7.5×10^{-3}	0.1	1×10^{-5}	9.87×10^{-6}
1 mmHg	133.3	1	13.6	1.36×10^{-3}	1/760
1 mmH_2O	9.8	7.356×10^{-2}	1	1×10^{-4}	9.68×10^{-5}
1 kgf/cm^2	9.8×10^4	735.6	1×10^4	1	0.968
1気圧	1.013×10^5	760	1.033×10^4	1.033	1
1気圧（近似）	**10^5**	**760**	**10^4**	**1**	**1**

* Torrはメートル法に基づく単位であり，1 Torr＝1 mmHgになります。

†1 水銀の密度は13 595.1 kg/m^3，水の密度は1 000 kg/m^3です。したがって，水銀の比重は$13.595\cong 13.6$になり，同じ体積の質量は水の13.6倍になります。

†2 水の密度は1 000 kg/m^3，比重は1になります。

なお，最下行に1気圧をそれぞれの単位に換算した近似値を太字で示しました。数字が簡単であり，覚えるときはぜひこの数字を使ってみてください。

例題6.2　**図6.3**に示すように面積1 m^2 の面に質量100 kgの物体が載っている。このときの物体の重量による圧力は何mmHgになるか求めよ。

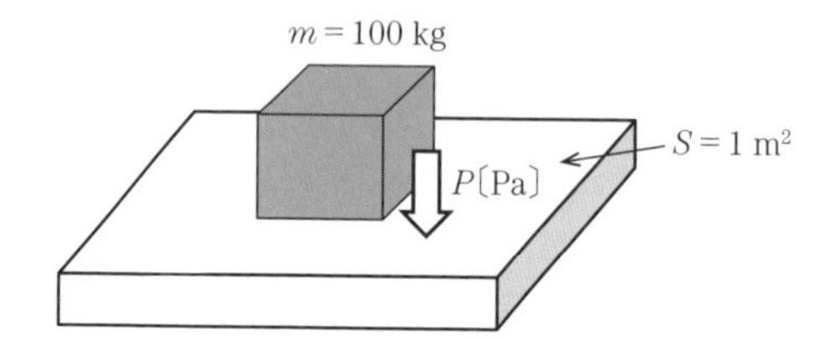

図6.3　物体の重量による圧力

(解答)

$$P=\frac{100\ \mathrm{kg}\times 9.8\ \mathrm{ms^2}}{1\ \mathrm{m^2}}=980\ \mathrm{Pa},\qquad P=980\times 7.5\times 10^{-3}=7.35\ \mathrm{mmHg}$$

6.3　圧力と仕事

図6.4において，シリンダ†内の気体の圧力 P を一定に保ちながら温度を T から ΔT だけ上げます。そうすると，気体が膨張し，体積が ΔV 増えピストンが右に動きます。このとき，シリンダ内の気体は，温度上昇したことによりピストンを通して外部に式 (6.3) で与えられる仕事をしたことになります。

$$W=P\cdot\Delta V \tag{6.3}$$

W〔$\mathrm{Pa\cdot m^3}=\frac{\mathrm{N}}{\mathrm{m^2}}\cdot\mathrm{m^3}=\mathrm{N\cdot m}=\mathrm{J}$〕: 仕事，$P$〔Pa〕: 圧力，$\Delta V$〔$\mathrm{m^3}$〕: 体積の増加分

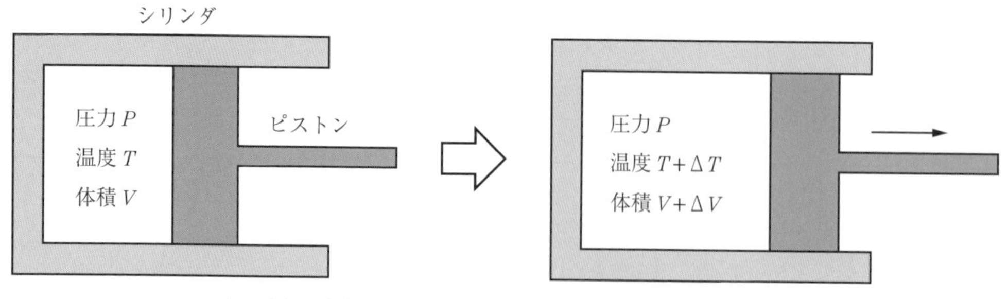

図6.4　温度上昇によるシリンダ内の気体の体積変化

---

† 医療系の資格試験では「シリンダ」「シリンダー」，どちらの表記も使われることがあります。

例題 6.3　図 6.4 において，シリンダとピストンの間に入れた空気を熱した。熱する前の空気の圧力は 1 気圧，体積は 1 000 cm^3 であった。圧力を一定にしたまま加熱したら体積が 1 500 cm^3 になった。このときの空気が行った仕事は何 J になるか求めよ。

（**解答**）

$P = 1\ \mathrm{atm} = 1.013 \times 10^5\ \mathrm{Pa}$,　　$\Delta V = (1\,500 - 1\,000) \times 10^{-6} = 0.5 \times 10^{-3}\ \mathrm{m}^3$

仕事 $W = P \cdot \Delta V = 1.013 \times 10^5\ \mathrm{Pa} \times 0.5 \times 10^{-3}\ \mathrm{m}^3 = 50.65\ \mathrm{J}$

6.4 パスカルの原理

図 6.5 に示すように密閉された容器内の圧力は，容器内の流体全体に伝わりどこでも均一になります。これを**パスカルの原理**といいます。

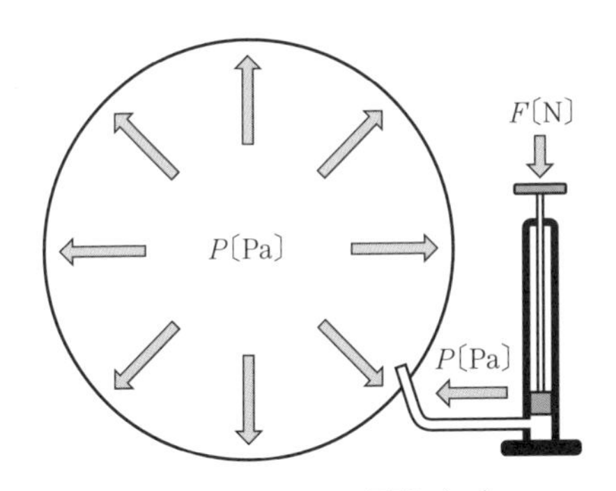

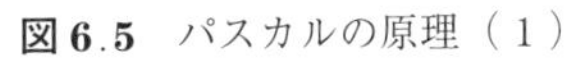

図 6.5　パスカルの原理（1）

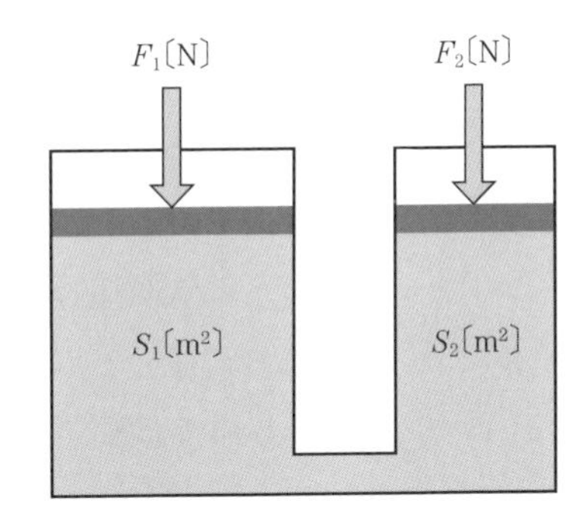

図 6.6　パスカルの原理（2）

さらに，パスカルの原理について表現を変えると，**図 6.6** のようになります。断面積 S_1 の容器と断面積 S_2 の容器がつながっており，流体が入っています。断面積 S_1 の容器に力 F_1 を，断面積 S_2 に力 F_2 を加えたとき，内部のピストンの高さが等しいときに式（6.4）が成り立ちます。つまり，密閉された容器中の圧力 P はどこでも等しくなるというものです。

$$P = \frac{F_1}{S_1} = \frac{F_2}{S_2} \tag{6.4}$$

F_1〔N〕：容器 1 に加わっている力，S_1〔m^2〕：容器 1 の断面積，P〔Pa〕：圧力，
F_2〔N〕：容器 2 に加わっている力，S_2〔m^2〕：容器 2 の断面積

パスカルの原理は，未知の圧力を計るときにも利用されています。液柱の高さを計ることにより，流体の圧力を測定します。このような計器を**液柱圧力計**または**マノメータ**と呼んでいます。それらの一例として，ピエゾメータを**図 6.7** に，U 字管マノメータを**図 6.8** に示します。両方ともマノメータに分類される計器になります。図 6.7 のピエゾメータにおいて，点 A の圧力は

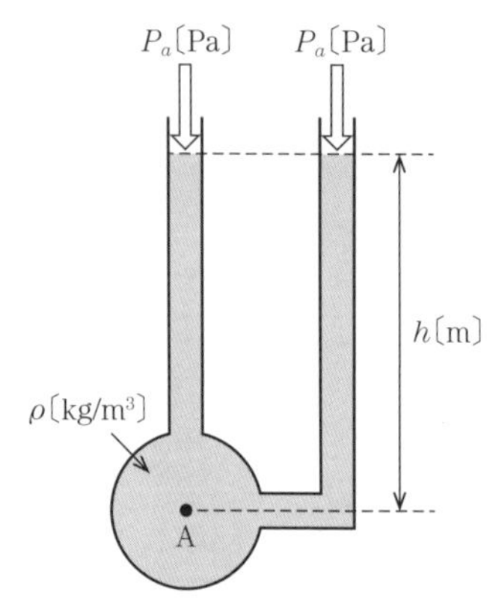

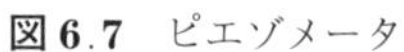

図 6.7　ピエゾメータ

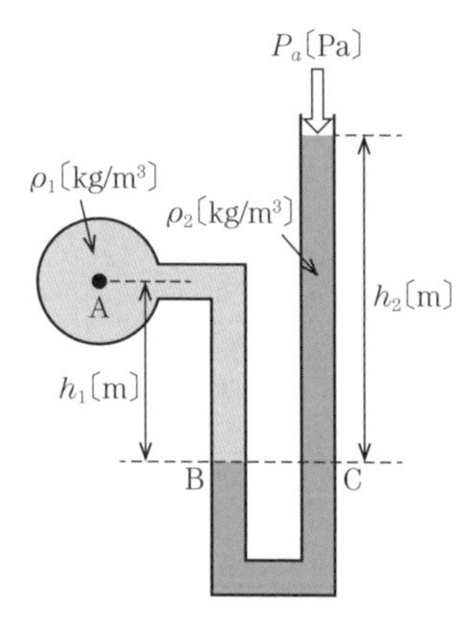

図 6.8　U 字管マノメータ

$$P = P_a + \rho g h \tag{6.5}$$

P〔Pa〕：点 A の圧力，P_a〔Pa〕：大気圧，ρ〔kg/m³〕：流体の密度，
$g = 9.8$〔m/s²〕：重力加速度，h〔m〕：流体の高さ（図 6.7 参照），
$\rho g h \left[\dfrac{\text{kg}}{\text{m}^3} \cdot \dfrac{\text{m}}{\text{s}^2} \cdot \text{m} = \dfrac{\text{kgm}}{\text{s}^2} \cdot \dfrac{1}{\text{m}^2} = \dfrac{\text{N}}{\text{m}^2} = \text{Pa}\right]$：流体の圧力

として求めることができます。なお，式（6.5）中の P_a は大気圧であり，大気圧を含まないゲージ圧で表すと圧力 P は以下のように $\rho g h$ になります。

$$\text{ゲージ圧 } P = (\text{絶対圧}) - (\text{大気圧}) = P_a + \rho g h - P_a = \rho g h$$

また，図 6.8 において，点 B の圧力と点 C の圧力は同じであり，点 A の圧力を P とする。なお，ゲージ圧については 6.5 節で詳細を説明します。

$$P + \rho_1 g h_1 = P_a + \rho_2 g h_2$$

が成り立ちます。これより，式（6.6）のように点 A の圧力を求めることができます。

$$P = P_a + g(\rho_2 h_2 - \rho_1 h_1) \tag{6.6}$$

P〔Pa〕：点 A の圧力，ρ_1〔kg/m³〕，ρ_2〔kg/m³〕：流体の密度，P〔Pa〕：大気圧，
$g = 9.8$〔m/s²〕：重力加速度，h_1〔m〕，h_2〔m〕：流体の高さ（図 6.8 参照）

例題 6.4　**図 6.9** に示すように，容器 1 と容器 2 はつながっており，流体が入っている。容器 1 の断面積 S_1 は 0.2 m²，容器 2 の断面積 S_2 は 0.1 m² である。容器 2 に下向きに

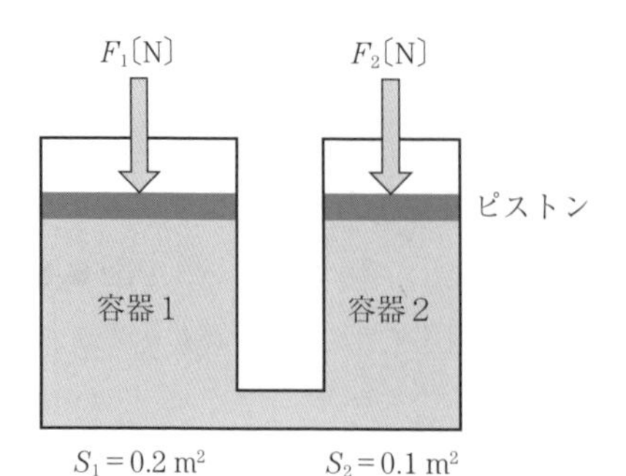

図 6.9　接続された大きさの異なる容器 1 と容器 2

100 N の力を加えたときに，ピストンの高さを同じにするためには容器 1 に加える力 F_1〔N〕はいくらになるかを求めよ。

（解答）　容器 1 に働く力 F_1 が式（6.4）より容易に求められます。

$$F_1=\frac{S_1}{S_2}F_2=\frac{0.2}{0.1}\times 100=200\ \mathrm{N}$$

このときに力によって生じる圧力 P は，$P=(100/0.1)=(200/0.2)=1\,000$ Pa になります。

6.5　絶対圧とゲージ圧

通常，地上にある物には大気圧がつねに加わっています。表 6.1 より，1 気圧は 1.033 kgf/cm^2 であり，1 cm^2 の面積に 1 kg の物体が載っているのと同じ大きな圧力になります。一般に医療用の圧力計では，大気圧を含まない圧力を指示値にしています。このときの圧力計の指示値を**ゲージ圧**といいます。一方，大気圧を含んだ圧力を**絶対圧**といいます。したがって，ゲージ圧は大気圧を含んだ絶対圧から大気圧を差し引いた圧力になり，式（6.7）で与えられます。

$$(\text{ゲージ圧})=(\text{絶対圧})-(\text{大気圧}) \tag{6.7}$$

ゲージ圧〔Pa〕：圧力計の指示値，絶対圧〔Pa〕：大気圧を含んだ圧力

医療分野では，圧力をゲージ圧によって表すのが一般的です。その代表例が血圧であり，120 mmHg や 150 mmHg という表記を使います。

真空の状態において絶対圧は 0 になりますが，負になることはありません。一方，ゲージ圧は絶対圧が大気圧より小さいと負になります。このときの圧力を陰圧または負圧といいます。**図 6.10** のように，水銀を満たしたパイプの一端を容器内に入れ，反対側を閉じて上に伸ばして水銀柱を作ります。水銀柱の根元の圧力はパスカルの原理により大気圧 P_a に等しいですが，上方では内部の圧力が徐々に低下します。高さ h では，圧力 P は式（6.8）で与えられます。

$$P=(\text{大気圧})-(\text{水銀柱の圧力})=P_a-\rho gh \tag{6.8}$$

P〔Pa〕：高さ h での圧力，P_a〔Pa〕：大気圧，$\rho=13\,595.1$〔kg/m^3〕：水銀の密度，$g=9.8$〔m/s^2〕：重力加速度，h〔m〕：水銀柱の高さ（図 6.10 参照）

高さ h が大きくなると，圧力 P は**図 6.11** に示すようにしだいに小さくなります。そして，

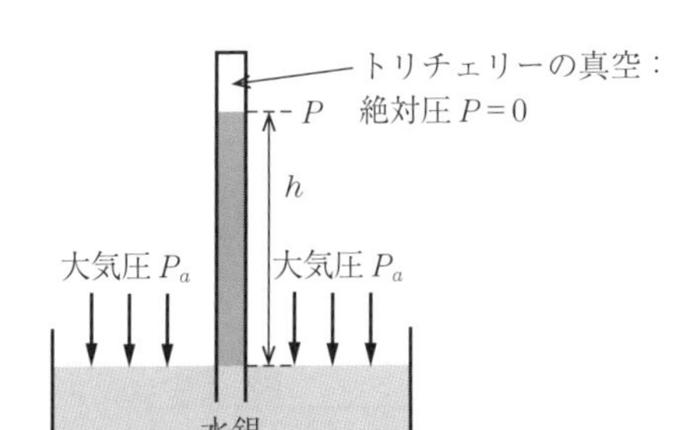

上にいくほど圧力が減少し，$h=P_a/(\rho g)$ になると圧力 $P=0$（真空）になります。

図 6.10　トリチェリーの真空

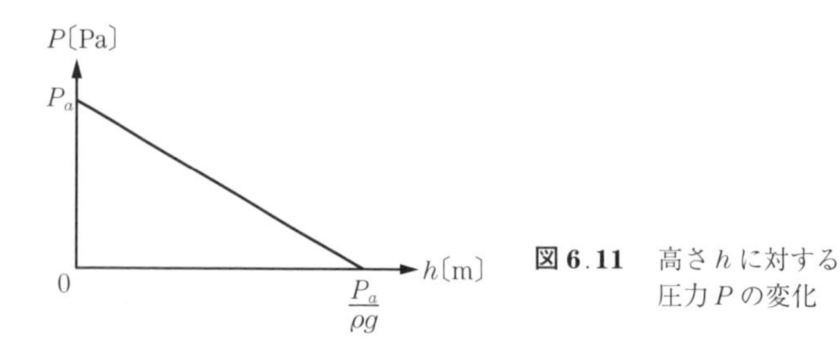

図 6.11　高さ h に対する圧力 P の変化

高さ h が $h=P_a/(\rho g)$ に達すると，式（6.9）のように圧力 P は 0，つまり真空になります。

$$h=\frac{P_a}{\rho g}\text{のとき } P=P_a-\rho gh=P_a-\rho g\times\frac{P_a}{\rho g}=0 \qquad (6.9)$$

これをトリチェリーの真空と呼んでいます。

真空が発生したとき，式（6.8）において $P=0$ とすると式（6.10）を得ることができます。式（6.10）より，高さ h がわかれば大気圧を求めることができます。この原理を利用したのが気圧計になります。

$$P_a=\rho gh \qquad (6.10)$$

P_a〔Pa〕：大気圧，ρ〔kg/m^3〕：水銀の密度，$g=9.8$〔m/s^2〕：重力加速度，
h〔m〕：水銀柱の高さ

演　習　問　題

1. 圧力が最も低いのはどれか答えよ。

（1）10^4 Pa　（2）684 mmHg　（3）1 atm　（4）0.8×10^4 cmH_2O
（5）0.5 kgf/cm^2

2. 1 m^2 の面に質量 2 000 kg の物体が載っている。このときの圧力は何気圧になるか求めよ。

3. **図 6.12** において，シリンダとピストンの間に入れた空気を熱した。熱する前の空気の温度は 25℃，圧力は 1 気圧，体積は 2 000 cm^3 であった。圧力を一定にしたまま加熱したら温度が 80℃になった。このときの空気が行った仕事はいくつになるか求めよ。なお，圧力が一定のとき，空気の体積は絶対温度に比例するものとする。

4. 気圧計の式（6.10）において，$h=0.7$ m のときの大気圧は何 atm になるか求めよ。

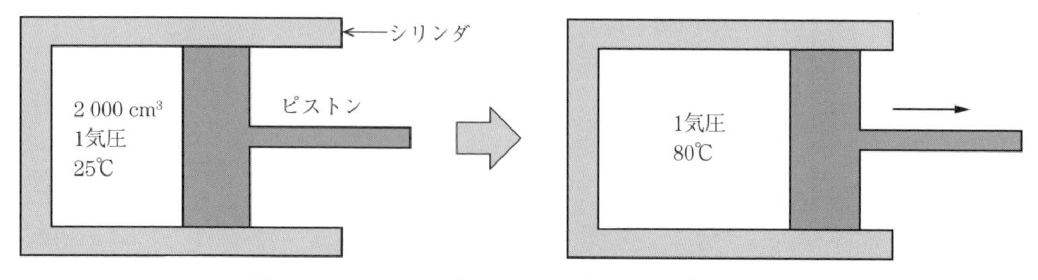

図 6.12　加熱したときの空気の体積変化（圧力：一定）

5. 海面下 5 m の圧力は大気圧の何倍か求めよ。ただし，海水の密度を 1.03 g/cm³ とする。

6. 最初に U 字管に水銀を入れ，その後に**図 6.13** に示すように高さ h_1 が 9.5 cm になるまで水を入れた。このときの水銀の高さ h_2 を求めよ。ただし，水の密度を 1 000 kg/m³，水銀の密度を 13 600 kg/m³ とする。また，図において P_a は大気圧を意味する。

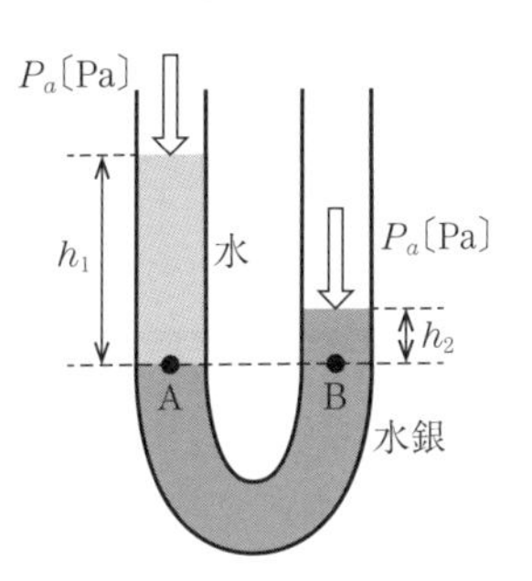

図 6.13　U 字管に水と水銀を入れたときの様子

過去問題に挑戦

1. 圧力の単位〔Pa〕を SI 基本単位の組合せで表したのはどれか［第 2 種 ME 技術実力検定試験 第 40 回（2018 年）午前問題 21］。

（1）$m^2 \cdot kg \cdot s^{-1}$　（2）$m \cdot kg \cdot s^{-2}$　（3）$m^{-1} \cdot kg \cdot s^{-2}$
（4）$m^{-2} \cdot kg \cdot s^{-1}$　（5）$m^{-2} \cdot kg \cdot s^{-3}$

2. **図**のように太さの違う U 字形の器に水を入れ，その水を閉じ込めるように A と B の二つのピストンをつける。A に力を加えて B に載せた物体を持ち上げるとき，必要となる最小限の力 F〔N〕に最も近いものはどれか。ただし，ピストンの質量や摩擦抵抗は無視できるものとする［臨床工学技士国家試験 第 35 回（2021 年度）午後問題 82］。

（1）2.5　（2）10　（3）25　（4）100　（5）400

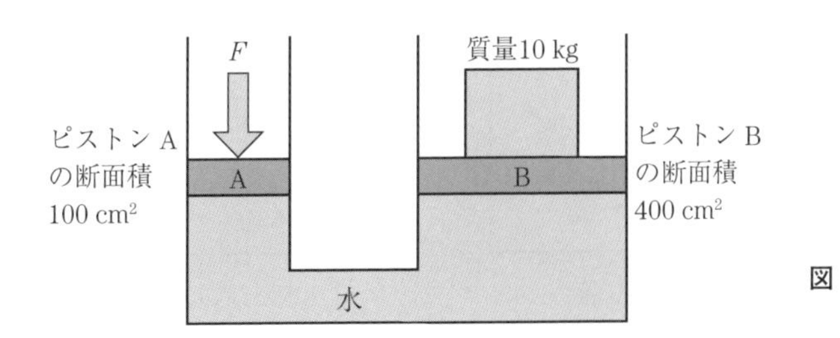

図

3. 100 mmHg の圧力が 1 cm² の面に加えられたとき，面に作用する力は何 N か。ただし，水銀の比重を 13.6 とする［第 2 種 ME 技術実力検定試験 第 33 回（2011 年）午前問題 27］。

（1）1.33　（2）13.9　（3）133　（4）266　（5）1 390

4. 圧力の単位ではないのはどれか［第 2 種 ME 技術実力検定試験 第 38 回（2016 年）午前問題 33］。

（1）hPa　（2）cmH_2O　（3）$kg/(m \cdot s^2)$　（4）Torr　（5）N・m

第7章

熱

熱や温度については，常日頃から接する機会も多く，なんとなく理解していると思う人も多いでしょう。しかし，改めて聞かれると説明するのが難しいのも事実です。熱とは温度差によって移動するエネルギーのことであり，温度は物質中の原子や分子における振動運動の平均的な運動エネルギー量に相当します。本章では，熱や温度の説明から始まり，それに関係する事柄や法則について解説しています。しっかりと理解していきましょう。

7.1 熱 と 温 度

流体中の**粒子**（原子や分子）は並進運動（物体が位置を変える運動）や回転運動をしています。**図7.1**は流体中の粒子が並進運動と回転運動をしている様子を表したものです。また，固体中の粒子は**図7.2**のように振動をしています。このように，物質中の原子や分子は運動エネルギー（熱エネルギー）を持っており，これらの総和を物体の**内部エネルギー**といいます。熱とはこの運動エネルギーの一部が移動しているときの，移動エネルギーのことを指しま

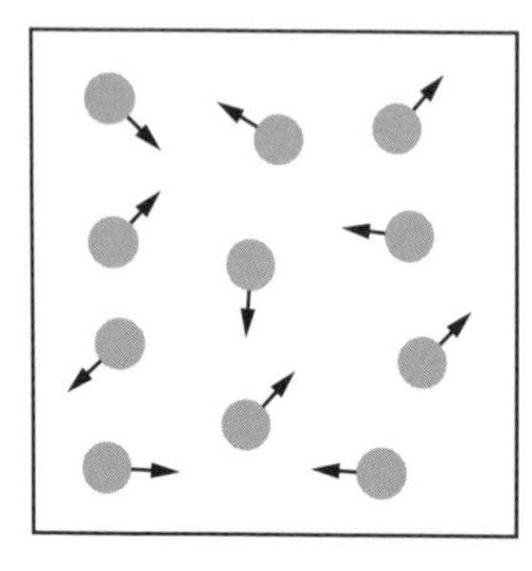

（a） 並進運動

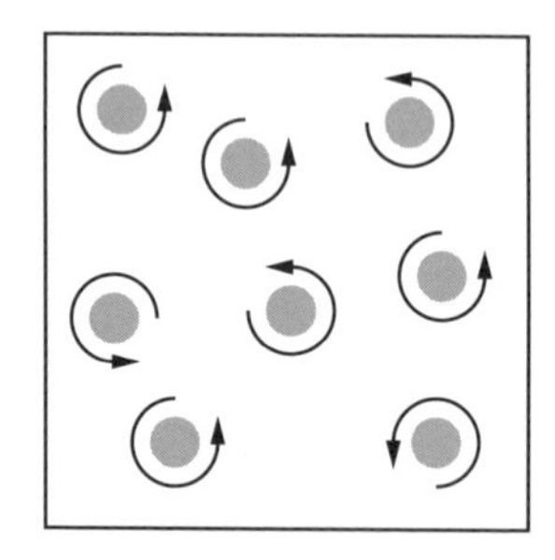

（b） 回転運動

図7.1 流体中の粒子の運動

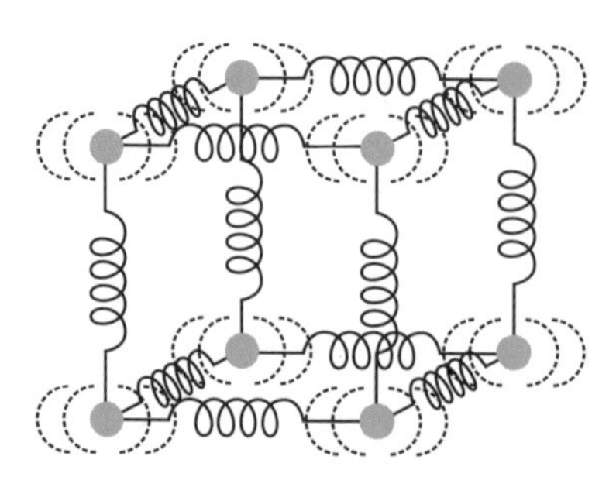

図7.2 固体中の粒子の運動（振動）

す。したがって，**熱**は「温度差によって移動する運動エネルギー（熱エネルギー）」と定義できます。このときの熱の単位は運動エネルギーと同じであり，J（ジュール）になります。

温度は，物質中の原子や分子における振動運動の平均的な運動エネルギー量に相当します。その単位には一般的に**セルシウス温度**（**摂氏温度**）が用いられます。水の凍る温度を0℃，1気圧のもとで沸騰する温度を100℃として，その間を等分して温度スケールとしています。原子や分子の運動エネルギーは−273℃で0になり，この温度を0Kとしたときの温度を**絶対温度**または**ケルビン温度**といいます。単位はK（ケルビン）を使います。

温室効果ガスである二酸化炭素は熱を吸収します。大気圏には全体の約0.041 8%（2022年）[13]に相当する量の二酸化炭素が存在します。二酸化炭素の分子は地球から放出された赤外線の一部を吸収し，その結果，温度が上昇することになります。

7.2 比熱と熱容量

ある物質の単位質量（1 kg）の温度を1 K（1℃）だけ上げるのに必要な熱量 q〔J〕を**比熱**といいます。比熱を c とすると，c は式（7.1）となります。いろいろな物質の比熱を**表7.1**と**図7.3**に示します。

表7.1　いろいろな物質の比熱[8),14),15)]

物質	比熱（×10³）〔J/(kg・K)〕	水の比熱を1としたときの比率	測定温度
水	4.185 5≅4.2	1	15℃
氷	2.1	0.5	−1℃
アルミニウム	0.905	0.22	27℃
ガラス	0.4〜0.8	0.1〜0.19	0℃
鉄	0.442	0.11	27℃
銅	0.386	0.09	27℃

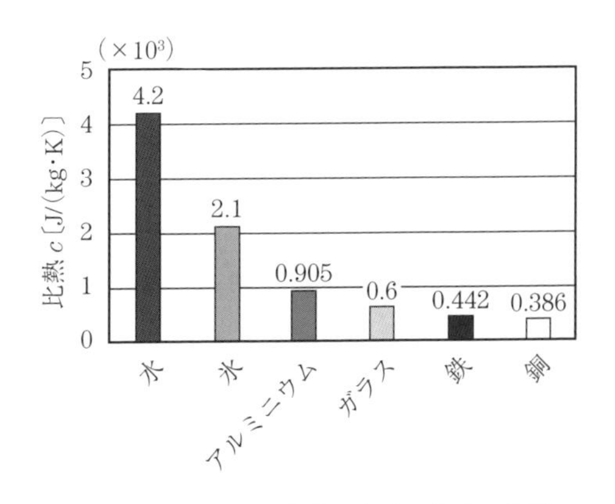

図7.3　いろいろな物質における比熱の比較

$$c = \frac{q}{1} = q \tag{7.1}$$

c〔J/(kg・K(℃))〕：比熱，q〔J〕：熱量

また，質量 m，比熱 c の物質の温度が ΔT だけ上昇したときの必要な熱量(移動した熱量)Q は

$$Q = mc\Delta T \tag{7.2}$$

Q〔J〕：必要な熱量，m〔kg〕：質量，c〔J/(kg・K(℃))〕：比熱，ΔT〔K(℃)〕：温度上昇

になります。

質量 m の物質の温度を 1 K 上げるのにどのくらいの熱量が必要かを表したのが**熱容量** C であり，式（7.3）で与えられます。比熱が大きい物質は，温度を 1 K 上げるための必要な熱量が大きく，温度が上がりにくくなります。

$$C = cm \tag{7.3}$$

C〔J/K(℃)〕：熱容量，c〔J/(kg・K(℃))〕：比熱，m〔kg〕：質量

例題 7.1　1 g の水の温度を 10℃（10 K）上げるのに必要な熱量は，100 g の水を何 m の高さまで持ち上げる仕事に等しくなるか求めよ。ただし，水の比熱を 4.2×10^3 J/(kg・K) とする。

（**解答**）　$Q = mc\Delta T$ と，$W = Fh = 100\,mgh$ が成り立ちます。ただし，$m = 0.001$ kg です。$W = Q$ より

$$h = \frac{mc\Delta T}{100\,mg} = \frac{c\Delta T}{100\,g} = \frac{4.2 \times 10^3\ \mathrm{J/(kg \cdot K)} \times 10\ \mathrm{K}}{100 \times 9.8\ \mathrm{m/s^2}}$$

$$= 42.86\ 〔\mathrm{J/(kg \cdot m/s^2)} = \mathrm{J/N}〕 \cong 42.9\ \mathrm{m}$$

となり，1 g の水を 10℃上げるのに必要な熱量は，100 倍の量の水を 42.9 m 持ち上げる仕事に等しくなります。これより，非常に大きなエネルギーであることが理解できます。

7.3　熱の伝わり方

熱の伝わり方には，熱伝導，対流（対流熱伝達），放射（放射伝熱）の三つの形態があります。本節では，これらについて説明していきます。

7.3.1　熱　伝　導

図 7.4（a）に示すように鉄棒の左端を炎であぶると，時間とともに右端が熱くなり手で触れられなくなります。これは，高温側から低温側に熱量 Q が移動するためです（図 7.4（b））。このような熱の伝わり方を**熱伝導**といいます。

物質によって熱の伝わり方は異なります。そこで，熱の伝わり方を表すために「熱伝導率」が物質ごとに制定されています。熱伝導率は熱の伝わりやすさを表しています。**図 7.5** のように，面積 S〔$\mathrm{m^2}$〕，長さ Δx〔m〕，両面の温度差が $\Delta\theta = (T_1 - T_2)$〔K(℃)〕の板があります。

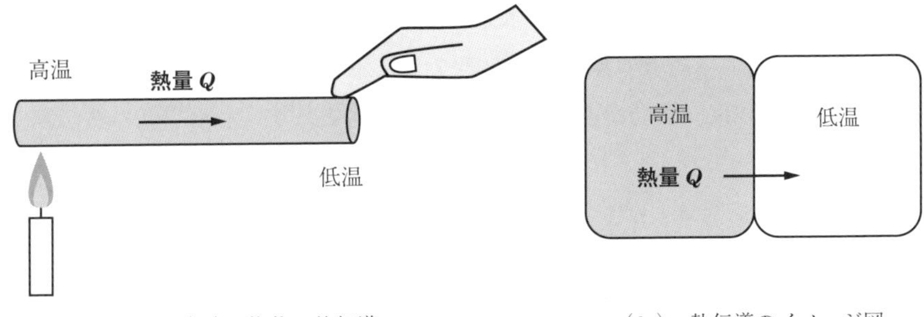

（a） 物体の熱伝導　　（b） 熱伝導のイメージ図

図 7.4 熱伝導による熱の移動

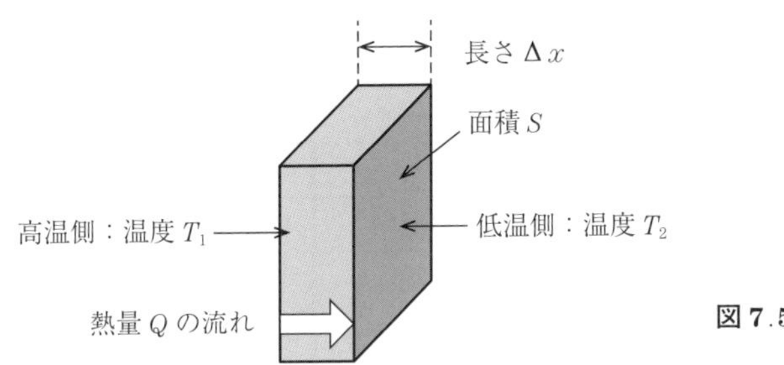

図 7.5 熱量 Q の流れ

このとき，材質が均一であれば板の中の温度勾配は $\Delta\theta/\Delta x$ になります。したがって，t 秒間に流れる熱量 Q〔J〕は，板の面積 S と温度差 $\Delta\theta$ に比例し板の長さ Δx に反比例します。この関係を式に表すと

$$Q=\kappa St\frac{\Delta\theta}{\Delta x} \tag{7.4}$$

Q〔J〕：熱量，κ〔W/(m・K)〕：熱伝導率，S〔m^2〕：板の面積，t〔s〕：時間，
$\Delta\theta=(T_1-T_2)$〔K(℃)〕：温度差，Δx〔m〕：板の長さ

となります。このときの比例定数 κ を**熱伝導率**といいます。式（7.4）より，熱量（熱）Q について①～⑤のことがいえます。

① 熱伝導率 κ が大きいほど熱量 Q が流れる（κ と比例関係にある）。
② 断面積 S が大きいほど熱量 Q が流れる（S と比例関係にある）。
③ 時間 t が大きいほど熱量 Q が流れる（t と比例関係にある）。
④ 温度差 $\Delta\theta$ が大きいほど熱量 Q が流れる（$\Delta\theta$ と比例関係にある）。
⑤ 長さ Δx が大きいほど熱量 Q が流れない（Δx と反比例関係にある）。

熱伝導率 κ は式（7.4）より

$$\kappa=\frac{Q}{St}\cdot\frac{\Delta x}{\Delta\theta} \tag{7.5}$$

κ：熱伝導率 $\left[\frac{\mathrm{J}}{\mathrm{m^2\cdot s}}\cdot\frac{\mathrm{m}}{\mathrm{K}}=\frac{\mathrm{W}}{\mathrm{m\cdot K}}\right]$

となります。長さ 1 m の物質の両面の温度差が 1 K あるときに，面積 1 m^2 を通して，1 秒あ

たり1Jの熱量が伝導します。熱伝導率の大きいものほど，熱の伝わり方がよいことになります。いろいろな物質と生体組織の熱伝導率を**表7.2**に示します。**生体組織の熱伝導率**は，筋肉が0.55 W/(m・K) 程度，脂肪が0.19 W/(m・K) 程度であり，水や空気の熱伝導率と比較すると大きさは

水＞筋肉＞脂肪＞空気

の順となります。

表7.2　いろいろな物質と生体組織の熱伝導率[8),9)]

物質	熱伝導率〔W/(m・K)〕	物質	熱伝導率〔W/(m・K)〕	物質	熱伝導率〔W/(m・K)〕
銀	425	コンクリート	1程度	水素	0.19
銅	403	ガラス	0.6～1	木材	0.15程度
金	316	水	0.6	ヘリウム	0.15
鉄	80	筋肉	0.55程度	毛布	0.04
鉛	36	アクリル	0.2程度	空気	0.025
		脂肪	0.19程度	酸素	0.025

機械工学では，仕事や熱量は単位時間あたりの仕事である仕事率や**熱流量** I〔W(＝J/s)〕で表される場合があり，そのときの熱流量 I は

$$I = \frac{dQ}{dt} = \kappa S \frac{\Delta\theta}{\Delta x} \tag{7.6}$$

I〔W(＝J/s)〕：熱流量，Q〔J〕：熱量，t〔s〕：時間，κ〔W/(m・K)〕：熱伝導率，
S〔m^2〕：板の面積，$\Delta\theta$〔K(℃)〕：温度差，Δx〔m〕：板の長さ

となります。

7.3.2　対流（対流熱伝達）

鍋の中の流体がガスコンロの炎で温められると，流体が**図7.6**（a）のように循環し熱が伝わります。熱伝導のように熱そのものが移動するわけではありませんが，熱を持った物体が移

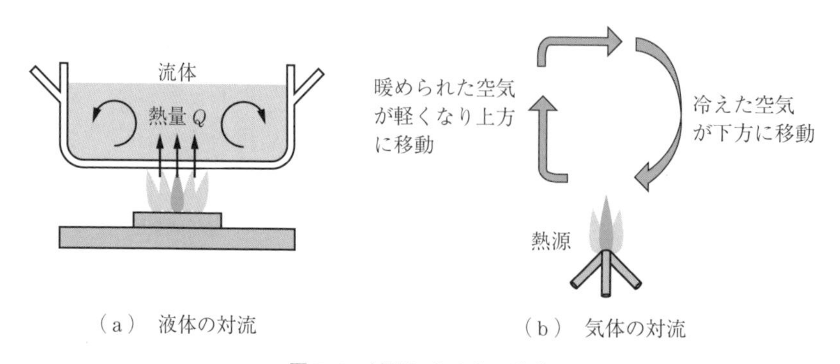

（a）　液体の対流　　（b）　気体の対流

図7.6　対流による熱の移動

動します。このような熱の伝わり方を**対流**（**対流熱伝達**）といいます。また，図7.6（b）に示すように，暖められた空気は軽くなり上方に，冷えた空気は重くなり下方に移動します。これも対流になります。

7.3.3 熱放射（放射伝熱，放射）

熱放射は，熱を運ぶ物質の存在なしに熱が移動する現象をいいます。熱放射では，**図7.7**のように，電磁波†によって熱が運ばれます。ある温度にある物体はその温度における電磁波を放射しています。電熱器のニクロム線は発熱して高温になると赤く光って見えます。このとき，ニクロム線からは赤く見える電磁波（光）を放出しています。

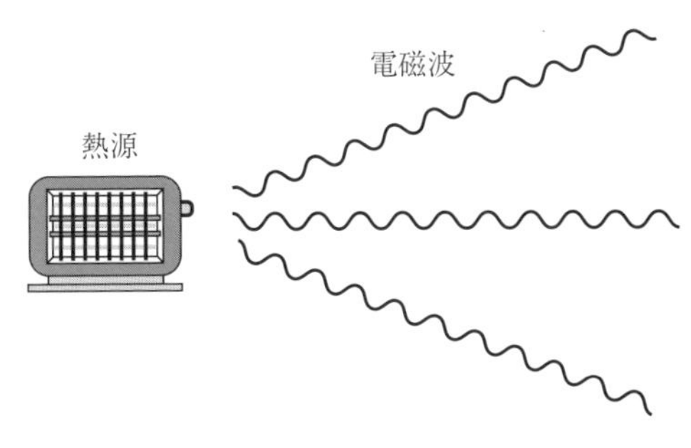

図7.7　熱放射

物体から放射される電磁波のエネルギーと波長は，物体の温度によって決定されます。これらに関する法則を本項で説明します。

〔1〕 ステファン・ボルツマンの法則　**図7.8**に示すように，黒体（完全拡散放射源）から放射される単位時間・単位面積あたりの放射エネルギー J〔W/m^2〕は黒体の絶対温度の4乗に比例する。

$$J=\sigma T^4 \tag{7.7}$$

J〔W/m^2(=J/s/m^2)〕：単位時間・単位面積あたりのエネルギー，
$\sigma=5.67\times10^{-8}$〔W/(m^2・K^4)〕：ステファン・ボルツマンの定数，T〔K〕：絶対温度

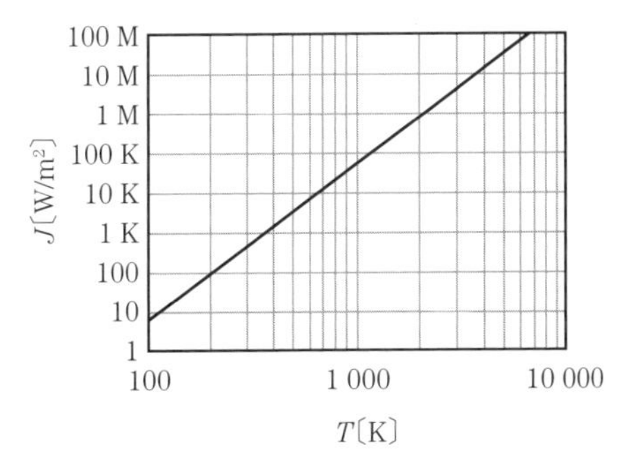

図7.8　黒体からの放射エネルギー

† 電磁波については10.3節で説明しています。

〔**2**〕 **ウィーンの変位則**　黒体から放出される最大エネルギーを与える波長λは，黒体の絶対温度Tに反比例する。

$$\lambda=\frac{b}{T} \tag{7.8}$$

λ〔μm〕：波長，T〔K〕：絶対温度，$b=2\,897.8$〔μm・K〕：比例定数

例題 7.2　地球と太陽を黒体と考えたときの放射エネルギーが最大になる波長を求めよ。ただし，地球の温度を 288 K，太陽の表面温度を 6 000 K とする。

（**解答**）

地球からの熱放射　$\lambda_1=\dfrac{2\,897.8}{288}=10\ \mu\mathrm{m}$

太陽からの熱放射　$\lambda_2=\dfrac{2\,897.8}{6\,000}=0.483\ \mu\mathrm{m}=483\ \mathrm{nm}$

λ_1とλ_2を**図 7.9** に示します。ここでλ_1は赤外線，λ_2は可視光の波長になります。

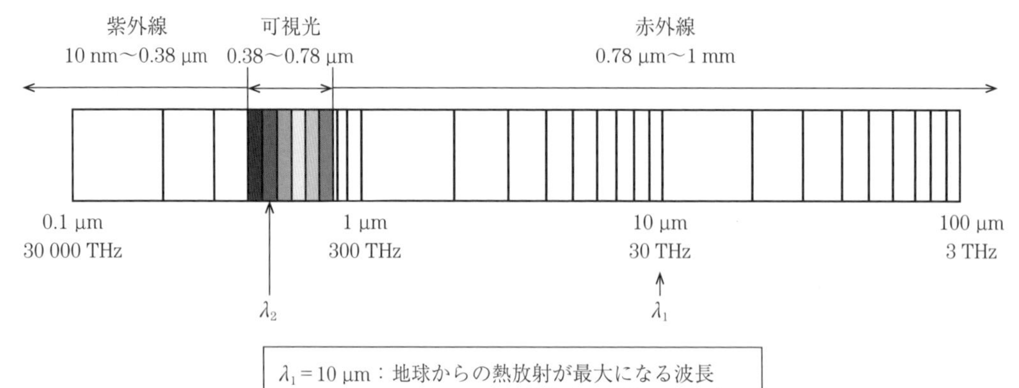

図 7.9　放射エネルギーが最大になる波長

7.4　人体の熱輸送と体温調整

図 7.10（a）に示すように，安静時において，人体で発生する熱全体のうち，それぞれ内臓が 50%，筋肉が 20%，脳が 20%，呼吸器および循環器系が 10%となっています。図 7.10（b）のように，運動したときは，80%の熱が筋肉で発生します。

体内で発生した熱は体温維持に使われますが，過剰に熱が発生したときは体の外に放出しなければなりません。内臓は体の内部にあるので，内臓で発生した熱を体外に放出するのは大変な仕事になります。生体軟組織の主成分は水ですが，水の熱伝導率は低く，内臓などで発生した熱はそのままでは体内にこもってしまいます。そこで，血液が熱輸送を担うことになりま

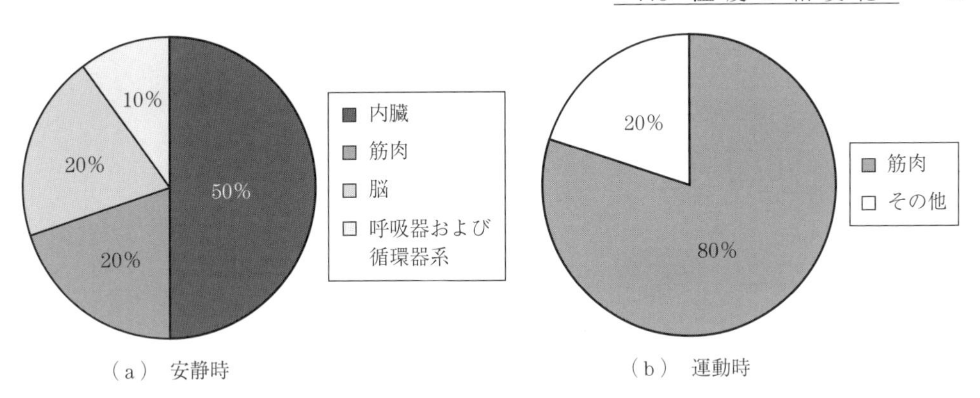

図 7.10 人体における熱の発生源

す。体内の熱は血液によって体の表面に運ばれ，体外に放出されます。そのときの放出のされ方の内訳は，放射が2/3，蒸散（発汗など）が1/4，伝導・対流が1/10程度といわれています。

7.5 温度と相変化

物質の状態は固体，液体，気体の三つに分けられます。物質がどの状態で存在するかは，物質の温度に依存します。このような物質の状態を**相**といいます。相は温度や圧力に関係しており，温度によって容易に相変化が起こります。例えば，水が低温で氷になることや，**図 7.11** のように高温で蒸発し水蒸気になることが挙げられます。

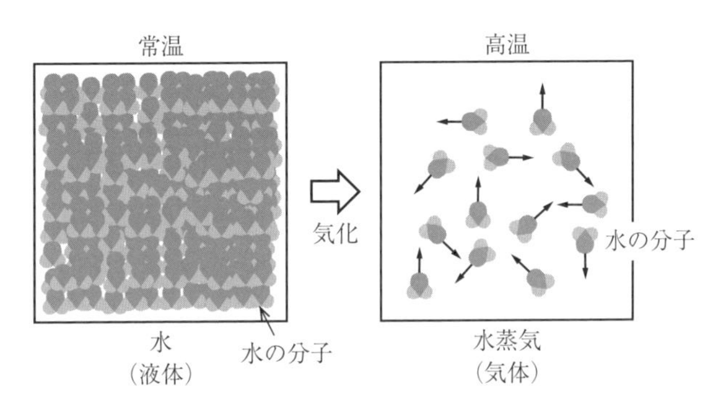

図 7.11 水の気化

図 7.12（a）に物質の相変化を示します。低温で固体である物質の温度を上げると液体になります。これを**融解**といいます。さらに，温度を上げると気体に変化します。これを**気化**といいます。なお，相変化はある温度になったときに突然起こる現象ではなく，一部の物質では，複数の相を同時に持つこともあります。例えば，0℃の氷では，固体の氷と液体の水が同時に存在します。また，このとき一部は蒸気になって外部に飛び出すこともできます。図 7.12（b）は図 7.12（a）の逆の相変化を含めて，物質の相変化を表したものです。気体から液体への相変化を**液化**，液体から固体への相変化を**凝固**，固体から直接気体になる相変化を

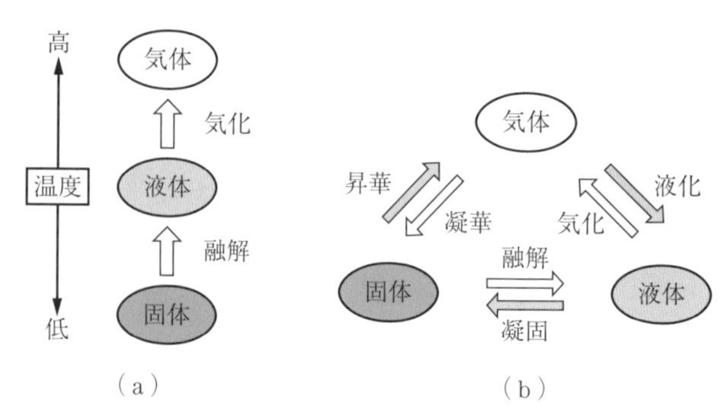

図 7.12　物質の相変化

昇華，気体から直接固体になる相変化を**凝華**といいます。

7.6　固体の熱膨張

熱膨張とは，熱による大きさの変化のことであり，温度上昇による長さや体積の変化率を**熱膨張率**といいます。**図 7.13** に示すように，温度が ΔT〔K(℃)〕変化し，長さ L〔m〕の棒が ΔL〔m〕伸びたとすると，そのときの**線膨張率** α は式 (7.9) になります。

$$\alpha = \frac{\Delta L/L}{\Delta T} \tag{7.9}$$

α〔1/K(℃)〕: 線膨張率，L〔m〕: 元の長さ，ΔL〔m〕: 伸びた長さ，ΔT〔K(℃)〕: 温度変化

また，式 (7.9) を変形すると

$$L + \Delta L = L(1 + \alpha \Delta T) \tag{7.10}$$

L : 元の長さ〔m〕，ΔL : 伸びた長さ〔m〕，α〔1/K(℃)〕: 線膨張率，ΔT〔K(℃)〕: 温度変化

を得ることができます。

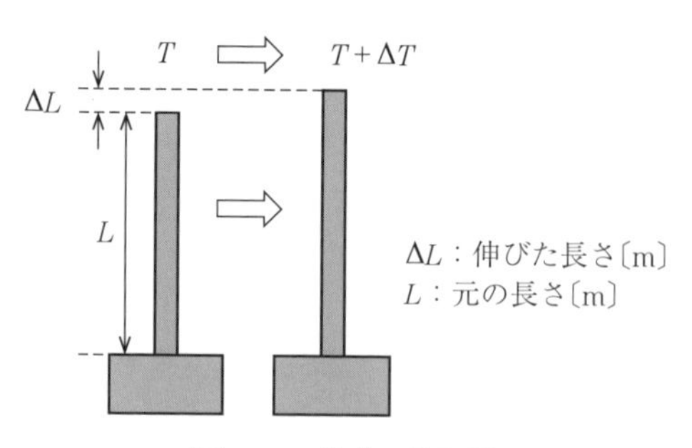

図 7.13　物体の熱膨張

図 7.14 に示すような縦，横，奥行きの等しい，1 辺の長さが L の立方体において，1 辺が ΔL 伸びたときの体積は V から $(V+\Delta V)$ に増加します。そのときの $(V+\Delta V)$ を計算すると

$$V + \Delta V = L^3\left(1 + \frac{\Delta L}{L}\right)^3 = L^3\left\{1 + 3\left(\frac{\Delta L}{L}\right) + 3\left(\frac{\Delta L}{L}\right)^2 + \left(\frac{\Delta L}{L}\right)^3\right\}$$

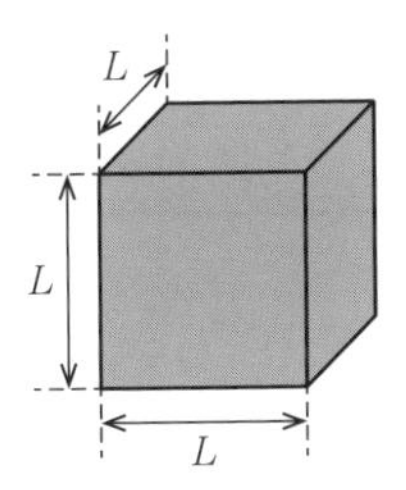

図 7.14 1 辺の長さが L の立方体

となります。$\Delta L/L << 1$ のときは，$L^3 = V$，$\Delta L/L = \alpha \Delta T$ を代入すると

$$V + \Delta V \cong L^3 \left\{ 1 + 3\left(\frac{\Delta L}{L}\right) \right\} = V\left\{ 1 + 3(\alpha \Delta T) \right\} \tag{7.11}$$

となります。ここで $3\alpha = \beta$ とおき，これを**体積膨張率**とすると，式（7.12）のように体積膨張率 β は線膨張率 α の 3 倍になることがわかります。

$$V + \Delta V \cong V(1 + 3\alpha \Delta T) = V(1 + \beta \Delta T),\quad \beta = 3\alpha \tag{7.12}$$

いろいろな物質の線膨張率を**表 7.3** に，また参考として液体の体積膨張率を**表 7.4** に示します。

表 7.3 いろいろな物質の線膨張率[8)]

物　質	線膨張率 α $(\times 10^{-6})$〔1/K〕
ポリエチレン	100 ～ 200
氷（0℃）	52.7
木材（繊維に垂直）	35 ～ 60
鉛	28.9
アルミニウム	23.1
銀	18.9
銅	16.5
金	14.2
鉄	11.8
ガラス（平均値）	8 ～ 10

表 7.4 液体の体積膨張率[16)]

物　質	温度範囲〔℃〕	体積膨張率 β $(\times 10^{-6})$〔1/K〕
エーテル	20	1 630
エチルアルコール	20	1 120
オリーブ油	20	721
水	60 ～ 80	587
	40 ～ 60	458
	20 ～ 40	302
水銀	20	181.9

例題 7.3　ある金属の線膨張率 α が 15×10^{-6}〔1/K〕であった。この金属の体積膨張率 β を求めよ。

（**解答**）

$$\beta = 3 \times 15 \times 10^{-6}\text{〔1/K〕} = 45 \times 10^{-6}\text{〔1/K〕}$$

体積膨張率 β は線膨張率 α の 3 倍になります。

7.7 熱力学の法則

7.7.1 熱力学の第一法則

熱もエネルギーとして扱うことができ，**エネルギー保存の法則**が成り立ちます。物体に与えられた熱 Q〔J〕は，物体内部の熱エネルギー U〔J〕の増加と外部への仕事 W〔J〕の和に変換されます。式（7.13）と**図 7.15** がこの関係を表しています。

$$(\text{熱 } Q \text{ の供給(熱の増加)}) = (\text{物体内部の熱エネルギー } U \text{ の増加}) + (\text{外部への仕事 } W) \tag{7.13}$$

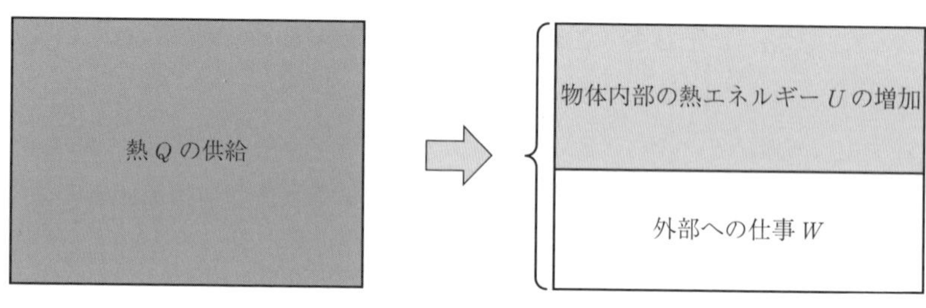

図 7.15　熱エネルギーの保存則

7.7.2 熱力学の第二法則

熱現象では，熱の移動は高いほうから低いほうにしか生じません。**熱的現象の一方向性**を示したもので，熱力学の第二法則になっています。

7.8 ボイル・シャルルの法則

ボイル・シャルルの法則を，**図 7.16** をもとに①～③で説明します。シリンダの内側の体積は V〔m^3〕であり，中に圧力 P〔Pa〕，温度 T〔K〕の気体が入っています。ピストンは摩擦がなく滑らかに動くようになっているとします。

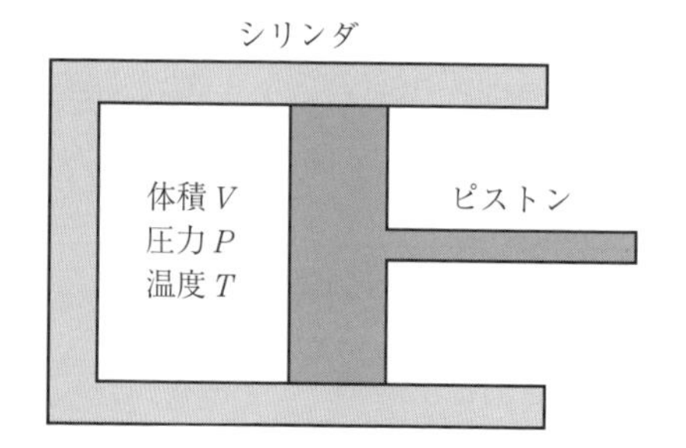

図 7.16　シリンダ内の気体の状態（初期状態）

① ピストンを引っ張って体積を２倍（$2V$）にすると，中の圧力は半分（$P/2$）になります（**図 7.17**）。

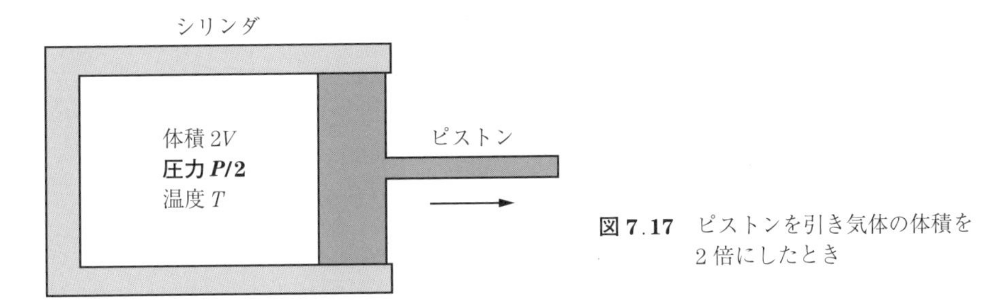

図 7.17　ピストンを引き気体の体積を２倍にしたとき

② ピストンを押し込んで体積を半分（$V/2$）にすると，圧力は２倍（$2P$）になります（**図 7.18**）。

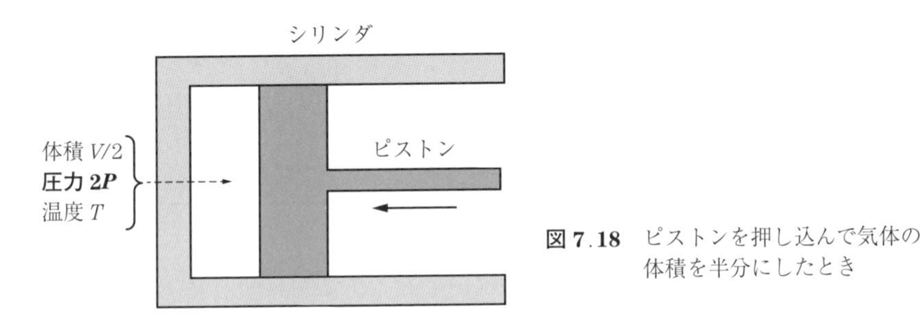

図 7.18　ピストンを押し込んで気体の体積を半分にしたとき

③ 気体の温度を上げると，気体が膨張し体積が増えピストンは右に動きます（**図 7.19**）。また，ピストンを動かないように固定して温度を上げると圧力が増加します（**図 7.20**）。

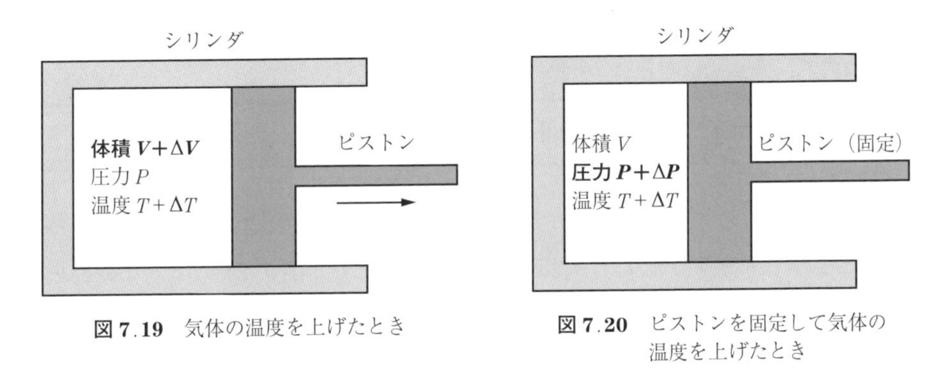

図 7.19　気体の温度を上げたとき

図 7.20　ピストンを固定して気体の温度を上げたとき

これらを式にすると，式（7.14）のようになり，これを**ボイル・シャルルの法則**といいます。

$$PV = nRT \tag{7.14}$$

P〔Pa〕：圧力，V〔m^3〕：体積，n〔mol〕：気体のモル数，
$R = 8.314$〔J/(mol・K)〕：気体定数（比例定数；気体の種類に関係なく一定です），
T〔K〕：絶対温度

ボイル・シャルルの法則はボイルの法則とシャルルの法則を合わせたものです。それらの法則は①，②のようになっています。

① ボイルの法則：温度 T が一定のとき，一定質量の気体の体積 V は圧力 P に反比例します（PV＝一定）。

② シャルルの法則：圧力 P が一定のとき，一定質量の気体の体積 V は絶対温度 T に比例します（V/T＝一定）。

図 7.16 において，シリンダ内の気体の圧力 P を一定に保ちながら温度を T から ΔT だけ上げます。そうすると，気体が膨張し体積が ΔV 増えピストンが右に動きます。このとき，シリンダ内の気体は，温度が上昇したことによりピストンを通して外部に仕事をしたことになります。その仕事は式（7.15）になります。

$$W = P \cdot \Delta V \tag{7.15}$$

W〔$\mathrm{Pa \cdot m^3} = \dfrac{\mathrm{N}}{\mathrm{m^2}} \cdot \mathrm{m^3} = \mathrm{N \cdot m} = \mathrm{J}$〕：仕事，$P$〔Pa〕：圧力，$\Delta V$〔$\mathrm{m^3}$〕：変化した体積

例題 7.4　25℃，1 気圧，1 L の空気を，ピストンを持つシリンダの内部に入れ加熱した。その結果，圧力が 2 気圧に，温度が 150℃になった。このときの空気の体積はいくらになるか求めよ。

（解答）

加熱前：$PV = nRT \Rightarrow 1\ \mathrm{atm} \times 1\ \mathrm{L} = n〔\mathrm{mol}〕R〔\mathrm{J/(mol \cdot K)}〕\times (25 + 273)\ \mathrm{K}$　（7.16）

加熱後：$P'V' = nRT' \Rightarrow 2\ \mathrm{atm} \times V'〔\mathrm{L}〕 = n〔\mathrm{mol}〕R〔\mathrm{J/(mol \cdot K)}〕\times (150 + 273)\ \mathrm{K}$　（7.17）

式（7.16）より，$nR = 1/298$ が得られ，これを式（7.17）に代入します。

$$V' = \frac{nR}{2} \times 423 = \frac{1}{2} \times \frac{423}{298} = 0.71\ \mathrm{L}$$

V' が求める体積になります。

7.9　カルノーサイクルとエントロピー

熱を仕事に変換するときに，無効なエネルギーをなくすことができれば，最も効率のよい熱機関を作ることができます。カルノーは理想的な熱機関として**図 7.21** のような装置を提案しました。温度 T_H の高温熱源から熱量 Q_H を受け取り，その一部で外部への仕事 W をします。その後，エネルギーの差である（$Q_H - W$）を熱量 Q_L として温度 T_L の低温熱源に捨てるというものです。これを**カルノーサイクル**といいます。

図 7.21 のカルノーサイクルにおける仕事は式（7.18）で与えられます。

$$W = Q_H - Q_L \tag{7.18}$$

W〔J〕：仕事，Q_H〔J〕：高温熱源から吸収した熱量，Q_L〔J〕：低温熱源に放出される熱量

このときの効率は

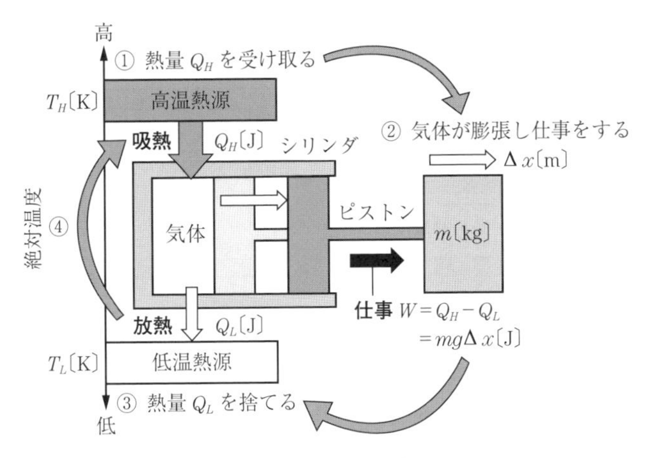

図 7.21　カルノーサイクル

$$\eta = \frac{W}{Q_H} = \frac{Q_H - Q_L}{Q_H} = 1 - \frac{Q_L}{Q_H} \tag{7.19}$$

η（無名数）：効率

となります。理想的な状態では Q_L/Q_H は熱源の温度比 T_L/T_H に等しくなります（式 7.20）。

$$\frac{Q_L}{Q_H} = \frac{T_L}{T_H} \tag{7.20}$$

T_L〔K〕：低温熱源の温度，T_H〔K〕：高温熱源の温度，

Q_L〔J〕：低温熱源に放出される熱量，Q_H〔J〕：高温熱源から吸収した熱量

これを式（7.19）に代入すると，効率は式（7.21）のようになります。

$$\eta = 1 - \frac{T_L}{T_H} \tag{7.21}$$

η（無名数）：効率

式（7.21）より，効率を上げるためには，T_H を高くし T_L を下げる必要があります。また，実際には実現不可能ですが，$T_L = 0$ K とすると効率を 1 にすることができます。$T_L = 0$ K とは捨てる熱エネルギーがない絶対零度で，入力である熱量 Q_H がすべて外部への仕事に変換されることを意味します。

図 7.22 はカルノーサイクルの P-V 線図を，また**図 7.23** はカルノー機関の動作を示したも

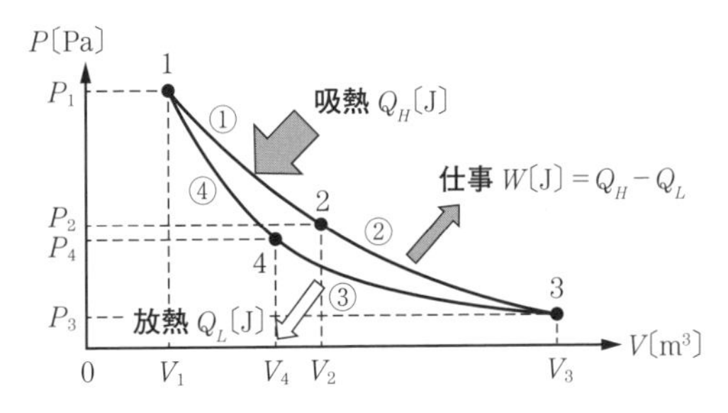

図 7.22　カルノーサイクルの P-V 線図

気体を膨張させると，高音熱源から熱量 Q_H を受け取る⇒吸熱する

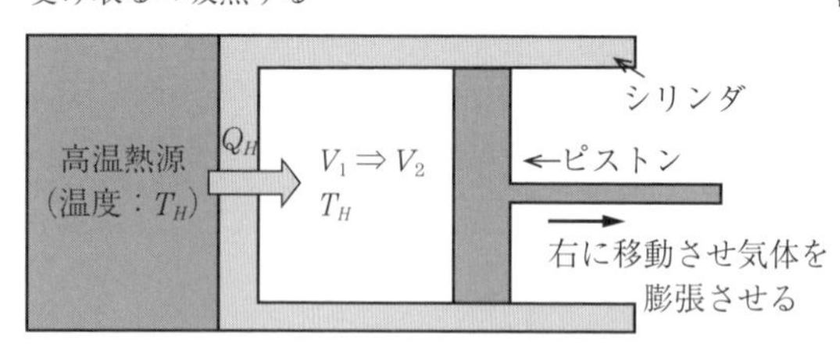

① 等温膨張（1→2 の過程）

気体の膨張により W の仕事をし，温度が T_L に下がる

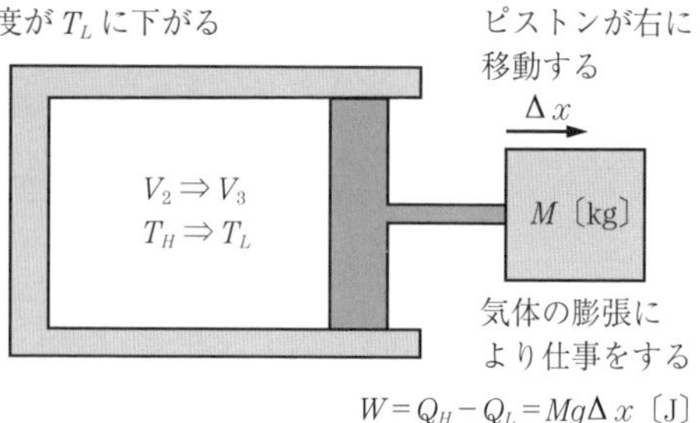

② 断熱膨張（2→3 の過程）

気体を圧縮すると，温度が上昇しようとするが低温熱源に熱量 Q_L を捨てて T_L に保たれる⇒放熱する

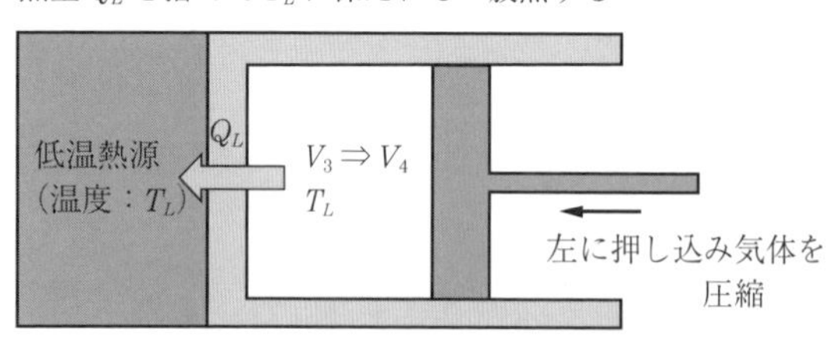

③ 等温圧縮（3→4 の過程）

温度が T_H に上がるまで，気体を圧縮する

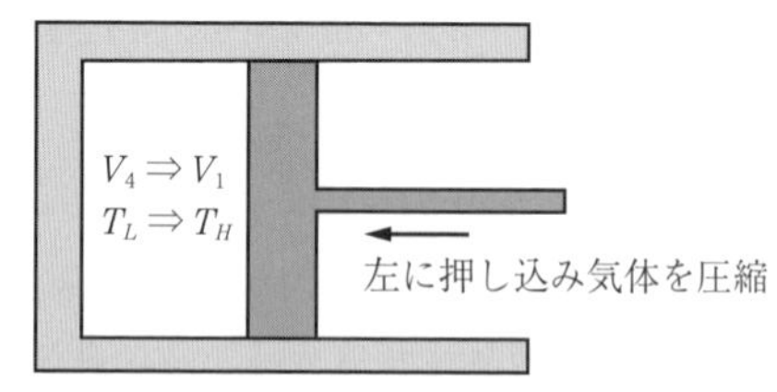

④ 断熱圧縮（4→1 の過程）

図 7.23　カルノー機関の動作

のです。本節では，その詳細について説明します。

7.9.1　等温膨張（図 7.22 ①，図 7.23 ①：1 → 2 の過程）

シリンダを温度 T_H の高温熱源に接触させ，シリンダ内の温度を T_H で一定にしたままピストンを右に動かすと，気体は高温熱源より熱量 Q_H を吸収します。このときの熱量 Q_H は式（7.22）として求めることができます。

$$Q_H = \int_{V_1}^{V_2} P dV = \int_{V_1}^{V_2} \left(\frac{mRT_H}{V} \right) dV = mRT_H \ln\left(\frac{V_2}{V_1} \right) \tag{7.22}$$

Q_H〔J〕：吸収した熱量，P〔Pa〕：圧力，m〔kg〕：気体の質量，T_H〔K〕：高温熱源の温度，R〔J/(kg・K)〕：気体定数†，V_1〔$\mathrm{m^3}$〕：初期の体積，V_2〔$\mathrm{m^3}$〕：膨張後の体積，$\ln\left(\frac{V_2}{V_1} \right) = \log_e\left(\frac{V_2}{V_1} \right)$

7.9.2　断熱膨張（図 7.22 ②，図 7.23 ②：2 → 3 の過程）

つぎに，シリンダを高熱源から切り離し気体を膨張させると，温度が T_L に下がります。このときシリンダとピストンは式（7.23）の仕事をします。

$$W = mc_v (T_H - T_L) = Mg\Delta x \tag{7.23}$$

† 気体定数は気体の種類によって変化します。空気なら 286.99，酸素は 259.82，水素は 4 124.0，ヘリウムは 2 076.9，窒素は 296.79 です。

W〔J〕: 仕事, m〔kg〕: 気体の質量, c_v〔J/(kg・K)〕: 定積比熱,
T_H〔K〕: 高温熱源の温度, M〔kg〕: 負荷の質量, T_L〔K〕: 低温熱源の温度,
$g=9.8$〔m/s^2〕: 重力加速度, Δx〔m〕: 負荷の移動距離

7.9.3 等温圧縮（図 7.22 ③, 図 7.23 ③ : 3 → 4 の過程）

シリンダの温度が T_L まで下がったあと，シリンダを低熱源に接触させます。このときにピストンを押すと，気体の圧縮により気体の温度は上昇しようとしますが，低熱源に熱 Q_L を放出して温度は T_L で一定に保たれます。このときの熱量 Q_L は，Q_H と同様に式（7.24）で与えられます。

$$Q_L=\int_{V_3}^{V_4}PdV=\int_{V_3}^{V_4}\left(\frac{nRT_L}{V}\right)dV=mRT_L\ln\left(\frac{V_4}{V_3}\right) \tag{7.24}$$

Q_L〔J〕: 放出した熱量, P〔Pa〕: 圧力, m〔kg〕: 気体の質量,
R〔J/(kg・K)〕: 気体定数, $\ln\left(\frac{V_4}{V_3}\right)=\log_e\left(\frac{V_4}{V_3}\right)$, T_L〔K〕: 低温熱源の温度,
V_3〔m^3〕: 圧縮前の体積, V_4〔m^3〕: 圧縮後の体積

ここで，$(V_4/V_3)<1$ のために熱量 Q_L は負の値，つまり放出される熱量になります。

7.9.4 断熱圧縮（図 7.22 ④, 図 7.23 ④ : 4 → 1 の過程）

シリンダを断熱状態にして，気体を圧縮し，温度を T_L から T_H に上げます。このとき，内部のエネルギー U は式（7.25）で与えられるだけ上昇します。

$$\Delta U=mc_v(T_H-T_L) \tag{7.25}$$

ΔU〔J〕: 内部エネルギーの変化, m〔kg〕: 気体の質量, c_v〔J/(kg・K)〕: 定積比熱,
T_H〔K〕: 高温熱源の温度, T_L〔K〕: 低温熱源の温度

式（7.20）を変形すると，式（7.26）が成り立ちます。

$$\frac{Q_H}{T_H}=\frac{Q_L}{T_L} \tag{7.26}$$

Q_H〔J〕: 吸収した熱量, Q_L〔J〕: 放出した熱量,
T_H〔K〕: 高温熱源の温度, T_L〔K〕: 低温熱源の温度

式（7.26）をもとに，絶対温度 T の物体に熱エネルギー ΔQ が加えられたとき ΔS を

$$\frac{\Delta Q}{T}=\Delta S \quad \text{または} \quad \Delta Q=T\cdot\Delta S \tag{7.27}$$

ΔQ〔J〕: 熱エネルギーの変化, T〔K〕: 物体の温度, ΔS〔J/K〕: エントロピーの変化

と定義します。このとき S は変換という語源を持つ**エントロピー**と呼ばれる量であり，ΔS は**エントロピーの変化**を表しています。カルノーサイクルの T-S 線図を**図 7.24** に示します。① 等温膨張と③ 等温圧縮では温度は一定であり，エントロピーだけが変化します。② 断熱膨張と④ 断熱圧縮では，エントロピーは一定であり温度だけが変化します。

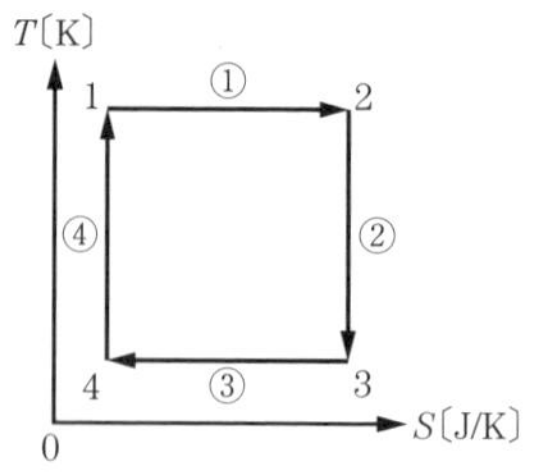

図 7.24　カルノーサイクルの T-S 線図

演　習　問　題

1. 80℃の湯 200 g に 10℃の水 300 g を加えたときの水の温度は何℃になるか求めよ。

2.（1）～（3）は熱放射についての記述である。誤っているのはどれか示せ。

（1）15℃の物体からはおもに赤外線が放射される。

（2）物体から放射されるエネルギーは絶対温度の 4 乗に比例する。

（3）温度が高い物体からは，波長の長い電磁波が放射される。

3. 20℃の水 200 g が入った容器を電熱器で加熱する。電熱器の定格は 100 V－400 W である。容器を含めた電熱器の効率を 0.9 としたとき

（1）電熱器の抵抗値 R〔Ω〕を求めよ。

（2）水を沸騰させるまでの時間 T〔分，秒〕を求めよ。

（3）このときの熱量 Q は同じ量の水を何 m の高さまで持ち上げる仕事と同じになるかを求めよ。ただし，水の比熱は 4.2×10^3 J/(kg・K(℃)) とする。

4. 20℃，0.5 気圧，5 L の空気を，ピストンを持つシリンダの内部に入れ加熱した。その結果，圧力が 2 気圧に，体積が 1.7 L になった。このときの空気の温度は何℃になったか求めよ。

5. 25℃におけるある物質の体積が 125 m^3 であった。この物質を 100℃まで温めたときの体積を求めよ。ただし，この物質の線膨張率 α は 200×10^{-6} K とする。

6. 圧力が 10 MPa，10 L の酸素が入っているボンベがある。1 気圧のもとで，6 L/min の流量で酸素を投与した場合の利用可能な時間〔分〕を求めよ。

7. ピストンを持つシリンダ内の気体の圧力を 2 気圧に保ちながら，温度を 60℃から 120℃に上げた。そうすると，気体が膨張し体積が 5 L から増えピストンが右に動いた。このときのシリンダがピストンを通して外部にした仕事 W〔J〕を求めよ。

8. カルノーサイクルにおいて，高温熱源の温度 $T_H=200$℃，低温熱源の温度 $T_L=25$℃，高温熱源から供給される熱量 $Q_H=1\,000$ J のときの，この熱機関の効率 η と外部への仕事 W〔J〕を求めよ。

過去問題に挑戦

1. **図**のように，体積 0.3 m^3，圧力 100 kPa，温度 300 K にて気体を封入したシリンダがある。シリンダ内の圧力を 300 kPa，温度を 600 K としたとき，気体の体積〔m^3〕はどれか［臨床工学技士国家試験 第 36 回（2022 年度）午前問題 84］。

（1）0.05　（2）0.2　（3）2　（4）5　（5）10

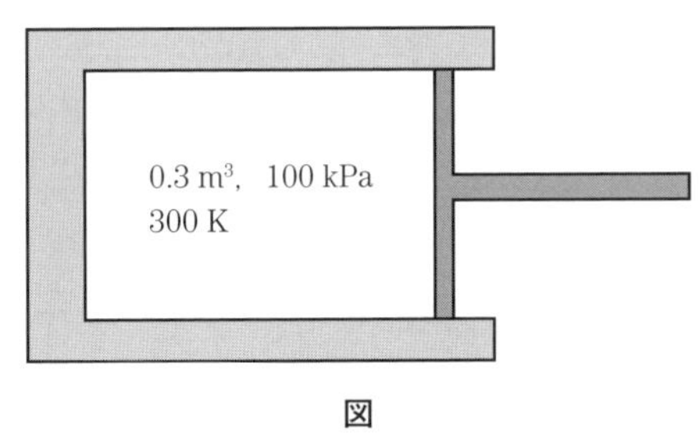

図

2. 内容量 3.5 L の酸素ボンベの圧力調整器が 10 MPa を示している。5 L/min の流量で酸素を投与した場合の投与可能時間はおよそ何分か［臨床工学技士国家試験 第 34 回（2020 年度）午後問題 44］。

（1）35　（2）70　（3）175　（4）350　（5）500

3. 変形しない容器に空気を密封し 27℃から 57℃に加熱したときの圧力の変化はどれか［臨床工学技士国家試験 第 34 回（2020 年度）午後問題 84］。

（1）0.9 倍　（2）1.1 倍　（3）1.5 倍　（4）1.8 倍　（5）2.1 倍

4. なめらかに動くピストンを持つシリンダの内部に気体を閉じ込めた。最初の状態から体積を 4/3 倍，温度を 3/2 倍にすると，圧力は何倍になるか［第 2 種 ME 技術実力検定試験 第 41 回（2019 年）午前問題 40］。

（1）2　（2）9/8　（3）1　（4）8/9　（5）1/2

5. 放射体温計は非接触で体表温度 T〔K〕を測るために，放射強度 I〔W/m^2〕を計測する。T は I の何乗に比例するか［第 2 種 ME 技術実力検定試験 第 42 回（2021 年）午後問題 22］。

（1）4　（2）2　（3）3/2　（4）1/2　（5）1/4

第8章

流　　体

流体の一つに人体を循環する血液があります。血液は体中の組織に酸素と栄養物質を届け，炭酸ガスと老廃物を回収する重要な役割を果たしています。心臓が血液を送り出すポンプの役割を担い，安静時には毎分約70回の収縮と弛緩（しかん）を繰り返し，血管を通して体中に血液を循環させています。本章では，血液を含めた流体に関する特性や法則と，血液のポンプとして使用されているローラポンプや遠心ポンプについて理解していきましょう。

8.1　理想流体

本章では**理想流体**（**完全流体**ともいいます）という言葉が出てきます。この理想流体とは粘性を持たない，粘度が0の流体を意味します。**図8.1**に示すように，面積Sの板が間隔yを隔てて置かれており，この間に液体が入っているとします。下の板を固定し，上の板に力Fを加え速度vで右に移動させます。そうすると，液体も上の板に引きずられて上の板と同じ方向（右）に動きます。その結果，液体の速度は図8.1に示すような分布になります。このとき，液体が水の場合は式（8.1）が成り立ちます。

$$\tau=\frac{F}{S}=\mu\frac{\partial v}{\partial y} \tag{8.1}$$

τ〔Pa〕：せん断応力（ずり応力），F〔N〕：板に加わる力，S〔m^2〕：板の面積，

μ〔Pa・s〕：粘性係数または粘度，$\frac{\partial v}{\partial y}$〔$s^{-1}$〕：せん断速度（ずり速度）

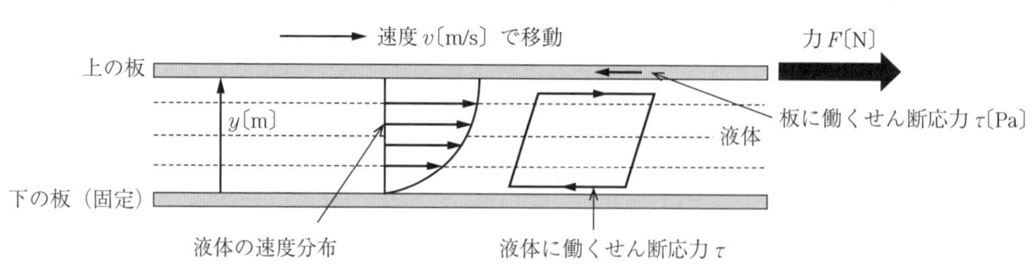

図8.1　上の板を移動させたときの液体の速度分布とせん断応力

このような流体を**ニュートン流体**といいます。このときの比例定数μが**粘性係数**または**粘度**，および粘性率であり，これが0のものが理想流体なのです。

実際には，粘性のない液体など存在しませんが，そのような液体を仮定すると都合がよく，

理論式が簡単になる場合が多いのです。灯油など粘度の高い液体には適用できませんが，水などの粘度の低いさらさらの液体を取り扱う場合，理想流体と仮定して理論式を作ることがあります。

8.2 流線と定常流

図 8.2 に示すように，円管の中を流体が流れています。流体の一点に着目し，その一点がどのように流れていくかを表したものを**流線**と呼んでいます。流体の運動の様子は流線として観測することができます。流体が水などの液体の場合は，一点にインクを垂らせば流線がわかります。ほかにも，ごく軽いアルミニウムの粉を水とともに流し，そのときの移動の様子を観察すれば，流線が見えるはずです。

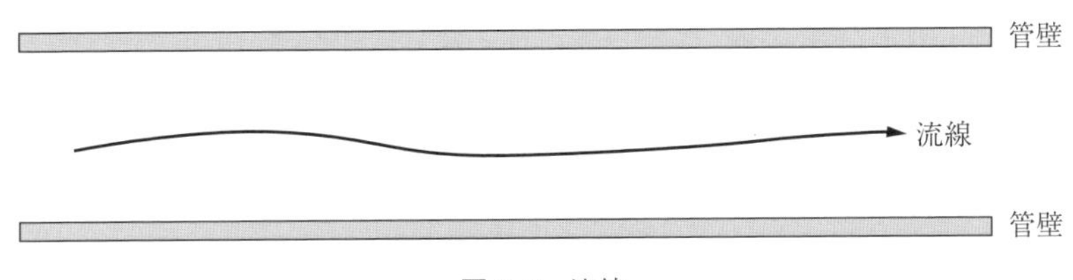

図 8.2　流線

もし，流れの状態が時間の経過につれて変化しないのであれば，**図 8.3** のように流体の中のどの部分も決まった流線上を流れていくことになり，このような流れを**定常流**といいます。定常流では，流速，圧力，密度などの流れを表す各変数が，時間とともに変化せず一定になります。

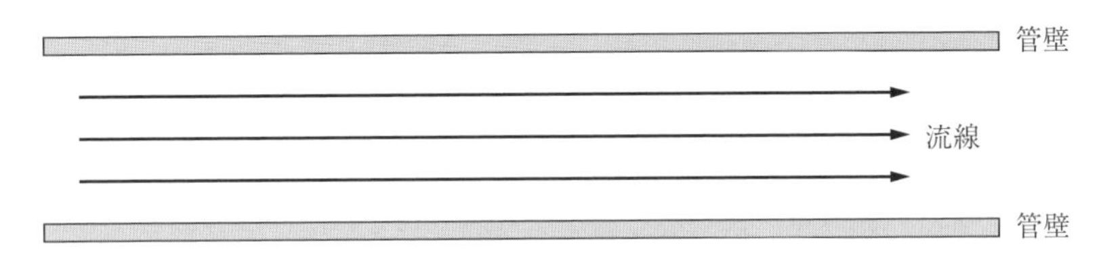

図 8.3　定常流

8.3 連　続　の　式

物質には水のように圧力を加えても体積が変わらない**非圧縮性流体**と空気のように体積が変化する**圧縮性流体**があります。ここでは，非圧縮性流体についてお話しします。

図 8.4 のように太さが途中で変化した円管があり，この中を非圧縮性流体が流れています。このとき流体の流量は一定であるために，式（8.2）が成り立ちます。

一定流量＝(断面積)×(平均流速)

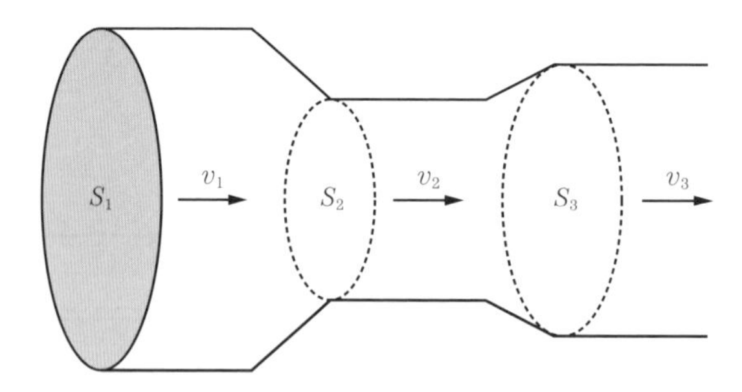

図 8.4　太さが変化する円管を流れる流体

$$Q = S_1 v_1 = S_2 v_2 = S_3 v_3 \tag{8.2}$$

Q〔m^3/s〕：一定流量，S_1〔m^2〕，S_2〔m^2〕，S_3〔m^2〕：断面積，
v_1〔m/s〕，v_2〔m/s〕，v_3〔m/s〕：平均流速

これを**連続の式**といいます。川幅が広いところ，または深いところで水はゆっくりと流れ，川幅が狭いところ，または浅いところでは水は速く流れます。式（8.2）はこのような流れの状態を表しています。川の流量はどこをとっても一定であり，したがって，川が途切れることはありません。

例題 8.1　図 8.4 において，$S_1 = 10$ cm^2，$S_2 = S_3 = 30$ cm^2 である。S_1 の面を流れる非圧縮性流体の速度が 1 m/s のときの S_2 の面を流れる速度 v_2 と流量 Q〔m^3/s〕を求めよ。

（解答）

$$v_2 = \frac{S_1}{S_2} \times v_1 = \frac{10}{30} \times 1 = 0.33 \text{ m/s}, \quad Q = v_2 S_2 = v_1 S_1 = 1 \times 10 \times 10^{-4} = 1 \times 10^{-3} \text{ m}^3\text{/s}$$

8.4　層流と乱流

ゆっくりとした流れの流線は，交わることがなく，それぞれが一つの線となって流れます。そのような流線が平行で交わらない流れを**層流**と呼び，血液の流れは層流にあたります。血液の流速は血管壁の近くでは遅く，中心部では速くなります。つまり，**図 8.5** に示すように，一定ではありません。

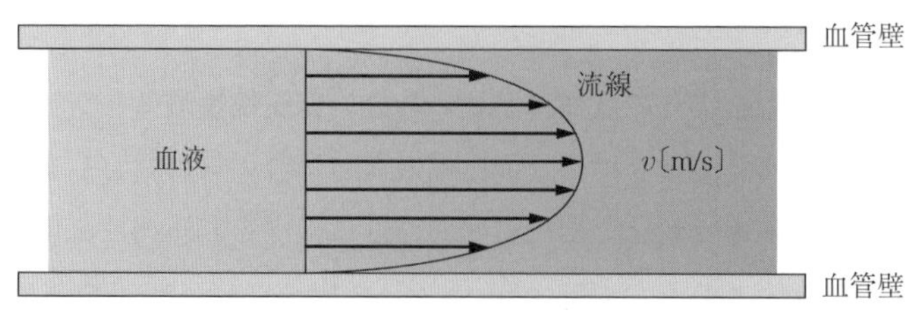

図 8.5　層流（血液の流れと流速）

一方で，流れが速いときや太い円管の中では流線が乱れ，流線が交差する現象が見られます。このように流線が交わる流れを**乱流**といいます。**図 8.6** に示すように，乱流の場合は流線が入り乱れ，さっきまで管壁付近を流れていた流体が今度は円管の中心を流れるという現象が起こり，流速の分布はほぼ一定になります。ただし，管壁付近では応力により速度が少し遅くなります。

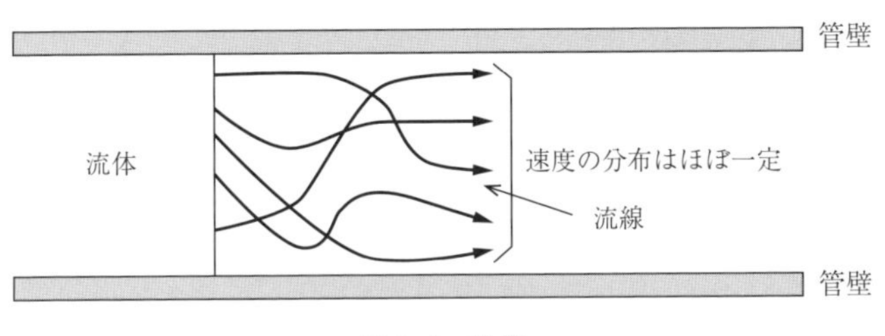

図 8.6　乱流

8.5　トリチェリーの式とグレアムの法則

図 8.7 のように容器の栓を抜いて流体を流出させると，流体の高低差による位置エネルギー E_p が運動エネルギー E_k に変換され，力学的エネルギー保存の法則が成り立ちます。これにより，流体が流出する速度 v を求めることができます。

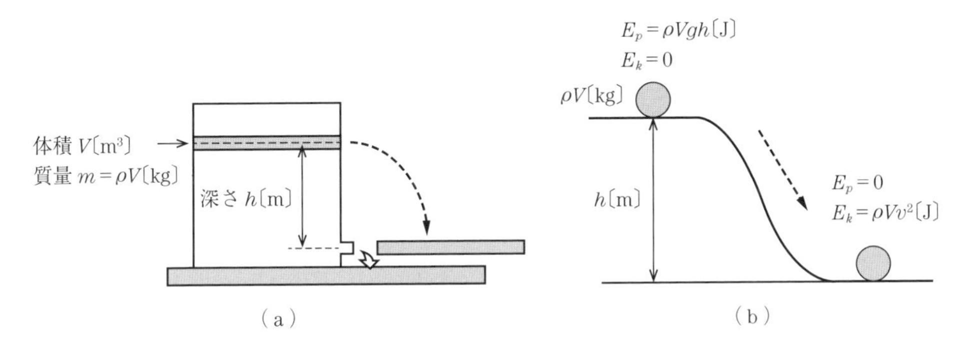

図 8.7　流体の流出によるエネルギーの変化

図 8.7 において，深さ h〔m〕の位置から質量 ρV〔kg〕の流体が流出することにより失う位置エネルギー E_p は式（8.3）になります。

$$E_p = mgh = \rho Vgh \tag{8.3}$$

E_p〔J〕：位置エネルギー，m〔kg〕：体積 V の流体の質量，ρ〔kg/m³〕：流体の密度，
V〔m³〕：流出する流体の体積，$g = 9.8$〔m/s²〕：重力加速度，h〔m〕：出口の深さ

また，流出した流体の流速を v〔m/s〕とすると，運動エネルギーは式（8.4）になります。

$$E_k = \frac{1}{2}mv^2 = \frac{1}{2}\rho Vv^2 \tag{8.4}$$

E_k〔J〕：運動エネルギー，v〔m/s〕：流速

このとき，位置エネルギー E_p は運動エネルギー E_k に等しく，これより，流速を求めることができます（式（8.5））。

$$v=\sqrt{2gh} \tag{8.5}$$

v〔m/s〕：流速

式（8.5）を**トリチェリーの式**といいます。この式は落下する物体の速度の式と同じになります。

流体の重量による圧力 p（流体が水の場合は静水圧といいます）は

$$p=\frac{\rho ghS}{S}=\rho gh \tag{8.6}$$

$p\left[\frac{\mathrm{kg}}{\mathrm{m}^3}\cdot\frac{\mathrm{m}}{\mathrm{s}^2}\cdot\mathrm{m}=\frac{\mathrm{kg}\cdot\mathrm{m}}{\mathrm{s}^2}\cdot\frac{1}{\mathrm{m}^2}=\frac{\mathrm{N}}{\mathrm{m}^2}=\mathrm{Pa}\right]$：流体の重量による圧力

で与えられ，これを式（8.5）に代入すると式（8.7）が得られます。

$$v=\sqrt{\frac{2p}{\rho}} \tag{8.7}$$

v〔m/s〕：流速，p〔Pa〕：流体の重量による圧力，ρ〔kg/m^3〕：流体の密度

式（8.7）の関係を**グレアムの法則**と呼びます。

例題 8.2　図 8.7 に示したように水面から 4 m の深さのところに 5 cm^2 の穴があり，水が流出している。そのときの流速と 1 分間の流出量を求めよ。ただし，水面の高さは変化しないものとする。

（解答）　まず，流速 v を求めると，8.85 m/s になります。

$$v=\sqrt{2gh}=\sqrt{2\times 9.8\ \mathrm{m/s^2}\times 4\ \mathrm{m}}=8.85\ \mathrm{m/s}$$

つぎに 1 分間の流出量 V を求めると，約 0.27 m^3 となります。

$$V=v[\mathrm{m/s}]\times S[\mathrm{m}^2]\times t[\mathrm{s}]=8.85\ \mathrm{m/s}\times 5\times 10^{-4}\ \mathrm{m}^2\times 60\ \mathrm{s}=0.265\,5\cong 0.27\ \mathrm{m}^3$$

8.6　ベルヌーイの定理

ベルヌーイの定理は流体におけるエネルギー保存の法則に相当します。この定理は流体が粘性を持たない理想流体（完全流体）のときに成立します。力学的エネルギー保存の法則より，式（8.3）の位置エネルギーと式（8.4）の運動エネルギーの総和は一定になります（式（8.8））。

$$E_p+E_k=\rho Vgh+\frac{1}{2}\rho Vv^2=\text{一定} \tag{8.8}$$

両辺を体積 V で割ると，式（8.9）が得られます。

$$\rho gh+\frac{1}{2}\rho v^2=\text{一定} \tag{8.9}$$

$$\frac{1}{2}\rho v^2\left[\frac{\mathrm{kg}}{\mathrm{m}^3}\cdot\left(\frac{\mathrm{m}}{\mathrm{s}}\right)^2=\frac{\mathrm{kg}\cdot\mathrm{m}}{\mathrm{s}^2}\cdot\frac{1}{\mathrm{m}^2}=\frac{\mathrm{N}}{\mathrm{m}^2}=\mathrm{Pa}\right]\text{：動圧，}$$

$$\rho gh\left[\frac{\mathrm{kg}}{\mathrm{m}^3}\cdot\frac{\mathrm{m}}{\mathrm{s}^2}\cdot\mathrm{m}=\frac{\mathrm{kg}\cdot\mathrm{m}}{\mathrm{s}^2}\cdot\frac{1}{\mathrm{m}^2}=\frac{\mathrm{N}}{\mathrm{m}^2}=\mathrm{Pa}\right]\text{：流体の重量による圧力}$$

式（8.9）の第一項は流体の重量による圧力を，第二項は流体の運動による圧力，つまり動圧を意味します。

図 8.8 に示すように，外部から流体の上面に圧力（静圧）p が加わると式（8.9）は式（8.10）のようになり，これがベルヌーイの定理になります。

（静圧：外部からの圧力）+（物体の重量による圧力）+（動圧：流体の運動による圧力）= 一定

$$p+\rho gh+\frac{1}{2}\rho v^2=\text{一定} \tag{8.10}$$

p〔Pa〕：静圧，ρgh〔Pa〕：物体の重量による圧力，$\frac{1}{2}\rho v^2$〔Pa〕：動圧

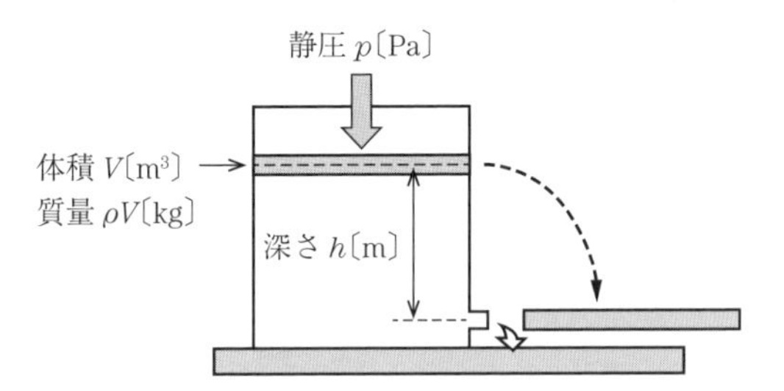

図 8.8　流体の上面に静圧 p が加わったときの圧力

例題 8.3　直径 3 cm の大動脈に流れる血流に生じる動圧〔mmHg〕はいくらになるか求めよ。ただし，流速を 0.3 m/s，密度を 1 050 kg/m^3 とする。

（解答）

動圧 $P=\frac{1}{2}\rho v^2=\frac{1}{2}\times 1\,050\ \mathrm{kg/m^3}\times 0.3^2\ (\mathrm{m/s})^2=47.25\ \mathrm{Pa}$

$1\ \mathrm{Pa}=7.5\times 10^{-3}\ \mathrm{mmHg}$

動圧 $P=47.25\times 7.5\times 10^{-3}=0.354\ \mathrm{mmHg}$

8.7　レイノルズ数

8.4 節で説明したように流体の流れには層流と乱流があります。ゆっくりとした流れの流線は，交わることがなく，それぞれが一つの線となって流れます。層流とは流線が平行で交わらない流れであり，血液の流れは層流になります。血液の流速は血管壁の近くでは遅く，中心部では速くなりますが，一定ではありません。流れが速いときや太い管の中では流線が乱れ，流線が交差する現象が見られます。この流線が交わる流れを乱流といいます。乱流の場合は流線

が入り乱れ，流速の分布がほぼ一定になります。

流体の流れは，速度 v，粘度係数（粘度）μ，密度 ρ，流路の幅（円管の内径）d に対して①～③のように変化します。

① 速度が大きいと乱流になります（**図 8.9**）。

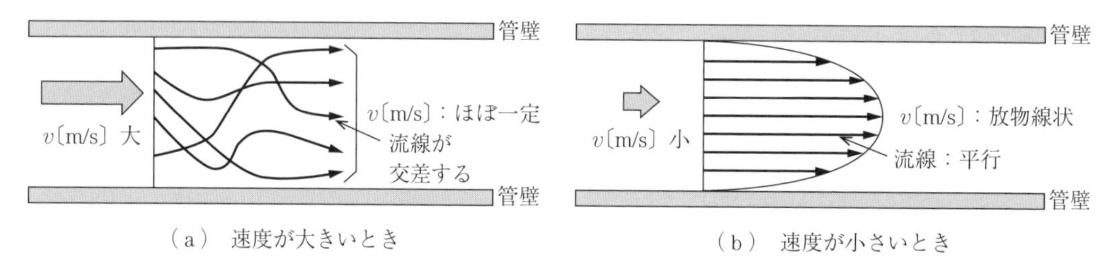

（a） 速度が大きいとき　　（b） 速度が小さいとき

図 8.9　速度の違いによる流れ方

② 粘性係数（粘度）が大きいと乱流になりにくいです（**図 8.10**）。

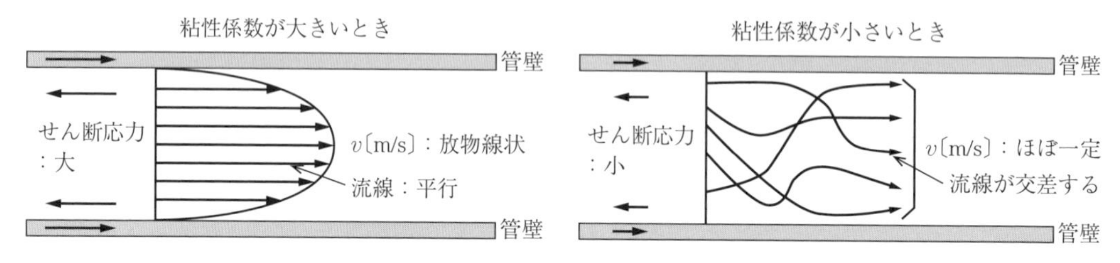

図 8.10　粘性係数（粘度）の違いによる流れ方

③ 密度と流路の幅（円管の内径）が大きいと乱流になりやすいです（**図 8.11**）。

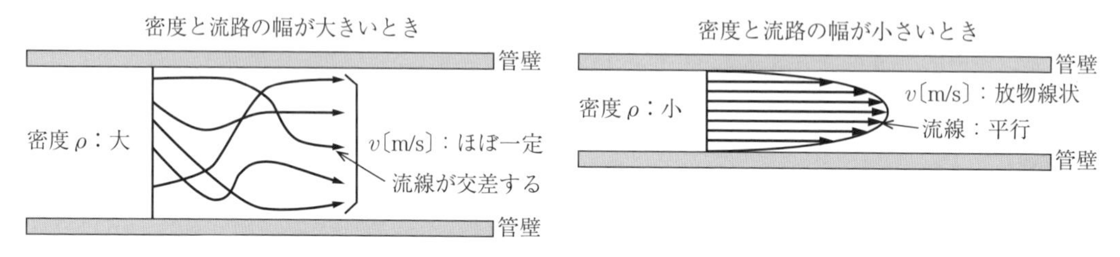

図 8.11　密度と流路の幅（円管の内径）の違いによる流れ方

これらの関係を定量的に表したのが**レイノルズ数**であり，レイノルズ数が大きく限度を超えると乱流になります。レイノルズ数は式（8.11）のように定義されています。なお，**図 8.12** に示すように，d は流路の幅であり，流路が円管の場合は内径になります。

$$Re = \frac{\rho v d}{\mu} \tag{8.11}$$

ρ〔kg/m^3〕：流体の密度，v：〔m/s〕流体の速度，
d〔m〕：流路の幅(円管の内径)，μ〔Pa・s〕：粘性係数，
$Re\left(\left(\frac{kg}{m^3}\cdot\frac{m}{s}\cdot m\right)\Big/ Pa\cdot s = \left(\frac{kg}{m\cdot s}\right)\Big/(N\cdot s/m^2) = \left(\frac{kg}{m\cdot s}\right)\Big/\left(\frac{kg}{m\cdot s}\right) = \text{無名数}\right)$：レイノルズ数

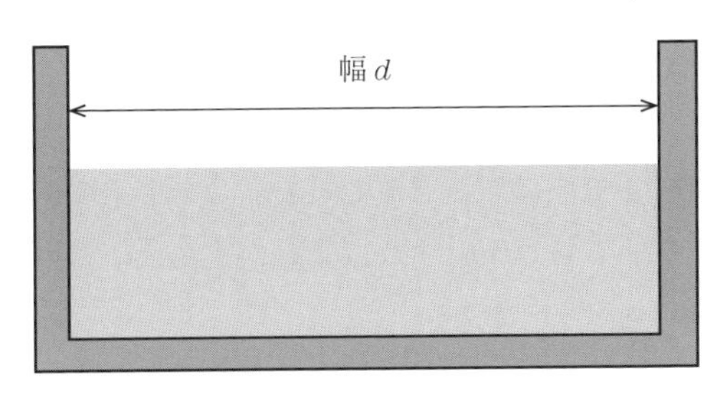

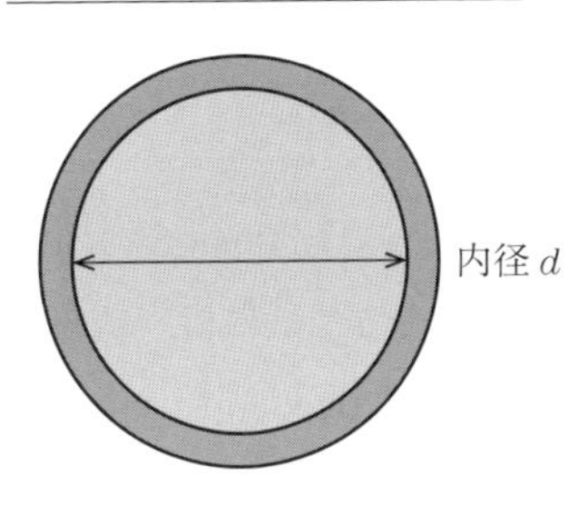

図 8.12 それぞれの流路における d の意味

レイノルズ数の値により，流体が円管内を流れたときに層流になるか乱流になるかを判断することができます。円管内のレイノルズ数と流れの状態を**図 8.13** に示します。レイノルズ数が小さく，約 2 300 以下だと層流になります。また，レイノルズ数が大きく，約 4 000 を超えると乱流になります。層流はつねに一定の速度で流れています。一方，乱流は速度とその方向がつねに変動しています。レイノルズ数が約 2 300 ～ 4 000 の領域では，層流と乱流が混在した不安定な状態にあり，この領域を**遷移域**と呼んでいます。また，層流から乱流への遷移を始めるレイノルズ数を**臨界レイノルズ数**†といいます。

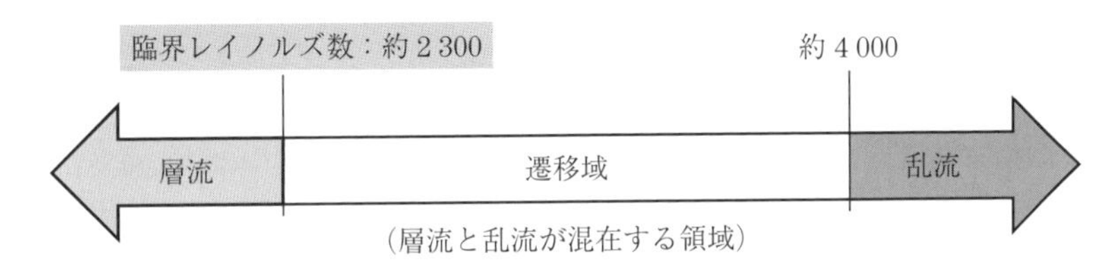

図 8.13 円管内のレイノルズ数と流れの状態[5),17)]

流体のレイノルズ数を計算することにより，その流れが層流になるか，乱流になるか判別することができます。人体の各部位における血流の流れのレイノルズ数を，参考に**表 8.1** に示します。乱流が発生するのは大動脈を流れる一部の血液だけであり，これ以外は層流になります。大動脈とは動脈の大元になる血管です。大動脈は直径が 1.6 ～ 3.2 cm あり，体の中にある最も太い動脈です。心臓の拍動によって加圧された血液が，大動脈を通って 1 分間に約 5 L

表 8.1 血液の流れのレイノルズ数[18)]

血　管	血管内径〔cm〕	平均流速〔cm/s〕	レイノルズ数
大動脈	1.6 ～ 3.2	48	1 200 ～ 5 800
動脈	0.2 ～ 0.6	20 ～ 50	110 ～ 850
細動脈	0.005	5	0.7
下大静脈	1.0 ～ 1.9	15 ～ 40	700
静脈	0.5	10	140
細静脈	0.002	0.2	0.01
毛細管	0.000 8	0.1	0.002

† 遷移域から乱流に切り替わるレイノルズ数は，文献によっては約3 000 ～ 3 500になっているものもあります。

も流れています。

例題 8.4　内径 200 mm の円管内に 20℃，1 気圧の空気を流し込む。このときの空気の流れを層流にするためには，流量 Q〔m^3/s〕をいくら以下にすればよいか求めよ。ただし，空気の密度を 1.201 kg/m^3，粘度を 1.82×10^{-5} Pa・s とする。

コラム：レイノルズ数の意味

レイノルズ数は流体の粘性力 F_v に対する慣性力 F_i の比（F_i/F_v）を表しています。流体の縦・横・高さが d〔m〕の部分を考えます。このとき，流体の質量を m〔kg〕，速度を v〔m/s〕，加速度を α〔m/s^2〕とすると慣性力 F_i は

$$F_i = m\alpha = \rho d^3\alpha \text{〔N〕} \qquad (1)$$

F_i〔N〕：慣性力，m〔kg〕：流量の質量，α〔m/s〕：流体の加速度，
ρ〔kg/m^3〕：流体の密度，d〔m〕：流体の縦，横，高さ

となります。速度 v で距離 d を進むのに要する時間 t は

$$t = \frac{d}{v} \text{〔s〕} \qquad (2)$$

v〔m/s〕：流体の速度，t〔s〕：d を進むのに要する時間

であり，これより加速度 α が求められます。

$$\alpha = \frac{v}{t} = \frac{v^2}{d} \text{〔m/s}^2\text{〕} \qquad (3)$$

これを式（1）に代入します。

$$F_i = \rho d^3\alpha = \rho d^3\cdot\frac{v^2}{d} = \rho d^2 v^2 \text{〔N〕} \qquad (4)$$

F_i〔N〕：慣性力，ρ〔kg/m^3〕：流体の密度，d〔m〕：流体の縦，横，高さ，
v〔m/s〕：流体の速度

一方，流体の粘性力 F_v は，粘性の働く面積が d^2 であるために，第 5 章の式（5.1）において $S=d^2$，$y=d$ とおくと

$$F_v = \mu S\frac{v}{y} = \mu d^2\frac{v}{d} = \mu dv \text{〔N〕} \qquad (5)$$

F_v〔N〕：流体の粘度力，v〔m/s〕：流体の速度，μ〔Pa・s〕：粘性係数または粘度，
d〔m〕：流路の幅（円管の内径），S〔m^2〕：粘性の働く面積

となります。ここで，慣性力 F_i と粘性力 F_v の比を求めると式（6）となり，レイノルズ数 Re に等しくなります。

$$\frac{F_i}{F_v} = \frac{\rho d^2 v^2}{\mu dv} = \frac{\rho dv}{\mu} = Re \qquad (6)$$

Re（無名数）：レイノルズ数，F_i〔N〕：慣性力，F_v〔N〕：流体の粘度力

つまり，レイノルズ数 Re は粘性力 F_v に対する慣性力 F_i の比（F_i/F_v）を表していることになります。流体の速度が速く密度が大きいと，慣性力 F_i が大きくなり乱流になりやすくなります。逆に流体の粘性率（粘度）が高いと粘性力が大きくなり，乱流になりにくくなります。

（**解答**）　層流にするためには，レイノルズ数は2 300以下にする必要があります。これより，まず速度が求められます。

$$Re=\frac{\rho vd}{\mu}\leq 2\,300,\quad v\leq\frac{Re\times\mu}{\rho d}=\frac{2\,300\times1.82\times10^{-5}\,\mathrm{Pa\cdot s}}{1.201\,\mathrm{kg/m^3}\times0.20\,\mathrm{m}}=0.174\,27\,\mathrm{m/s}$$

そのときの流量は以下となり，この値にすると層流になります。

$$Q\leq Sv=\left(\frac{\pi d^2}{4}\right)\times v=\frac{\pi\times0.2^2\,\mathrm{m^2}}{4}\times0.174\,27\,\mathrm{m/s}=5.47\times10^{-3}\,\mathrm{m^3/s}$$

8.8　ハーゲン・ポアズイユの法則

円管内の流れが層流のときに，**図8.14**のように円管の両端に圧力差（$\Delta P=P_i-P_o$）を与えたときの流体の流量Qは式（8.12）で与えられます。このときの流量Qは円管の半径Rの4乗に比例します。この関係を**ハーゲン・ポアズイユの法則**といいます。

$$Q=\frac{\pi(P_i-P_o)R^4}{8\mu L}=\frac{\pi\Delta PR^4}{8\mu L}\tag{8.12}$$

Q〔m³/s〕：流体の流量，R〔m〕：管の半径，L〔m〕：管長，μ〔Pa・s〕：流体の粘性率，ΔP〔Pa〕$=P_i-P_o$：圧力差

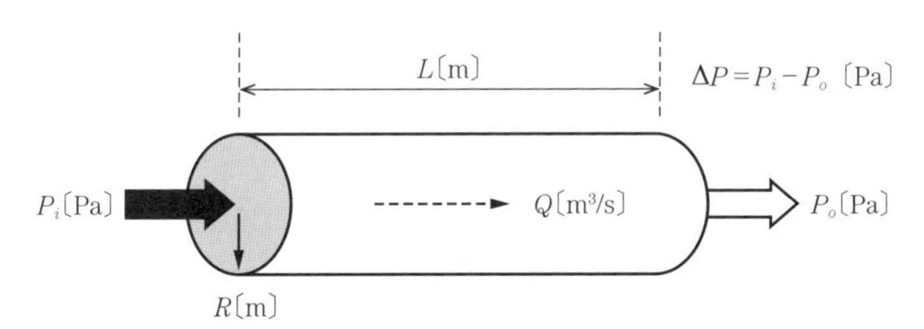

図8.14　円管を流れる流量Q

本項では，式（8.12）が成り立つ理由について詳細を説明します。

（**1**）　**流体の粘性係数μが0で，速度v〔m/s〕が一定のときの流量**　流体の速度vが一定なので，流量Qは半径Rの2乗に比例します（式（8.13），**図8.15**）。

$$Q=Sv=\pi R^2\cdot v\tag{8.13}$$

Q〔m³/s〕：流量，S〔m²〕：管の断面積，v〔m/s〕：流体の速度

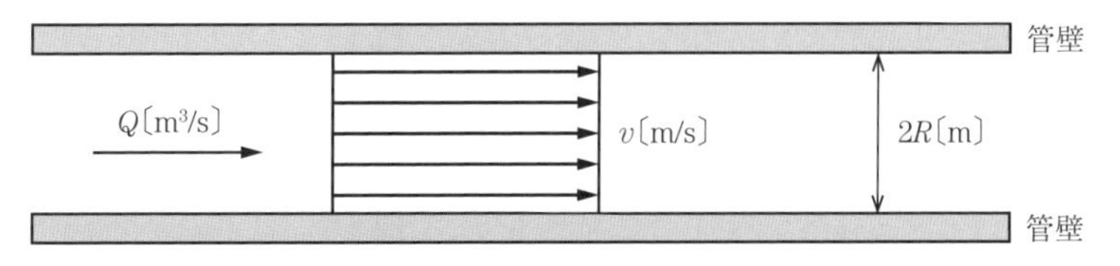

図8.15　流体の速度が一定のとき

（**2**）　**流体の速度vが放物線状に変化しているときの流量**　**図8.16**のように，流体の速度が放物線状に変化しているときの流量は，以下のように求めることができます。血液の流速

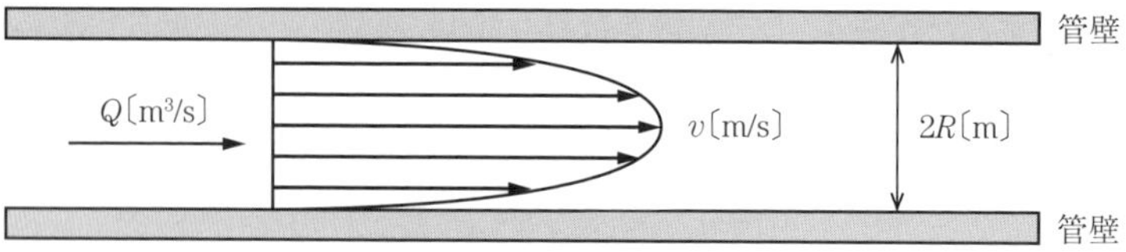

図 8.16　流体の速度が放物線状に変化しているとき

は血管壁の近くでは遅く，中心部では速くなるため，図 8.16 のような速度分布になります。

断面積が πr^2，長さが ΔL の管内で，圧力が ΔP 変化したことによるエネルギー変化 ΔE_1 は式（8.14）で与えられます。

$$\Delta E_1 = \Delta P \cdot \Delta V = \Delta P(\pi r^2 \cdot \Delta L) \tag{8.14}$$

ΔV〔m^3〕：管内の体積，r〔m〕：管の半径，ΔE_1〔$Pa \cdot m^2 \cdot m = Nm = J$〕：エネルギーの変化，$\Delta P$〔Pa〕：圧力変化，$\Delta L$〔m〕：管の長さ

一方，せん断応力（ずり応力）τ によって損なわれるエネルギー ΔE_2 は以下のように求められます。まず，せん断力 F を求めます。

$$F = -\Delta S_1 \tau = -2\pi r \Delta L \tau \tag{8.15}$$

F〔$Pa \cdot m^2 = N$〕：せん断力，$\Delta S_1 = 2\pi r \Delta L$〔$m^2$〕：流体の接する面の面積（**図 8.17** 参照），τ〔Pa〕：せん断応力（ずり応力）

ここに，$\tau = \mu\ (\partial v / \partial r)$〔Pa〕を代入します（式（8.16））。

$$F = -2\pi r \Delta L \mu \frac{\partial v}{\partial r} \tag{8.16}$$

μ〔$Pa \cdot s$〕：流体の粘性率，$\dfrac{\partial v}{\partial r}$〔$(m/s)/m = 1/s$〕：せん断速度

つぎにせん断力 F によって失われる流体のエネルギー ΔE_2 を求めると，式（8.17）になります。

$$\Delta E_2 = -F \cdot L = -2\pi r \Delta L \mu \frac{\partial v}{\partial r} \cdot L \tag{8.17}$$

ここで，ΔE_1 と ΔE_2 は等しく，これにより速度 v を求めることができます（式（8.18））。

$$\Delta E_1 = \Delta E_2 \quad \Rightarrow \quad \Delta P(\pi r^2 \cdot \Delta L) = -2\pi r \Delta L \mu \frac{\partial v}{\partial r} \cdot L$$

$$\frac{\partial v}{\partial r} = -\frac{\Delta P(\pi r^2 \cdot \Delta L)}{2\pi r \Delta L \mu L} = -\frac{\Delta P r}{2\mu L}$$

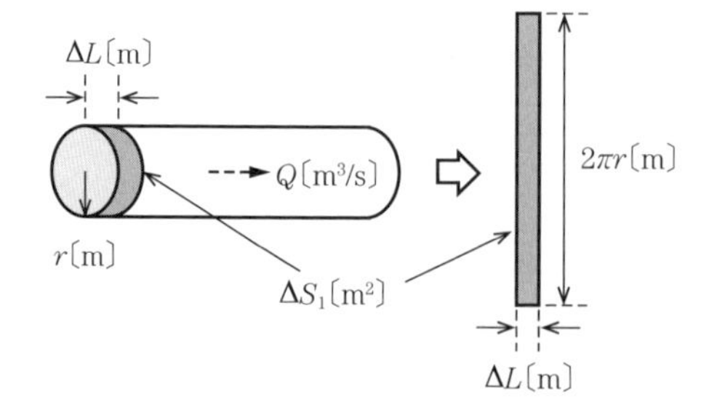

図 8.17　流体が接する面の面積 ΔS_1

$$v=\int\frac{\Delta Pr}{2\mu L}dr=-\frac{\Delta Pr^2}{4\mu L}+C \tag{8.18}$$

図8.16に示すように半径rが$r=R$では流速が0になるので，$C=(\Delta PR^2)/(4\mu L)$になります。これより，速度vは式（8.19）になります。

$$v=\frac{\Delta P}{4\mu L}(R^2-r^2) \tag{8.19}$$

このときの流量Qは式（8.20）となり，円管の半径Rの4乗に比例します。

$$\Delta Q=\Delta S_2\cdot v=(2\pi r\cdot\Delta r)v=\frac{2\pi r\Delta P}{4\mu L}(R^2-r^2)\Delta r=\frac{\pi\Delta P}{2\mu L}(R^2r-r^3)\Delta r$$

$$Q=\int_0^R\frac{\pi\Delta P}{2\mu L}(R^2r-r^3)dr=\frac{\pi\Delta P}{2\mu L}\left(\frac{R^4}{2}-\frac{R^4}{4}\right)=\frac{\pi\Delta PR^4}{8\mu L} \tag{8.20}$$

Q〔m^3/s〕：流量，μ〔Pa・s〕：流体の粘性率，ΔP〔Pa〕：圧力変化，R〔m〕：管の半径，L〔m〕：管の長さ

なお，流体が流れている面の面積ΔS_2については**図8.18**を参照してください。

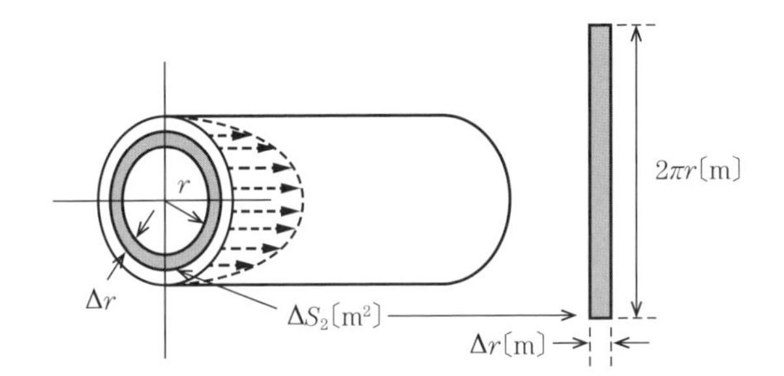

図8.18　流体が流れている面の面積ΔS_2

また，式（8.20）より平均速度$\bar{v}$を求めると式（8.21）となり，円管の半径Rの2乗に比例します。

$$\bar{v}=\frac{Q}{S_2}=\frac{1}{\pi R^2}\cdot\frac{\pi\Delta PR^4}{8\mu L}=\frac{\Delta PR^2}{8\mu L} \tag{8.21}$$

Q〔m^3/s〕：流量，S_2〔m^2〕：流路の断面積

流体の速度が放物線状に変化しているときは，平均速度がRの2乗に比例するために流量はRの4乗に比例します。それぞれのRに対する変化を**図8.19**と**図8.20**に示します。

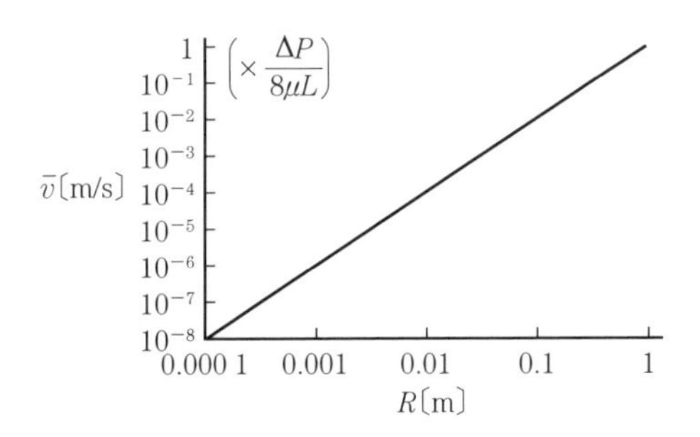

図8.19　円管の半径Rに対する平均速度

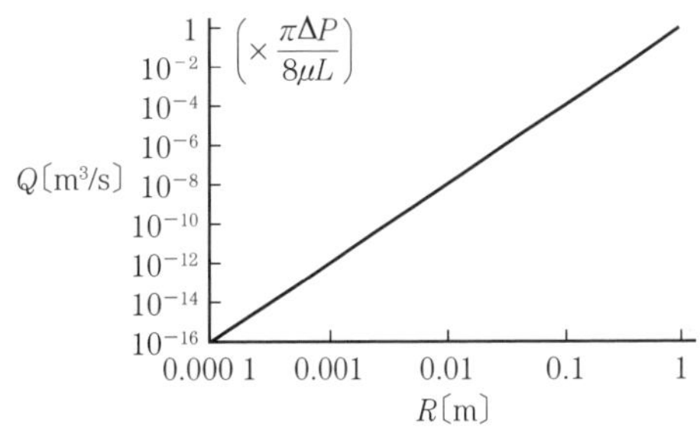

図8.20　円管の半径Rに対する流量

注射針の太さはG（ゲージ）という単位で表します。ゲージの値が小さいほど，注射針は太くなります。18 G，22 G，26 G 注射針の内径と同じ使い方をしたときの流量比を**表 8.2** に示します。18 G の流量は，22 G の流量の 16 倍になります。

表 8.2　注射針の太さ[19]と流量比[8]

	18 G	22 G	26 G
内径† (mm)	0.82	0.41	0.26
流量比	16	1	0.162

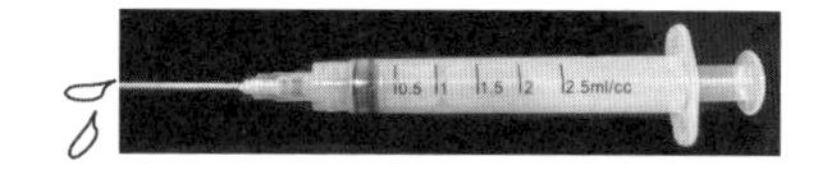

8.9　ローラポンプと遠心ポンプ

血液のポンプとしてローラポンプが一般的に使われます。一方，補助循環装置として遠心ポンプが使われます。それぞれの構造，動作原理および特徴について説明をします。

8.9.1　ローラポンプ

図 8.21 にローラポンプを示します。ローラによってチューブを押しつぶし，回転させることにより血液を循環させます。その特徴は以下となっています。

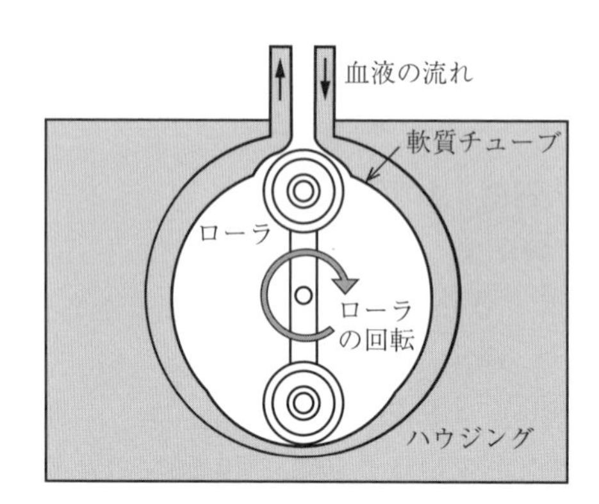

図 8.21　ローラポンプ

（長所）

- 血液の流量は，式（8.22）のようにポンプの回転数と 1 回転あたりの拍出体積から簡単に計算できるので，流量計は不要です。

  ローラポンプの流量 $Q=Vn$〔m^3/s〕　(8.22)

  V〔m^3〕：1 回転あたりの拍出体積，n〔s^{-1}〕：回転数
- 血液の粘性や出口部の圧力などの抵抗が変化しても，拍出量は変化しません。
- ポンプの構造が単純なので故障が少なく，修理も簡単です。

† 内径：標準的な値です。材質：SUS304（18％の Cr と 8％の Ni を含むステンレス鋼材）

（短所）

- 圧閉度（オクルージョン）の調節が必要です。圧閉度とはポンプのチューブがローラによって押しつぶされる隙間の度合いであり，強すぎると赤血球が力学的に押しつぶされ溶血を引き起こし，緩すぎると逆流してしまいます。なお，溶血とは赤血球が何らかの原因により破壊されることをいいます。
- 長時間の使用でチューブが摩耗します。

8.9.2　遠心ポンプ

遠心ポンプを**図 8.22** に示します。羽根車を回転させることにより，遠心力により血液を循環させます。その特徴は以下となっています。

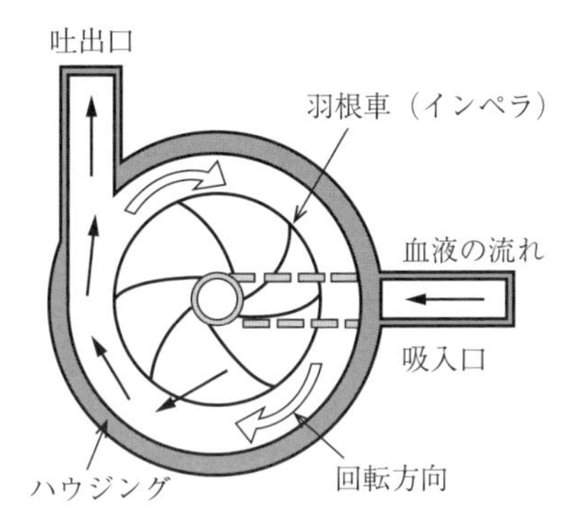

図 8.22　遠心ポンプ

（長所）

- 圧閉度の調節が不要です。
- ポンプをしごかないので溶血が少ないです。
- 空気は軽いので，遠心力により空気が入り込むことは万が一の場合でもほとんどありません。

（短所）

- 血液の流量は計算できませんので，流量計が必要です。ただし，遠心力は速度の2乗，つまり回転数の2乗に比例しますので，現在の流量がわかれば回転数を変化させたときの流量を推定することができます（式（8.23））。

$$Q \propto k_1 v^2 = k_2 n^2 \tag{8.23}$$

Q〔$\mathrm{m^3/s}$〕: 流量，v〔m/s〕: 速度，n〔$\mathrm{s^{-1}}$〕: 回転数，k_1〔m・s〕: 比例定数，k_2〔$\mathrm{m^3}$・s〕: 比例定数

血液の流入側の圧力 P_i と流出側の圧力 P_o の差が遠心ポンプで発生する圧力 ΔP（$\Delta P = P_i - P_o$）であり，ΔP は遠心力に比例します。また，流量は ΔP に比例するとすれば式（8.23）が成り立ちます。

- 後負荷の影響を受けやすく，血圧により血液の流量が変化します。
- 血液の温度や粘性によってポンプの特性が変化してしまいます。

演　習　問　題

1. 血管内のレイノルズ数が最も大きいのはどれか答えよ。また，それはなぜか。簡単に説明せよ。

（1）大動脈　（2）動脈　（3）下大静脈　（4）静脈　（5）毛細血管

2. 内径 200 mm の円管内を平均流速 1.0 m/s で水が流れている。このときのレイノルズ数を求めよ。また，この流れは層流か乱流かを判断せよ。ただし，水の粘性係数を 1 mPa・s，密度を 1 000 kg/m^3 とする。

3. **図 8.23** のように，断面積 S，長さ L の円管 1 を粘性係数 μ の液体が流量 Q で流れている。これとは別に，面積が円管 1 の 1/9 で長さが 1/2 の円管 2 を 9 本並列にした流路がある。このときの流量 Q はもとの何倍になるか求めよ。円管両端の圧力差は両方とも同じであり，流れは層流である。

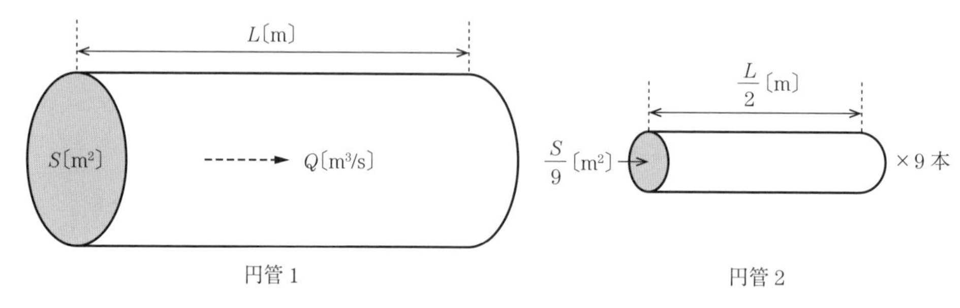

図 8.23　2 種類の円管

4. 直径 0.5 cm の静脈に流れる血流に生じる動圧〔mmHg〕はいくらになるか求めよ。ただし，流速を 10 cm/s，密度を 1 050 kg/m^3 とする。

5. 注射器で薬剤を射出しようとするとき，内径（内側の直径）を 4.6 mm から 10.3 mm にしたときの押し込むための力は何倍になるか求めよ。なお，射出圧力は一定であり摩擦力は無視するものとする。

6. 内径が 4 mm，長さ 1 m の血管を血液が流れている。粘度係数が 5.6 mPa・s，血液の平均速度が 35 cm/s である。このときの粘度抵抗による圧力低下 ΔP〔Pa〕と流量 Q〔m^3/s〕を求めよ。

過去問題に挑戦

1. 流れにおけるベルヌーイの定理を表す式について正しいのはどれか［臨床工学技士国家試験 第 36 回（2022 年度）午後問題 83］。

a. 完全流体に適用される。

b. 重力とは無関係である。

c. 温度をパラメータとして含む。

d. 連続の式を導くことができる。

e. 力学的エネルギー保存則が適用される。

（1）a, b　（2）a, e　（3）b, c　（4）c, d　（5）d, e

2. 円管の中を粘性流体が層流で流れている。同じレイノルズ数になるのはどれか［臨床工学技士国家試験 第 34 回（2020 年度）午前問題 82］。

a. 平均流速 0.5 倍，円管の長さ 2 倍

b. 粘性率 2 倍，円管の長さ 0.5 倍

c. 平均流速 2 倍，円管の内径 2 倍

d. 平均流速 0.25 倍，円管の内径 4 倍

e. 粘性率 2 倍，円管の内径 2 倍

（1）a, b　（2）a, e　（3）b, c　（4）c, d　（5）d, e

3. 半径 R，長さ L の円管内を粘性率 μ の液体が流量 Q で流れている。流れが定常な層流のとき，管の上流と下流の圧力差はどれか［臨床工学技士国家試験 第 33 回（2019 年）午後問題 82］。

（1）$\dfrac{\pi R^2 Q}{8\mu L}$　（2）$\dfrac{\pi R^3 Q}{8\mu L}$　（3）$\dfrac{8\mu L Q}{\pi R^4}$　（4）$\dfrac{128\mu L Q}{\pi R^3}$　（5）$\dfrac{128\mu L Q}{\pi R^4}$

4. **図**のように水平に置かれた絞りのあるパイプに流体が流れている。絞りの前のパイプの断面積を A_1，絞りの後のパイプの断面積を A_2 とする。絞りの前後の圧力差 $P_1 - P_2$ を表す式はどれか。ただし，液体の密度を ρ（一定），絞りの前の流速を v_1 とし，完全流体が定常流で流れているとする［臨床工学技士国家試験 第31回（2017年度）午後問題82］。

（1）$\dfrac{1}{2}\rho v_1{}^2\left(\dfrac{A_1{}^2}{A_2{}^2}-1\right)$　（2）$\dfrac{1}{2}\rho v_1{}^2\left(1-\dfrac{A_1{}^2}{A_2{}^2}\right)$　（3）$\dfrac{1}{2}\rho v_1{}^2\left(\dfrac{A_1}{A_2}-1\right)$

（4）$\dfrac{1}{2}\rho v_1{}^2\left(1-\dfrac{A_1}{A_2}\right)$　（5）$\dfrac{1}{2}\rho v_1{}^2\left(\dfrac{A_1{}^2}{A_2{}^2}\right)$

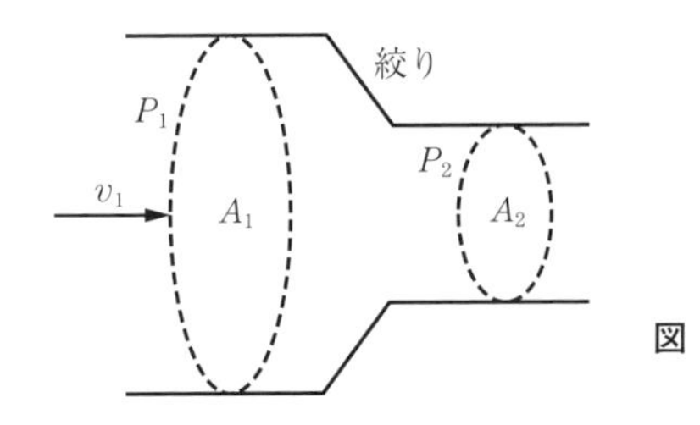

図

5. 内直径 10 mm の円管の中を動粘度 4×10^{-6} m²/s の流体が速度 1 m/s で流れているときのレイノルズ数はどれか。ただし，動粘度は粘度/密度である［臨床工学技士国家試験 第 36 回（2022 年度）午前問題 81］。

（1）40　（2）250　（3）400　（4）2 500　（5）4 000

第9章

音と超音波

波には横波と縦波があります。音や超音波は縦波に分類され，医療分野では超音波診断装置などに利用されています。ドプラ効果を利用した流速計などもあります。本章では，音と超音波に関する基本的な事柄や法則について理解していきましょう。

9.1 横波と縦波

波には横波と縦波があります。池に石を投げると波が発生し，それが周辺に伝わっていきます。このとき，水（媒質）は，**図9.1**（a）に示すように，波の進行方向に対して垂直方向（横方向）に振動します。この波を**横波**といいます。また，図9.1（b）に示すように，波の進行方向と同じ方向（縦方向）に媒質が振動するのが，**縦波**になります。横波には，光や電磁波，水面の波，バイオリンの弦の振動，地震（S波：secondary wave，第2の波）などがあります。縦波には，音や地震（P波：primary wave，第1の波）などがあります。

音は縦波になりますが，周波数によって音波と超音波に区分されます。人の耳に聞こえる可

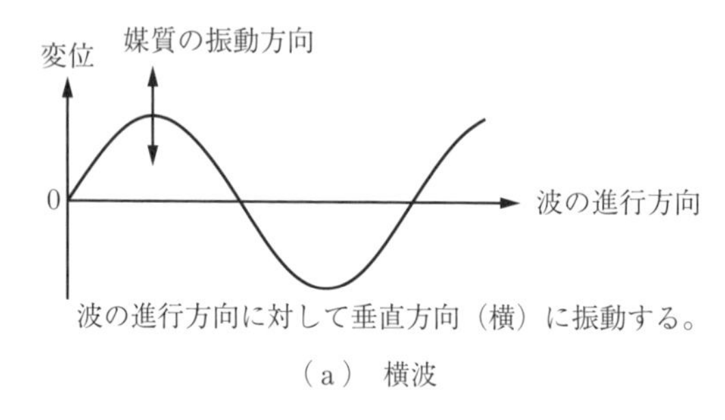

（a） 横波

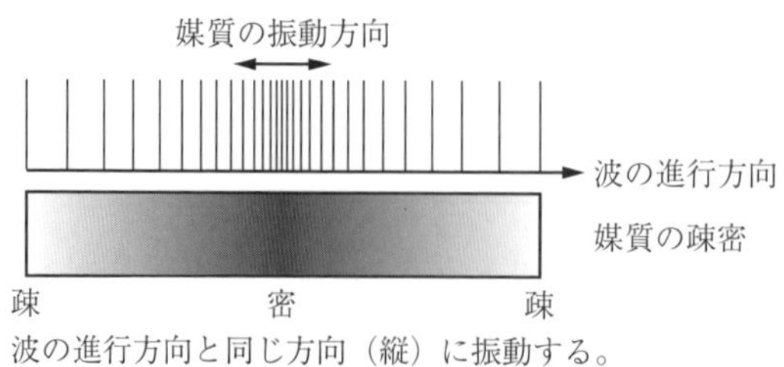

（b） 縦波

図9.1 横波と縦波

聴周波数の範囲は 20 Hz ～ 20 kHz であり，これが**音波**になります。これ以上の周波数を持った音は**超音波**といいます。

コラム：縦波から横波への変換

1 周期に相当する長さ x を n 等分します。**図**では 8 等分しています。n 等分した点からの縦波の変位までの距離 Δu を，n 等分した点を中心にして 90° 反時計方向に回転させます。その先端を結ぶと横波が得られます。

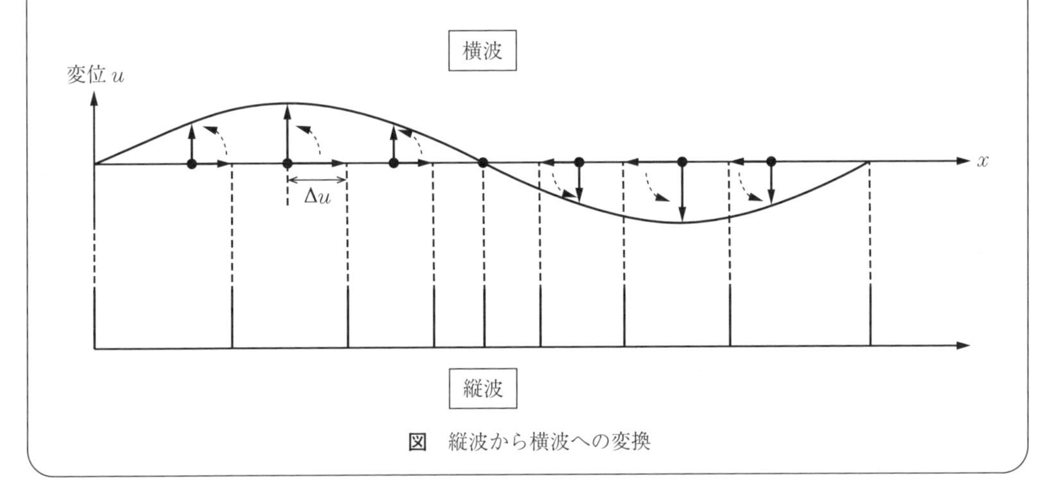

図　縦波から横波への変換

9.2 波の基本式

図 9.2 に波の波形（媒質の時間に対する変動）を示します。図 9.2 において，②（破線）の波（媒質の変位）u は

$$u = a\sin(\omega t - \theta) \tag{9.1}$$

u〔m〕：媒質の変位，a〔m〕：振幅，ω〔rad/s〕：角速度，θ〔rad〕：位相角

で表されます。この式の a を**振幅**，ω を**角速度**，θ を**位相角**といいます。

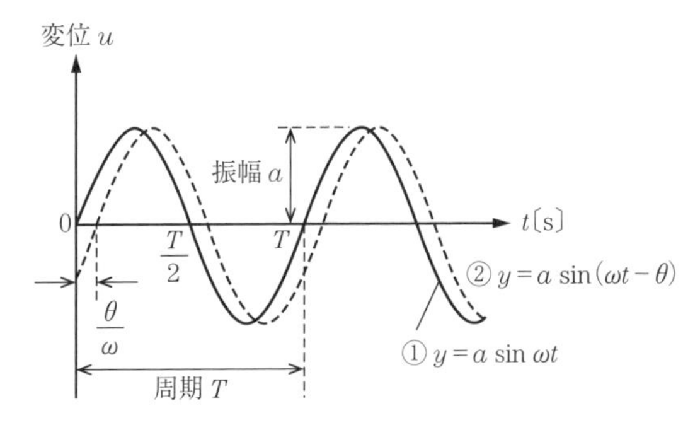

図 9.2　波の波形（媒質の時間に対する変動）

また，角速度 ω と**周期** T の間には式（9.2）が成り立ちます。角速度 ω は1周期〔s〕に角度〔rad〕がどれだけ進むかを意味しています。例えば，周期が1sなら $\omega=2\pi$〔rad〕となり，波は1秒間に 2π〔rad〕進むことになります。

$$\omega=\frac{2\pi}{T} \tag{9.2}$$

ω〔rad/s〕：角速度，T〔s〕：周期

θ は図9.3の①（実線）の波に対する位相角の差を表しており，＋は位相が進んでいることを，－は位相が遅れていることを意味します。また，このときの波の**周波数**は

$$f=\frac{1}{T} \tag{9.3}$$

f〔Hz(＝s^{-1})〕：周波数，T〔s〕：周期

で与えられます。**図9.3**では横軸が媒質の位置 x〔m〕になっており，時間とともに波が進むことを意味しています。このときに，1周期に進む距離 λ〔m〕を**波長**と呼んでいます。波の周波数が f のときには，波は1秒間に $f\lambda$〔m〕進むことになり，これより波の速度 v〔m/s〕は式（9.4）で与えられます。

$$v=f\lambda \tag{9.4}$$

v〔m/s〕：波の速度，f〔Hz〕：周波数，λ〔m〕：波長

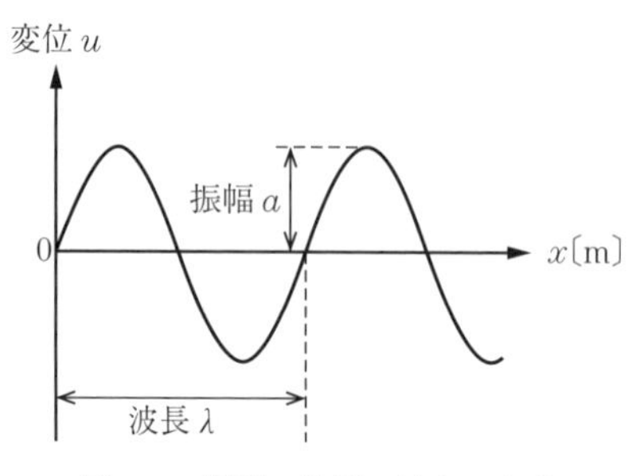

図9.3　媒質の位置に対する変動

例題9.1　周波数が10kHz，速度が340m/sの音波の波長を求めよ。

（**解答**）

$$c=f\lambda$$

c〔m/s〕：音速，f〔Hz〕：周波数，λ〔m〕：波長

$$\lambda=\frac{c}{f}=\frac{340\text{〔m/s〕}}{10\times10^3\text{〔s}^{-1}\text{〕}}=0.034\text{〔m〕}=3.4\text{〔cm〕}$$

つぎに，時間に対して波が x の正方向に進む場合と時間に対して波が x の負方向に進む場合の2通りの波について基本式を求めます。

9.2.1 時間に対して波が x の正方向に進む場合

変位 u が時間に対して**図 9.4** に示すように x の正方向に移動するとき，$x=0$ における変位の時間的な変化は**図 9.5** のようになり，式（9.5）で与えられます。

$$u=-a\sin\omega t \tag{9.5}$$

u〔m〕：媒質の変位，a〔m〕：振幅，ω〔rad/s〕：角速度，t〔s〕：時間

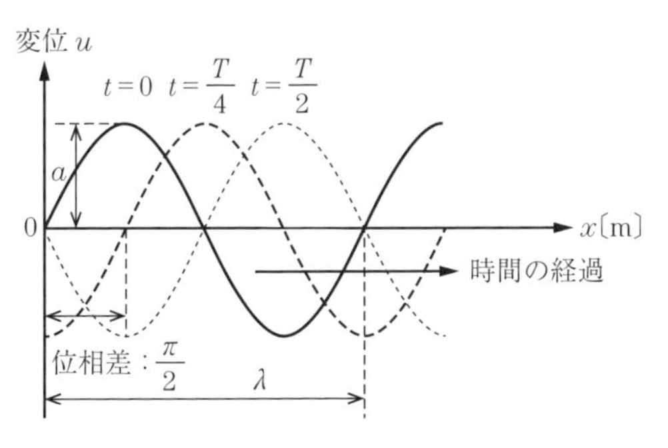

図 9.4　時間に対する波の移動

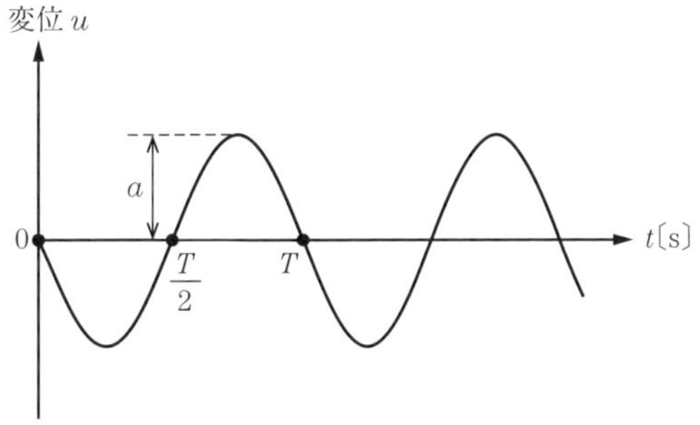

図 9.5　$x=0$ における変位の時間的な変化

1 周期に進む距離が波長 λ であるために時間 t に進む距離を x とすると，式（9.5）における ωt は

$$\omega t=\left(\frac{2\pi}{T}\right)t=2\pi\frac{t}{T}=2\pi\frac{x}{\lambda} \tag{9.6}$$

ω〔rad/s〕：角速度，t〔s〕：時間，T〔s〕：周期，λ〔m〕：波長，x〔m〕：媒質の位置

になります。これより，式（9.5）はつぎのようになります。

$$u=-a\sin\left(2\pi\frac{x}{\lambda}\right) \tag{9.7}$$

u〔m〕：媒質の変位，a〔m〕：振幅，λ〔m〕：波長，x〔m〕：媒質の位置

図 9.5 より，時間が $T/4$ 経過すると位相が $\pi/2$ 遅れますので，式（9.7）は式（9.8）のように書き直すことができます。

$$u=-a\sin\left(2\pi\frac{x}{\lambda}-2\pi\frac{T/4}{T}\right)=-a\sin\left(2\pi\frac{x}{\lambda}-\frac{\pi}{2}\right)\qquad\left(t=\frac{T}{4}\right) \tag{9.8}$$

つまり，時間 t が経過すると変位 u は式（9.9）のようになります。

$$u=-a\sin\left(2\pi\frac{x}{\lambda}-2\pi\frac{t}{T}\right)=a\sin2\pi\left(-\frac{x}{\lambda}+\frac{t}{T}\right)\qquad(t=t) \tag{9.9}$$

ここで，λ〔m〕/T〔s〕は 1 周期に波の進む距離，すなわち波の速度 v〔m/s〕であり，$\lambda/T=v$ とおくと式（9.9）は式（9.10）になります。

$$u=a\sin\frac{2\pi}{T}\left(-\frac{T}{\lambda}x+t\right)=a\sin\omega\left(t-\frac{x}{v}\right)=a\sin\frac{\omega}{v}(vt-x)=a\sin k(vt-x) \tag{9.10}$$

k〔rad/m〕$=\frac{\omega}{v}$，a〔m〕：振幅，ω〔rad/s〕：角速度，v〔m/s〕：波の速度，x〔m〕：媒質の位置

以上より，式（9.10）の $u=a\sin k(vt-x)$ が x の正方向に進む正弦波の式になります。

式（9.10）において，媒質の変位が0になる点は $t=0$ s で $x=0$ m，$t=1$ s で $x=v$〔m〕，$t=2$ s で $x=2v$〔m〕となり，時間とともに x の正方向に移動します。

9.2.2　時間に対して波が x の負方向に進む場合

変位 u が時間に対して**図 9.6** に示すように x の負方向に移動するとき，$x=0$ における変位の時間的な変化は**図 9.7** のようになり，式（9.11）で与えられます。

$$u=a\sin\omega t \tag{9.11}$$

u〔m〕：媒質の変位，a〔m〕：振幅，ω〔rad/s〕：角速度，t〔s〕：時間

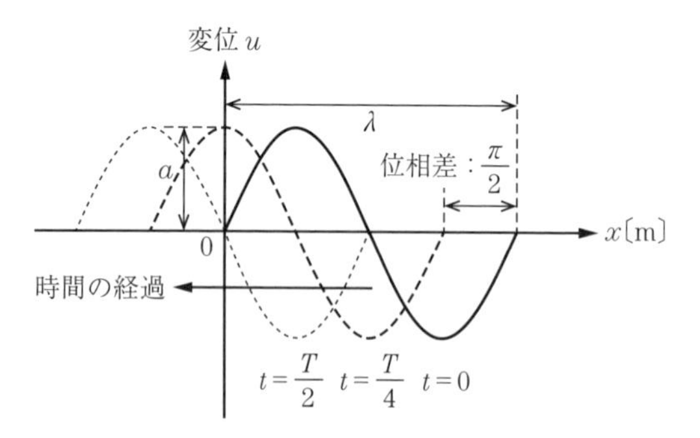

図 9.6　時間に対する波の移動

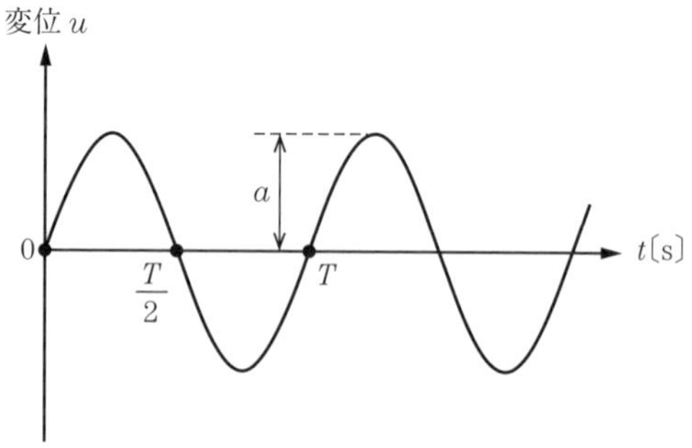

図 9.7　$x=0$ における変位の時間的な変化

1周期 T に進む距離が波長 λ であるために時間 t に進む距離を x とすると，式（9.11）における ωt は

$$\omega t=\left(\frac{2\pi}{T}\right)t=2\pi\frac{t}{T}=2\pi\frac{x}{\lambda} \tag{9.6再掲}$$

ω〔rad/s〕：角速度，t〔s〕：時間，T〔s〕：周期，λ〔m〕：波長，x〔m〕：媒質の位置

になります。これより，式（9.11）はつぎのようになります。

$$u=a\sin\left(2\pi\frac{x}{\lambda}\right) \tag{9.12}$$

u〔m〕：媒質の変位，a〔m〕：振幅，λ〔m〕：波長，x〔m〕：媒質の位置

図 9.7 より，時間が $T/4$ 経過すると位相が $\pi/2$ 進みますので，式（9.12）は式（9.13）のように書き直すことができます。

$$t=\frac{T}{4},\quad u=a\sin\left(2\pi\frac{x}{\lambda}+2\pi\frac{T/4}{T}\right)=a\sin\left(2\pi\frac{x}{\lambda}+\frac{\pi}{2}\right) \tag{9.13}$$

つまり，時間 t が経過すると変位 u は式（9.14）のようになります。

$$u=a\sin\left(2\pi\frac{x}{\lambda}+2\pi\frac{t}{T}\right)=a\sin 2\pi\left(\frac{x}{\lambda}+\frac{t}{T}\right) \tag{9.14}$$

ここで，λ〔m〕/T〔s〕は1周期に波が進む距離，すなわち波の速度 v〔m/s〕であり，$\lambda/T=v$ とおくと式（9.14）は式（9.15）になります。

$$u = a\sin\frac{2\pi}{T}\left(\frac{T}{\lambda}x + t\right) = a\sin\omega\left(t + \frac{x}{v}\right) = a\sin\frac{\omega}{v}(vt + x) = a\sin k(vt + x) \qquad (9.15)$$

k〔rad/m〕$=\dfrac{\omega}{v}$，a〔m〕：振幅，ω〔rad/s〕：角速度，v〔m/s〕：波の速度，x〔m〕：媒質の位置

以上より，式（9.15）の $u = a\sin k(vt + x)$ が x の負方向に進む正弦波の式になります。

式（9.15）において，媒質の変位が 0 になる点は $t = 0$ s で $x = 0$ m，$t = 1$ s で $x = -v$〔m〕，$t = 2$ s で $x = -2v$〔m〕となり，時間とともに x の負方向に移動します。

例題 9.2　x の正方向に進む正弦波がある。変位の振幅が 1 m，周波数が 1 kHz，速度が 340 m/s のときの $t = 0$ ms，0.25 ms，0.5 ms における波の距離 x に対する変位 u を求めよ。

（**解答**）　変位 u の式はつぎのようになります。

$$\omega = 2\pi f = 6.283 \times 1\,000 = 6\,283 \text{ rad/s},\quad u = a\sin\omega\left(t - \frac{x}{v}\right) = \sin\left\{6\,283\left(t - \frac{x}{340}\right)\right\}$$

これより，$t = 0$ ms，0.25 ms，0.5 ms における変位 u を求めると**図 9.8** のようになります。

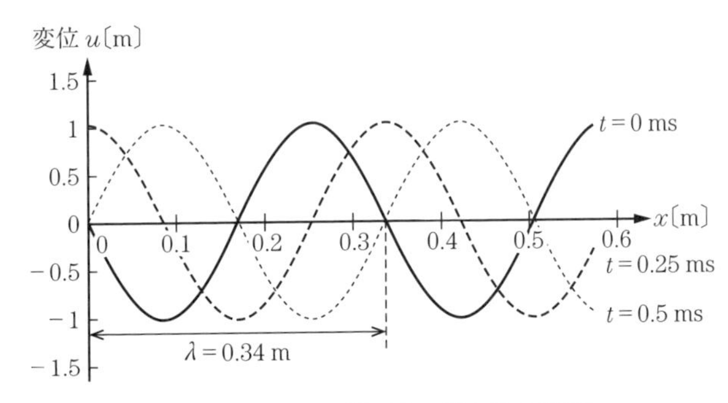

図 9.8　例題 9.2 の解（右に進む波の変位）

9.3　音　　　速

音は波動として伝わります。そのときの気体および液体における伝搬速度 c〔m/s〕は，式（9.16）で与えられます。

$$c = \sqrt{\frac{K}{\rho}} \qquad (9.16)$$

$c\left[\sqrt{\dfrac{\text{N}}{\text{m}^2}\cdot\dfrac{\text{m}^3}{\text{kg}}} = \sqrt{\dfrac{\text{kgm}^4/\text{s}^2}{\text{kgm}^2}} = \text{m/s}\right]$：音の伝搬速度，$K$〔Pa〕：体積弾性率，$\rho$〔kg/m^3〕：密度

体積弾性率の大きい媒質では，伝搬速度は速くなります。代表的な物質の音の伝搬速度を**表 9.1** と**図 9.9** に示します。

表 9.1　代表的な物質の体積弾性率と音の伝搬速度 [10),20)]

	体積弾性率 K〔GPa〕	密度 ρ〔$\times 10^3$ kg/m^3〕	音の伝搬速度*1 c〔m/s〕	備考
空気	1.4×10^{-4}	1.2×10^{-3}	340.5	c：15℃の値
水	2.22	1	1 500	ρ：4℃の値
海水	2.34	1.01 ～ 1.05	1 513	—
銅	137.8	8.96	5 010	$G=48.3$ GPa*2
鉄	165 ～ 170	7.86	5 950	$G=81.6$ GPa

＊1　音の伝搬速度は代表値です。
＊2　G はせん断弾性率です。

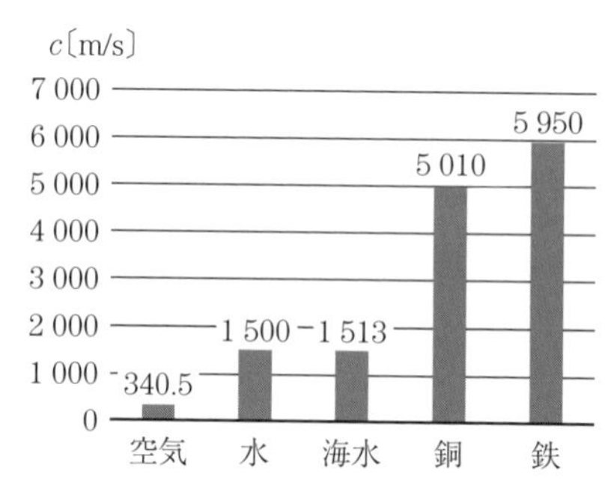

図 9.9　音の伝搬速度

固体を伝わる音には縦波と横波がありますが，表 9.1 の銅や鉄の伝搬速度は縦波の値です。なお，固体中の縦波の伝搬速度は式（9.17）で与えられます [10)]。

$$V=\sqrt{\frac{K+4G/3}{\rho}} \tag{9.17}$$

V〔m/s〕：縦波の伝搬速度，K〔Pa〕：体積弾性率，G〔Pa〕：せん断弾性率，

$G=\dfrac{(\text{せん断応力})}{(\text{せん断ひずみ})}=\dfrac{\tau}{\varepsilon}$〔Pa〕，$\rho$〔kg/m^3〕：密度

一般的に空気中と水中におよび生体軟組織中における音速は以下となります。

① 1 気圧の空気中

$$c=331.45+0.607\,t\cong 331.5+0.6\,t \qquad t=15℃ \text{で} 340.5 \text{ m/s}$$

② 水中および生体軟組織中

$$c=1\,500 \text{ m/s}$$

例題 9.3　稲妻が光ってから 3 秒後に雷が落ちた音が聞こえた。雷が落ちた地点までの距離を求めよ。ただし，気温を 25℃とする。

（解答）　光の速度は 2.998×10^8 m/s であり，稲妻が目に届くまでの時間はほぼ 0 と考えることができます。したがって，雷が落ちた地点までの距離は以下となります。

$c=331.5+0.6\,t=331.5+0.6\times25=346.5$ m/s

$x=346.5\times3=1\,039.5$ m

9.4 ドプラ効果

音源または観測者が移動すると，観測者が聞く音の周波数は**ドプラ効果**（ドップラー効果）により音源の周波数と違ってきます。以下，ドプラ効果について説明します。

9.4.1 観測者が移動したとき

音源から出た音に関して式（9.18）が成り立ちます。

$$c=f\lambda \tag{9.18}$$

c〔m/s〕：音速，f〔Hz〕：周波数，λ〔m〕：波長

図9.10に示すように，観測者が速度v_oで音源に近づいたときは，観測者が聞く音の速度は$(c+v_o)$になっています。このときの周波数をf'とすると，波長λは変化しないために

$$c+v_o=f'\lambda \tag{9.19}$$

c〔m/s〕：音速，v_o〔m/s〕：観測者の移動速度，λ〔m〕：波長，
f'〔Hz〕：観測者が聞く音の周波数

が成り立ちます。式（9.18）と式（9.19）より周波数f'を求めると

$$\lambda=\frac{c}{f}=\frac{c+v_o}{f'}$$

$$f'=\frac{c+v_o}{c}f \tag{9.20}$$

c〔m/s〕：音速，v_o〔m/s〕：観測者の速度，f〔Hz〕：音源の周波数，
f'〔Hz〕：観測者が音源に速度v_oで近づいたときに聞く音の周波数

となります。観測者が音源に近づくと，聞こえる音の周波数は高くなります。

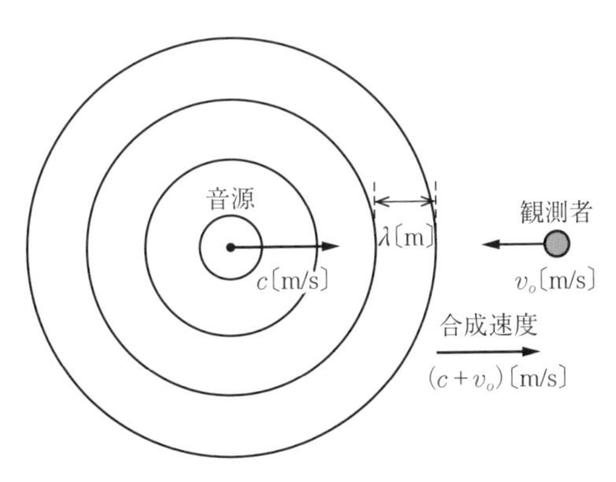

図9.10　観測者が音源に近づいたときの速度

図 9.11 に示すように，観測者が速度 v_o で音源から遠ざかったときは，観測者が聞く音の速度は（$c-v_o$）になっています。このときの周波数 f' は，波長 λ に変化がないために

$$\lambda=\frac{c}{f}=\frac{c-v_o}{f'}$$

$$f'=\frac{c-v_o}{c}f \tag{9.21}$$

c〔m/s〕：音速，v_o〔m/s〕：観測者の速度，f〔Hz〕：音源の周波数，
f'〔Hz〕：観測者が音源から速度 v_o で遠ざかったときに聞く音の周波数

となります。観測者が音源から遠ざかると，聞こえる音の周波数は低くなります。

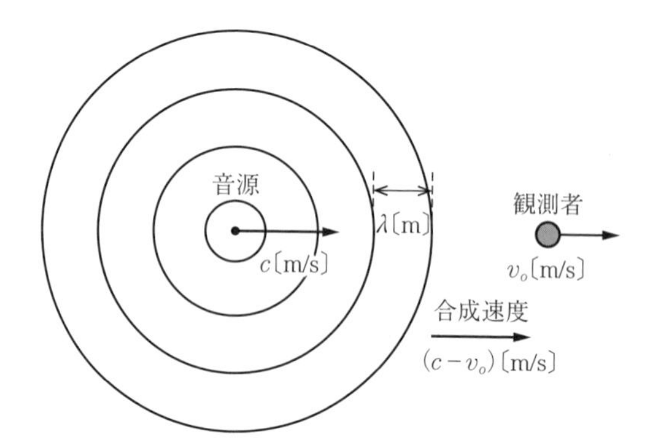

図 9.11　観測者が音源から遠ざかったときの速度

9.4.2　音源が移動したとき

図 9.12 に示すように，音源が速度 v_s で観測者に近づいたときは，音源から見た音の速度は（$c-v_s$）になっています。音源は周波数 f の音を出しているので，式（9.22）が成り立ちます。

$$c-v_s=f\lambda \tag{9.22}$$

c〔m/s〕：音速，v_s〔m/s〕：音源の移動速度，f〔Hz〕：周波数，λ〔m〕：波長

一方，観測者が聞く音に関しては波長 λ に変化がないために，周波数を f' とすると

$$c=f'\lambda \tag{9.23}$$

f'〔Hz〕：観測者が聞く音の周波数

が成り立ちます。式（9.22）と式（9.23）より周波数 f' を求めると

$$\lambda=\frac{c-v_s}{f}=\frac{c}{f'}$$

$$f'=\frac{c}{c-v_s}f \tag{9.24}$$

c〔m/s〕：音速，v_s〔m/s〕：音源の速度，f〔Hz〕：音源の周波数，
f'〔Hz〕：音源が観測者に速度 v_s で近づいたときに聞く音の周波数

となります。音源が観測者に近づくと，聞こえる音の周波数は高くなります。

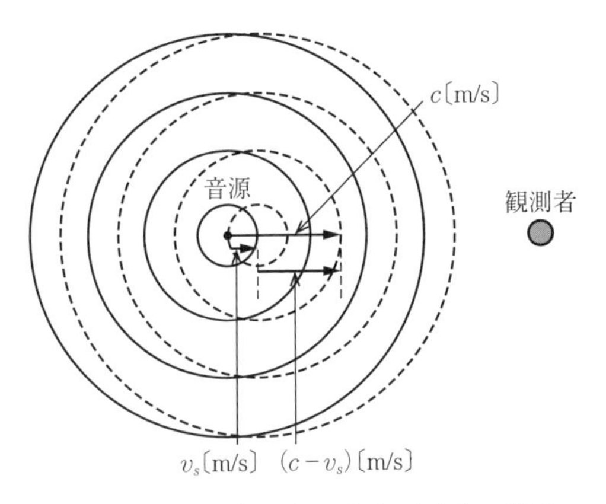

図 9.12　音源が観測者に近づいたときの速度

図 9.13 に示すように，音源が速度 v_s で観測者から遠ざかったときは，音源から見た音の速度は（$c+v_s$）になっています。このときの周波数 f' は，波長 λ に変化がないために

$$\lambda=\frac{c+v_s}{f}=\frac{c}{f'} \text{より}$$

$$f'=\frac{c}{c+v_s}f \tag{9.25}$$

c〔m/s〕：音速，v_s〔m/s〕：音源の速度，f〔Hz〕：音源の周波数，
f'〔Hz〕：音源が観測者から v_s で遠ざかったときに聞く音の周波数

となります。音源が観測者から遠ざかると，聞こえる音の周波数は低くなります。

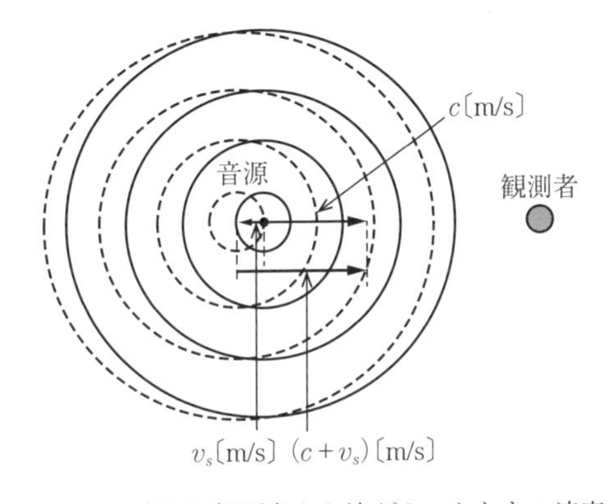

図 9.13　音源が観測者から遠ざかったときの速度

9.4.3 ドプラ効果のまとめ

以上をまとめると式（9.26）のようになります。観測者が音源に近づくと，聞こえる音の周波数は高くなります。逆に観測者が音源から遠ざかると，聞こえる音の周波数は低くなります。そのときに観測者が聞く音の周波数は式（9.26）になります。

$$f'=\frac{c\pm v_o}{c}f \tag{9.26}$$

$c \pm v_o$ ⇒観測者が音源に近づこうとするとき：+，遠ざかろうとするとき：−

c〔m/s〕：音速，v_o〔m/s〕：観測者の移動速度，

f'〔Hz〕：観測者の聞く音の周波数，f〔Hz〕：音源の周波数，

また，音源が観測者に近づくと，観測者が聞く音の周波数は高くなります。逆に遠ざかると，観測者が聞く音の周波数は低くなり，式（9.27）で表わされます。

$$f' = \frac{c}{c \mp v_s} f \tag{9.27}$$

c〔m/s〕：音速，v_s〔m/s〕：音源の移動速度，

f'〔Hz〕：観測者の聞く音の周波数，f〔Hz〕：音源の周波数，

$c \mp v_s$ ⇒音源が観測者に近づこうとするとき：−，遠ざかろうとするとき：+

ドプラ効果は医療分野にも活用されています。例えば，ドプラ効果の原理を利用した医療機器に，血流の速度を計るドプラ流速計があります。

例題 9.4　観測者が音源に 20 m/s の速度で近づいたときと，音源が観測者に 20 m/s で近づいたときの音の周波数はどちらのほうが高く聞こえるか答えよ。ただし，音の速度を 340 m/s とする。

〔解答〕　大きな差はありませんが，音源が近づいたときのほうが高い周波数の音として聞こえます。

音源に近づいたとき：$f' = \frac{c + v_o}{c} f = \frac{340 + 20}{340} f = 1.058\,8 f$

音源が近づいたとき：$f' = \frac{c}{c - v_s} f = \frac{340}{340 - 20} f = 1.062\,5 f$

9.5　音のエネルギー

音（波）の持つエネルギーはバネとおもりの単振動として扱うことができます。2.2.7 項のバネの振動より，単振動のエネルギーは以下のように求めることができます。

9.5.1　運動エネルギー E_k

バネが単振動したときの速度は式（2.43）となります。

$$v = \frac{dx}{dt} = -a\omega_0 \sin(\omega_0 t + \phi) \tag{2.43)再掲}$$

v〔m/s〕：おもりの速度，a〔m〕：振動の振幅，ω_0〔rad/s〕：固有角振動数，

ϕ〔rad〕：初期位相

これより，$\omega_0 = \omega$ と置くと運動エネルギー E_k〔J〕は式（9.28）で与えられます。

$$E_k = \frac{1}{2} m v^2 = \frac{1}{2} m \{-\omega a \sin(\omega t + \phi)\}^2 = \frac{1}{2} m \omega^2 a^2 \sin^2(\omega t + \phi) \tag{9.28}$$

m〔kg〕：おもりの質量，ω〔rad/s〕：振動の角速度，a〔m〕：振幅，ϕ〔rad〕：初期位相

式（9.28）が運動エネルギーになります。

9.5.2　位置エネルギー E_p

バネの縮もうとする力に逆らって，x だけ伸ばしたときのバネの弾性エネルギー（バネの変形に伴うエネルギー）が位置エネルギー E_P〔J〕になります。

$$E_P=\int Fdx=\int kxdx=\frac{1}{2}kx^2$$

F〔N〕：バネを伸ばしたときの力，k〔N/m〕：バネ定数，x〔m〕：伸ばした距離

ここに，式（2.41）から求められる $k=m\omega^2$ と $x=a\cos(\omega_0 t+\phi)$（2.40）の ω_0 を ω に置き換えて代入します。

$$E_P=\frac{1}{2}kx^2=\frac{1}{2}m\omega^2a^2\cos^2(\omega t+\phi) \tag{9.29}$$

m〔kg〕：おもりの質量，ω〔rad/s〕：振動の角速度，a〔m〕：振幅，ϕ〔rad〕：初期位相

式（9.29）が位置エネルギーになります。

9.5.3　振動のエネルギー E

式（9.28）と式（9.29）より，振動のエネルギー E〔J〕は式（9.30）のように求めることができます。

$$E=E_k+E_P=\frac{1}{2}m\omega^2a^2\{\sin^2(\omega t+\phi)+\cos^2(\omega t+\phi)\}=\frac{1}{2}m\omega^2a^2 \tag{9.30}$$

m〔kg〕：おもりの質量，ω〔rad/s〕：振動の角速度，a〔m〕：振幅

音波を振動現象と考えると，波の持つ単位体積あたりのエネルギー E/V は

$$\frac{E}{V}=\frac{m\omega^2a^2}{2V}=\frac{1}{2}\rho\omega^2a^2 \tag{9.31}$$

ρ〔kg/m³〕：媒質の密度，ω〔rad/s〕：振動の角速度，

$\frac{E}{V}\left[\frac{\mathrm{kg}}{\mathrm{m^3}}\cdot\frac{\mathrm{m^2}}{\mathrm{s^2}}=\frac{\mathrm{kg\cdot m}}{\mathrm{s^2}}\cdot\frac{\mathrm{m}}{\mathrm{m^3}}=\frac{\mathrm{N\cdot m}}{\mathrm{m^3}}=\mathrm{J/m^3}\right]$：単位体積あたりのエネルギー

となります。ここで，波の強さを求めると式（9.32）になります。波の強さ I とは単位時間に運ばれる単位面積あたりのエネルギーの量をいいます。

$$I=\frac{E}{V}v=\frac{1}{2}\rho\omega^2a^2v \tag{9.32}$$

I〔$\mathrm{J/(m^2\cdot s)}$〕：波の強さ，v〔m/s〕：速度

波の強さ I に関して，式（9.32）より①～④のことがいえます。

① 媒質の密度に比例する。

② 周波数の2乗に比例する。

③ 振幅の2乗に比例する。

④ 速度に比例する。

9.6　音響インピーダンス

音響インピーダンスとは音の通りにくさを表しており，音圧 P を加えたときの粒子の平均速度から式（9.33）のように求めることができます。

$$Z=\frac{P}{v} \tag{9.33}$$

$Z\left[\frac{\mathrm{Pa}}{\mathrm{m/s}}=\frac{\mathrm{N}}{\mathrm{m^2}}\cdot\frac{\mathrm{s}}{\mathrm{m}}=\frac{\mathrm{kg\cdot m}}{\mathrm{s^2}}\cdot\frac{\mathrm{s}}{\mathrm{m^3}}=\mathrm{kg/(m^2\cdot s)}\right]$：音響インピーダンス，

P〔Pa〕：音圧，v〔m/s〕：粒子の平均速度

また，損失のない平面波の場合は，媒質の密度を ρ，音速を c とすると，Z は式（9.34）になります。

$$Z=\rho c \tag{9.34}$$

$Z\left[\frac{\mathrm{kg}}{\mathrm{m^3}}\cdot\frac{\mathrm{m}}{\mathrm{s}}=\mathrm{kg/(m^2\cdot s)}\right]$：音響インピーダンス，$\rho$〔kg/m^3〕：媒質の密度，$c$〔m/s〕：音速

9.6.1　空気と水の音響インピーダンス

水と空気の音響インピーダンスを**表 9.2** に示します。水のほうが密度も音の伝搬速度も大きいために，音響インピーダンスも大きくなります。

表 9.2　水と空気の音響インピーダンス[10)]

	密度 ρ〔kg/m^3〕	音の伝搬速度 c〔m/s〕	音響インピーダンス Z〔×10^6 kg/(m^2・s)〕	備　考
空気	1.2	343.5	0.000 405 3	20℃
水	1 000	1 500	1.5	20℃，Z：空気の 3 701 倍

9.6.2　人体の音響インピーダンス

人体（生体組織）の超音波の伝搬速度と音響インピーダンスを**表 9.3** と**図 9.14** に示しま

表 9.3　人体（生体組織）の音響インピーダンス[7),9)]

	音の伝搬速度 c〔m/s〕	音響インピーダンス Z〔×10^6 kg/(m^2・s)〕
頭蓋骨	4 080	7.8
筋肉	1 585	1.70
肝臓	1 549	1.65
血液	1 570	1.61
脳	1 541	1.58
脂肪	1 450	1.38
肺	700	0.26

＊硬い組織だと，伝搬速度が速いです。

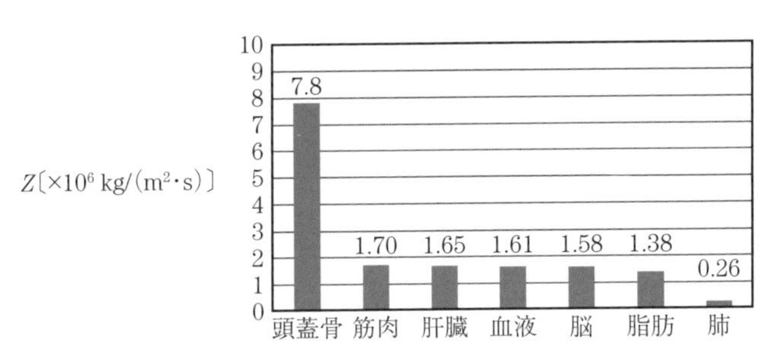

図 9.14 人体（生体組織）における音響インピーダンスの比較

す。音響インピーダンスが大きいのは硬く音の伝搬速度も大きい骨であり，小さいのは空気を含む肺になります。

9.7 音の反射

音は音響インピーダンスの異なる点で反射します。**図 9.15** において，音響インピーダンスが $Z_2 > Z_1$ であると，$x=0$ で反射が起きます。このときの**反射率** R は式（9.35）で与えられ，媒質 2 の音響インピーダンス Z_2 と媒質 1 の音響インピーダンス Z_1 の差が大きいと大きくなります。音響インピーダンスは音の通りにくさを表しており，そのために Z_2 が大きいと反射率が大きくなります。

$$R=\frac{A_r}{A_i}=\frac{Z_2-Z_1}{Z_1+Z_2} \tag{9.35}$$

R(無次元数)：反射率，A_i〔m〕：入射波の振幅，A_r〔m〕：反射波の振幅，
Z_1〔kg/(m^2・s)〕，Z_2〔kg/(m^2・s)〕：音響インピーダンス

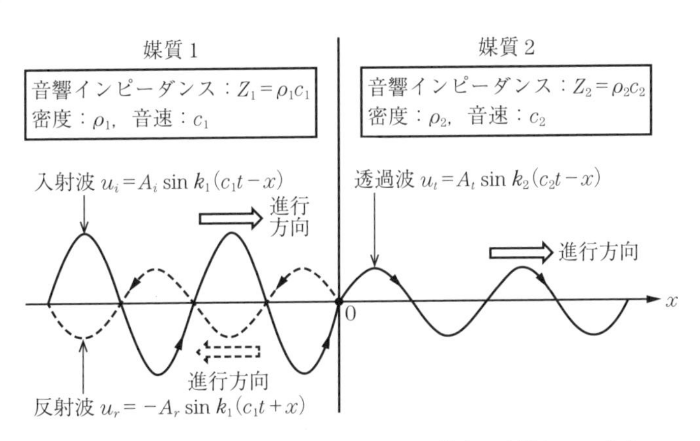

音は縦波ですが，わかりやすくするために横波に変換しています。

図 9.15 音の反射

図 9.15 において，入射波 u_i と透過波 u_2 は x の正方向に進む波であり

$$u_i=A_i \sin k_1(c_1 t-x) \tag{9.36}$$

$$u_t = A_t \sin k_2(c_2 t - x) \tag{9.37}$$

u_i〔m〕：入射波の変位，u_t〔m〕：透過波の変位，A_i〔m〕，A_t〔m〕：振幅，

c_1〔m/s〕，c_2〔m/s〕：音速，$k_1 = \dfrac{\omega}{c_1}$〔rad/m〕，$k_2 = \dfrac{\omega}{c_2}$〔rad/m〕

で与えられます。一方，反射波は x の負方向に進む波であり

$$u = A \sin k_1(c_1 t + x) \tag{9.38}$$

u〔m〕：x の負方向に進む波の変位，A〔m〕：振幅

として表されますが，実際の反射波 u_r は**図 9.16** に示すように式（9.38）の波に対して位相が 180°（π〔rad〕）進んでいるために

$$u_r = A_r \sin\{k_1(c_1 t + x) + \pi\} = -A_r \sin k_1(c_1 t + x) \tag{9.39}$$

u_r〔m〕：反射波の変位，A_r〔m〕：振幅，c_1〔m/s〕：音速，$k_1 = \dfrac{\omega}{c_1}$〔rad/m〕

となります。

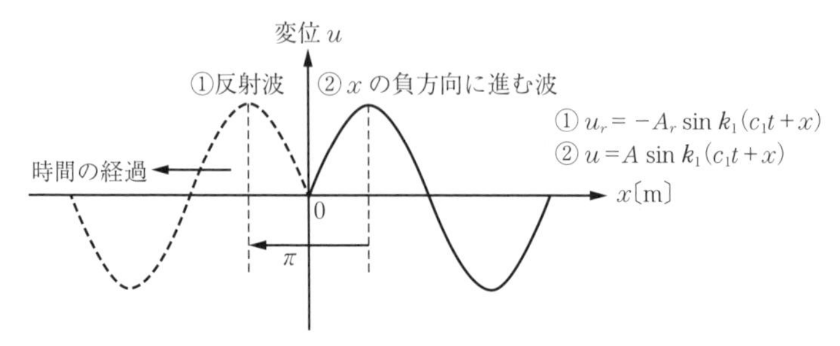

図 9.16　反射波の波形

媒質の境界面で変位が連続すると考えると，$x=0$ で式（9.40）が成り立ちます。

$$u_i + u_r = u_t \quad \Rightarrow \quad (A_i - A_r)\sin \omega t = A_t \sin \omega t$$

$$A_i - A_r = A_t \tag{9.40}$$

u_i〔m〕：入射波の変位，u_r〔m〕：反射波の変位，u_t〔m〕：透過波の変位，

A_i〔m〕：入射波の振幅，A_r〔m〕：反射波の振幅，A_t〔m〕：透過波の振幅

また，単位時間に運ばれる単位面積あたりの入射波のエネルギーは反射波と透過波を合計したエネルギーに等しく，式（9.41）が成り立ちます。

$$\frac{1}{2}\rho_1 \omega^2 A_i^2 c_1 = \frac{1}{2}\rho_1 \omega^2 A_r^2 c_1 + \frac{1}{2}\rho_2 \omega^2 A_t^2 c_2$$

$$\rho_1 A_i^2 c_1 = \rho_1 A_r^2 c_1 + \rho_2 A_t^2 c_2 \tag{9.41}$$

ρ_1〔kg/m^3〕，c_1〔m/s〕：入射波と反射波の密度と音速，

ρ_2〔kg/m^3〕，c_2〔m/s〕：透過波の密度と音速

つぎに，式（9.40）と式（9.41）の連立方程式を解くと，反射率 R と透過率 T を求めることができます。

$$A_r = \frac{\rho_2 c_2 - \rho_1 c_1}{\rho_1 c_1 + \rho_2 c_2} A_i = \frac{Z_2 - Z_1}{Z_1 + Z_2} A_i$$

$$R=\frac{A_r}{A_i}=\frac{Z_2-Z_1}{Z_1+Z_2} \tag{9.42}$$

A_r〔m〕：反射波の振幅，A_i〔m〕：入射波の振幅，R(無名数)：反射率，
Z_1〔kg/(m²・s)〕，Z_2〔kg/(m²・s)〕：音響インピーダンス

$$A_t=\frac{2\rho_2 c_2}{\rho_1 c_1+\rho_2 c_2}A_i=\frac{2Z_2}{Z_1+Z_2}A_i$$

$$T=\frac{A_t}{A_i}=\frac{2Z_2}{Z_1+Z_2} \tag{9.43}$$

A_t〔m〕：透過波の振幅，A_i〔m〕：入射波の振幅，T(無名数)：透過率，
Z_1〔kg/(m²・s)〕，Z_2〔kg/(m²・s)〕：音響インピーダンス

超音波診断装置は超音波の反射を利用し，臓器の画像を得ています。超音波の反射波は音響インピーダンスの異なる境界面で起こります。多くの軟部組織は表9.3および図9.14に示すように音響インピーダンスに大きな差がありません。したがって，ほとんどの場合は臓器の境界線が画像として現れます。また，逆に信号の反射をなくすために考えられたのが**同軸ケーブル**であり，特性インピーダンスは一般的に50 Ωか75 Ωに定められています。同軸ケーブルを使うと，特性インピーダンスが同一のために反射が起きず，電気信号がそのまま伝わります。

例題 9.5　空気中を伝わる音が氷にぶつかったときの反射率は，いくつになるか求めよ。ただし，縦波に対する氷の音響インピーダンスを2.96×10^6 kg/(m²・s) とする。

（**解答**）　反射率は以下となり，ほとんどの音が反射してしまいます。

$$R=\frac{Z_2-Z_1}{Z_1+Z_2}=\frac{2.96-0.000\,405}{2.960\,405}=0.999\,7$$

表9.4に示すように，固体の縦波に対する音響インピーダンスは大きく，これらに音がぶつかったときはほとんどが反射してしまいます。

表9.4　固体の縦波に対する音響インピーダンス[10)]

	音響インピーダンス Z〔$\times10^6$ kg/(m²・s)〕
アルミニウム	17.3
銅	44.6
ステンレス鋼	45.7
鉄	46.4

9.8　音波や超音波の減衰

健康な人は非常に小さい音（10^{-5} Pa）から大きな音（20 Pa 程度）まで，広範囲に音を聞くことができます。また，人間の感覚は刺激量の対数にほぼ比例します。そこで，音の大きさを

音圧レベルL_pとして式（9.44）のように定義しています。

$$L_p = 20\log_{10}\left(\frac{P}{0.000\,02}\right) \tag{9.44}$$

L_p〔dB〕：音圧レベル，P〔Pa〕：実効音圧

例題 9.6　実効音圧〔Pa〕に対する音圧レベル〔dB〕を求めよ。

（**解答**）　計算結果を**表 9.5** および**図 9.17** に示します。

表 9.5　実効音圧の音圧レベルへの換算値

P〔Pa〕	0.000 02	0.000 2	0.002	0.02	0.2	2	20
L_p〔dB〕	0	20	40	60	80	100	120

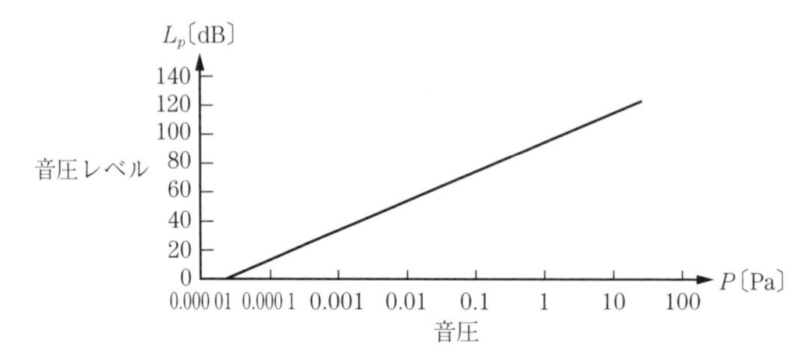

図 9.17　実効音圧の音圧レベルへの換算

音波や超音波が屋外で空気中を伝わるとき，空気の吸収により音圧は距離に対して指数関数的に減衰します。これに関して，日本産業規格 JIS Z8738[21]で計算式が示されています。まず，音圧レベルの減衰量は式（9.45）となります。

$$\delta L = 10\log_{10}\left(\frac{p_i^2}{p_t^2}\right) = \alpha s \tag{9.45}$$

δL〔dB〕：空気吸収による減衰量，p_i〔Pa〕：音源の音圧，p_t〔Pa〕：点 s の音圧，
α〔dB/m〕：純音の減衰係数，s〔m〕：音源からの距離

これより，減衰の基本式が得られます。

$$p_t = p_i \exp(-0.115\,1\alpha s) \tag{9.46}$$

p_i〔Pa〕：音源の音圧，p_t〔Pa〕：点 s の音圧，α〔dB/m〕：純音の減衰係数，
s〔m〕：音源からの距離

なお，式（9.46）中の係数，0.115 1 は以下のようにして求めたものです。

$$20\log_{10}\left(\frac{p_i}{p_t}\right) = \alpha s,\quad \frac{p_i}{p_t} = 10^{\frac{\alpha s}{20}},\quad \ln\left(\frac{p_i}{p_t}\right) = \ln 10^{\frac{\alpha s}{20}} = \frac{\alpha s}{20}\ln 10 \cong 0.115\,1\alpha s$$

$$\frac{p_t}{p_i} = \frac{1}{\exp(0.115\,1\alpha s)} = \exp(-0.115\,1\alpha s) \quad \Rightarrow \quad p_t = p_i \exp(0.115\,1\alpha s)$$

1気圧で温度を20℃，湿度を70％としたときの純音の周波数が100 Hz，1 KHzおよび10 kHzにおける減衰係数は，それぞれ0.22 dB/km，4.98 dB/km，118 dB/kmになります。このときの，距離sに対する音圧レベルの減衰を**図9.18**に示します。周波数が高い音ほど距離に対する減衰が大きく，逆に低い音は減衰が少なくなっています。つまり，太鼓のような低い音は遠くまで届くことになります。

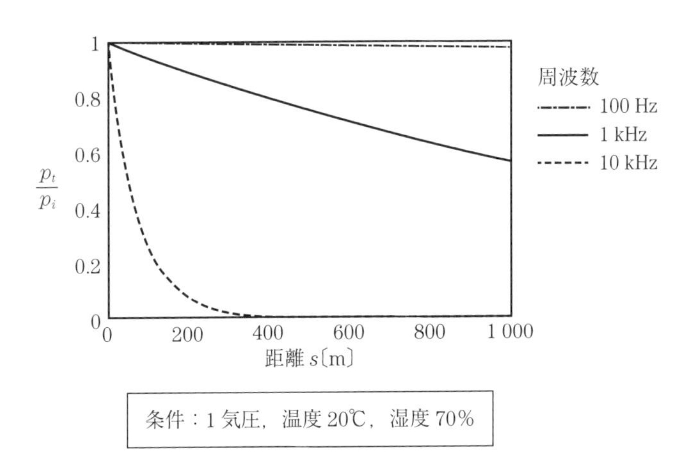

図9.18 音圧レベルの減衰

超音波を生体に照射し生体の中を波が伝わるときも，やはり減衰します。そのときの減衰定数†は周波数によって変化しますが，参考として1 MHzにおける生体組織や水および空気の減衰定数を**表9.6**に示します。肺，頭蓋骨，空気などの減衰定数が大きくなっています。また，周波数が高くなると減衰定数は大きくなることが分かっており，腱や心筋を除く生体組織ではほぼ周波数に比例して大きくなります。

表9.6 1 MHzにおける水や空気および生体組織の減衰定数[7),9)]

	減衰定数 α〔dB/cm〕	音響インピーダンス Z〔$\times 10^6$ kg/(m^2・s)〕
血液	0.18	1.61
脂肪	0.63	1.38
脳	0.85	1.58
肝臓	0.94	1.65
筋肉*	1.3	1.70
頭蓋骨	13	7.8
肺	20	0.26
水	0.002 2	1.5
空気	12	0.000 405 3

＊ この場合の波は線維方向です。

† JIS Z8708ではαを減衰係数としていましたが，医用分野ではαを減衰定数と呼んでいます。

コラム：減衰定数のデシベル表示

減衰定数 α〔dB/cm〕は式（1）で求められます。基本的に JIS Z8738 に同じです。

$$\alpha = 20\log_{10}\left(\frac{A_i}{A}\right) = 20\log_{10}\left(\frac{P_i}{P}\right) \quad (1)$$

α〔dB/cm〕：減衰定数，A_i〔m〕：入射波の振幅，A〔m〕：測定点での振幅，
P_i〔Pa〕：入射波の音圧，P〔Pa〕：測定点での音圧

式（1）の α は減衰定数なので，わかりやすくすると式（2）のようになります。

$$-\alpha = 20\log_{10}\left(\frac{A}{A_i}\right) = 20\log_{10}\left(\frac{P}{P_i}\right) \quad (2)$$

書き直すと

$$\frac{A}{A_i} = \frac{P}{P_i} = 10^{\frac{-\alpha}{20}} \quad (3)$$

となります。

ここで，減衰定数の一例について計算してみましょう。脂肪の減衰定数は 0.63 dB/cm です。したがって，A/A_i を求めると式（4）のようになり，これは距離 x =1 cm で 0.93 倍に減衰することを意味しています。

$$\frac{A}{A_i} = 10^{\frac{-\alpha}{20}} = 10^{\frac{-0.63}{20}} = 0.93\ \mathrm{cm}^{-1} \quad (4)$$

演 習 問 題

1. 振幅を 0.1 m，周波数を 2 kHz，波の速度を 500 m/s として，正弦波の距離 x に対する波形を図に描け。

2. 1 kHz の周波数の音波が空気中から水中に伝わるとき，二つの媒質中における音波の波長はいくらになるか求めよ。ただし，空気中と水中の音速をそれぞれ 340 m/s，1 500 m/s とする。

3. 音響インピーダンスが最も大きいのはどれか答えよ。

（1）血液　（2）脂肪　（3）筋肉　（4）頭蓋骨　（5）肺

4. 肺の 1 MHz における超音波の減衰定数は 20 dB/cm である。入射波の振幅に対する x = 1 cm における超音波の振幅の比（1 cm の点の振幅 / 入射波の振幅 =A/A_i）を求めよ。

5. 警笛を鳴らして踏切を通り過ぎる電車がある。通過する前の警笛の周波数は 1 600 Hz，通過後は 1 400 Hz だった。このときの電車の速度〔km/h〕を求めよ。ただし，音速を 340 m/s とする。

6. 以下の式で示される二つの波 u_1 と u_2 が合成されたときの波の式を求めよ。

（1）$x=0$ での時間に対する変位　$u_1 = A\sin\omega t$，$u_2 = A\sin(\omega t-\theta)$

（2）x の正方向に進む波　$u_1 = A\sin 2\pi(x/\lambda_1 - f_1 t)$，$u_2 = A\sin 2\pi(x/\lambda_2 - f_2 t)$

過去問題に挑戦

1. 音の3要素はどれか［臨床工学技士国家試験 第36回（2022年度）午前問題83］。

a. 高さ　b. 強さ　c. 音色　d. 速さ　e. 方向

（1）a, b, c　（2）a, b, e　（3）a, d, e　（4）b, c, d　（5）c, d, e

2. 静止している観測者に向かって音源が音速の1/10の速さで近づくとき，観測者が聞く音の振動数は音源が出す音の振動数の何倍か［第2種ME技術実力検定試験 第33回（2011年）午前問題22］。

（1）9/10　（2）10/11　（3）11/10　（4）10/9　（5）11/9

3. 音波について誤っているものはどれか［第2種ME技術実力検定試験 第34回（2012年）午前問題22］。

（1）水中（25℃）の音速は1 500 m/sである。

（2）超音速は生体内で指数関数的に減衰する。

（3）血液の固有音響インピーダンスは頭蓋骨より小さい。

（4）硬い物質ほど伝搬速度が速い。

（5）周波数が高くなるとドプラ効果は起こりにくい。

4. 正しいのはどれか［臨床工学技士国家試験 第35回（2021年度）午前問題86］。

a. 2 000 Hzの音波は超音波である。

b. 頭蓋骨を伝わる音速は約1 500 m/sである。

c. 音響インピーダンスは密度と音速の積である。

d. 音波は音響インピーダンスの異なる組織の境界面で反射する。

e. 骨の音響インピーダンスは筋肉より大きい。

（1）a, b, c　（2）a, b, e　（3）a, d, e　（4）b, c, d　（5）c, d, e

第 10 章

光の反射と屈折

光は電磁波であり，そのうちの波長が 380 ～ 760 nm のものを可視光といい目で確認することができます。光は媒質の振動方向と直角方向に進行するために横波になります。本章では，光の反射と屈折，光のいろいろな現象，偏光と自然光，凸レンズと実像の倍率について理解していきましょう。

10.1　光（波）の反射と屈折

光（波）は同一の媒質中では直進しますが，異なる媒質との境界面では一部は反射し，一部は屈折します。そのときの反射波と透過波の進行方向を本節では説明していきます。

10.1.1　反　　射

図 10.1 に示すように，光は四方八方に同心円状に伝わります。この波を**素元波**といいます。このとき，単位時間に素元波が進む距離は等しくなります。

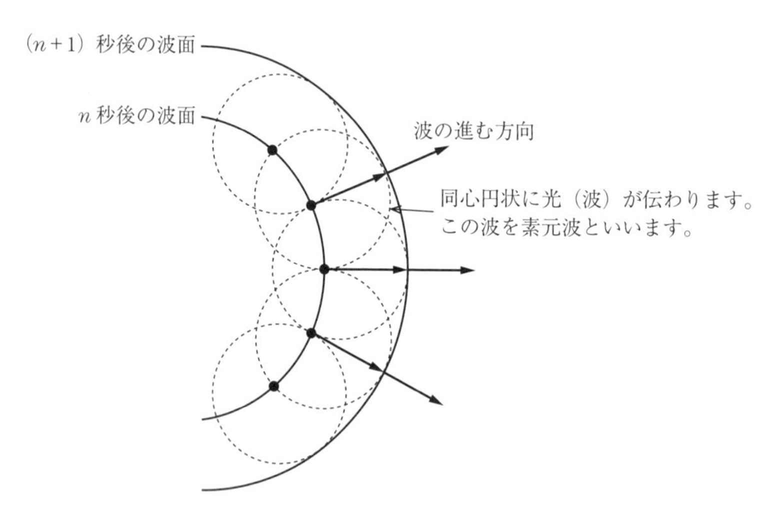

図 10.1　素元波の進行

光の一部は異なる媒質との境界面で反射します。このときの**反射波**の**反射角**は**入射角**に等しくなります。**図 10.2** において，素元波が単位時間に進む距離は同一であるために線分 PP′ と QQ′ は等しくなります。一方，角度 β_2 は $(\beta_2+\theta)=\pi/2$ より

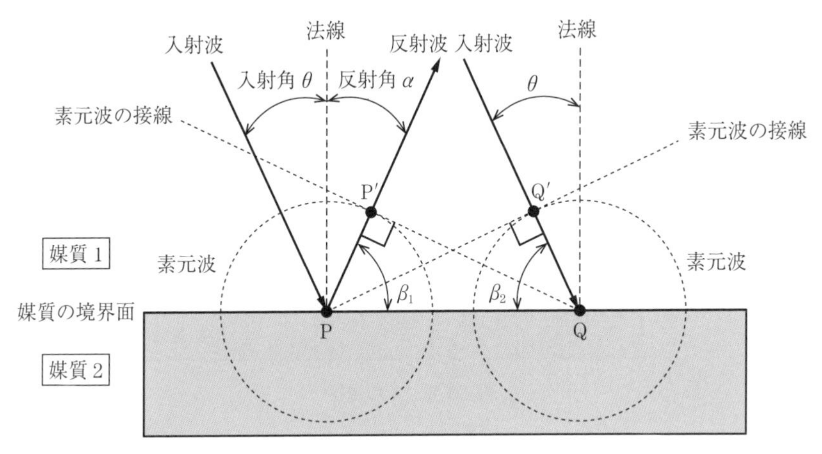

図 10.2 光の反射

$$\beta_2 = \left(\frac{\pi}{2} - \theta\right) \tag{10.1}$$

になります。直角三角形 ΔPP′Q と ΔQQ′ P は斜辺 PQ を共有しており，他の一辺である線分 PP′ と QQ′ が等しいために合同[†]です。したがって，角度 β_1 は β_2 に等しく β_1 は

$$\beta_1 = \left(\frac{\pi}{2} - \theta\right) \tag{10.2}$$

になります。式（10.2）と（$\alpha + \beta_1$）$= \pi/2$ より，反射角 α を求めると

$$\alpha = \frac{\pi}{2} - \beta_1 = \frac{\pi}{2} - \left(\frac{\pi}{2} - \theta\right) = \theta \tag{10.3}$$

となり，反射角 α は入射角 θ に等しくなります。

10.1.2 屈　　折

光の周波数（振動数）f は媒質が異なっても変化しませんが，光の速さと波長は媒質が異なると変化します。このために，光は**図 10.3** のように**屈折**し，進行方向が変わります。

図 10.3 において次式が成り立ちます。

$$QQ' = PQ \sin\theta = r_1 = v_1 t, \quad PP' = PQ \sin\theta_r = r_2 = v_2 t$$

これより

$$\frac{QQ'}{PP'} = \frac{\sin\theta}{\sin\theta_r} = \frac{v_1}{v_2} \tag{10.4}$$

が得られます。ここに，$v = f\lambda$ を代入すると式（10.5）となります。

$$\frac{\sin\theta}{\sin\theta_r} = \frac{v_1}{v_2} = \frac{\lambda_1}{\lambda_2} = n_{12} \tag{10.5}$$

† 直角三角形の合同条件：つぎのいずれかを満足するときに，二つの三角形は合同になります。
① 斜辺と一つの鋭角がそれぞれ等しい。
② 斜辺と他の一辺が等しい。

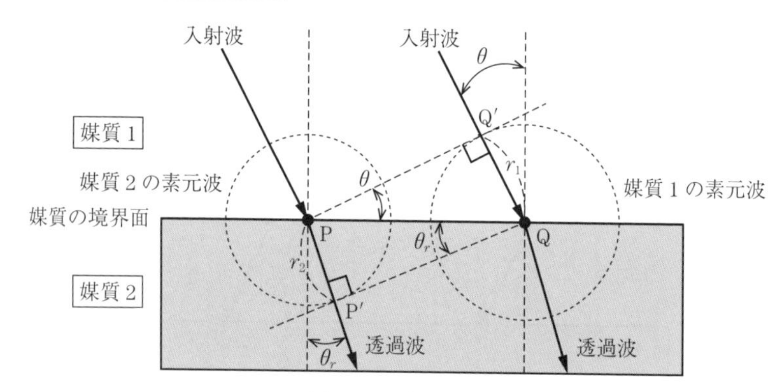

図 10.3　光の屈折

n_{12}：媒質 1 に対する媒質 2 の相対屈折率，θ〔rad〕：入射角，θ_r〔rad〕：屈折角，
v_1〔m/s〕，v_2〔m/s〕：媒質 1，2 における光(波)の速さ，
λ_1〔m〕，λ_2〔m〕：媒質 1，2 における波長

このときの n_{12} を媒質 1 に対する媒質 2 の**相対屈折率**といいます。また，媒質 1 が真空中のときの n_{12} を，**絶対屈折率**または**屈折率**といいます。絶対屈折率を式（10.6）に示します。

$$\text{絶対屈折率} = \frac{\mathrm{QQ'}}{\mathrm{PP'}} = \frac{\sin\theta}{\sin\theta_r} = \frac{c}{v} \tag{10.6}$$

θ〔rad〕：入射角，θ_r〔rad〕：屈折角，$c = 2.998 \times 10^8$〔m/s〕：真空中の光速，
v〔m/s〕：物質(媒質)中の光速

いろいろな媒質での絶対屈性率を**表 10.1** に示します。

表 10.1　いろいろな媒質での絶対屈折率（$\lambda = 589.3$ nm の光に対する値）[10]

媒　質	絶対屈折率	測定条件
空気	1.000 292	0℃，1 気圧
二酸化炭素	1.000 450	0℃，1 気圧
水	1.333	20℃
石英ガラス	1.458 5	18℃
ダイヤモンド	2.420	20℃

水槽をのぞくと水槽の底が実際より浅く見えます。これは光の屈折によるものです。また，プリズムを使い，屈折率の違いを利用して太陽光を分光することができます。プリズムに太陽光を当てると，波長の短い紫は屈折率が大きく，波長の長い赤は屈折率が小さいために**図 10.4** のように分光します。

例題 10.1　　図 10.3 において入射角が $\theta = 44.4°$，屈折角 $\theta_r = 30°$ のときの屈折率 n を求めよ。

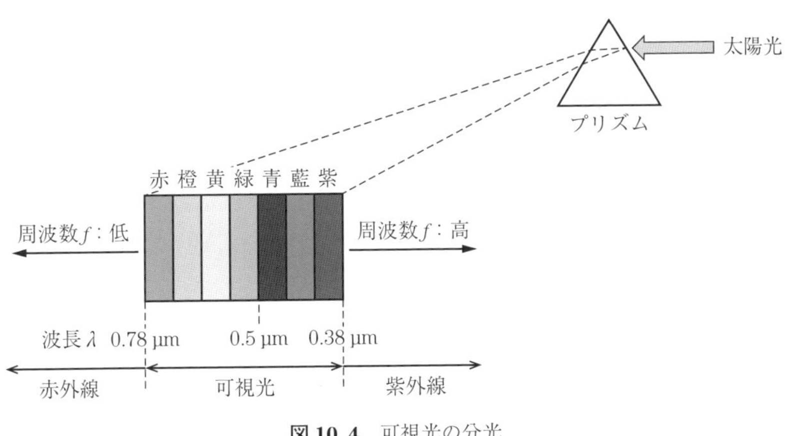

図 10.4　可視光の分光

（**解答**）

$$n=\frac{\sin 44.4^\circ}{\sin 30^\circ}=\frac{0.7}{0.5}=1.4$$

10.2　光のいろいろな現象

10.2.1　回　　　折

媒質中を伝わる光（波）が，その障害物の背後などの幾何学的には到達できない領域に回り込んで伝わっていく現象のことをいいます。光を障害物で遮っても，陰の周辺部が少し明るくなります。このような現象を**回折**といいます（**図 10.5**）。

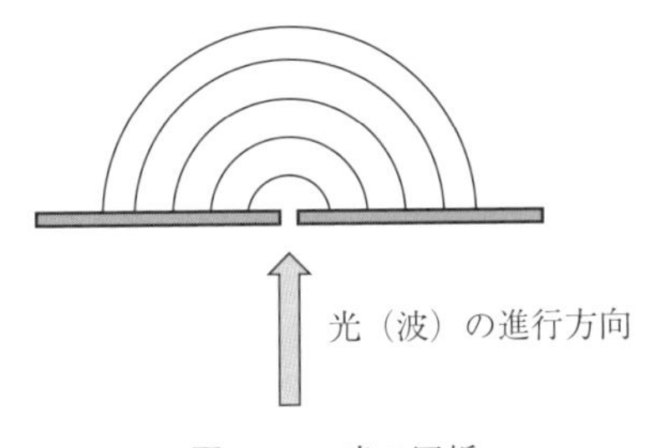

図 10.5　光の回折

10.2.2　散　　　乱

散乱とは，物質に光があたると，物質を構成する分子や微粒子に光が衝突し，あちこちに反射される現象をいいます。一例として，散乱によって空に現れる現象について説明します。

〔**1**〕　**日中の晴れた空**　　太陽光が大気中の空気分子や微粒子に衝突すると，散乱します。このとき，波長の短い光（紫 ～ 青色）ほど多く散乱されます。それを繰り返すことにより，空が青く見えます。

〔**2**〕　**夕暮れの空**　　夕方には太陽光が通過する大気層の距離が長くなります。波長の短い

光（紫～青色）は散乱を繰り返すために減衰し，地上に届くのはわずかな量になります。一方，波長の長い赤などは散乱しにくいために地上に届く量が多く，夕暮れの西の空が赤く見えるのはこのためです。

10.2.3 干　　　　渉

光の波が重なり合うことにより，たがいの波を強めたり弱めたりして異なる波形になります。この現象を**干渉**といいます。例えば，周波数が同じ光（波）の山と山が重なったときは振幅が大きくなります。逆に山と谷が重なったときは，打ち消し合い振幅は小さくなります。このように，波が重なって振動を強め合ったり弱め合ったりする現象を波の干渉といいます。水に浮いている油に白色光を当てると，いろいろな色彩が見えます。このような現象も干渉になります。

10.3 偏光と自然光

光は**電磁波**です。そのうち波長 380 ～ 760 nm が可視光になります。電磁波は二つの波からなります。**電界波**と**磁界波**からなり，たがいに影響しあって光の速さで空間を伝わっていきます。**図 10.6** に示すように，電界 E から磁界 H に右ねじを回したとき，ねじの進む方向が電磁波の進行方向になります。つまり，電磁波は電界 E と磁界 H が変化する方向と直角方向に進行するために横波に分類されます。

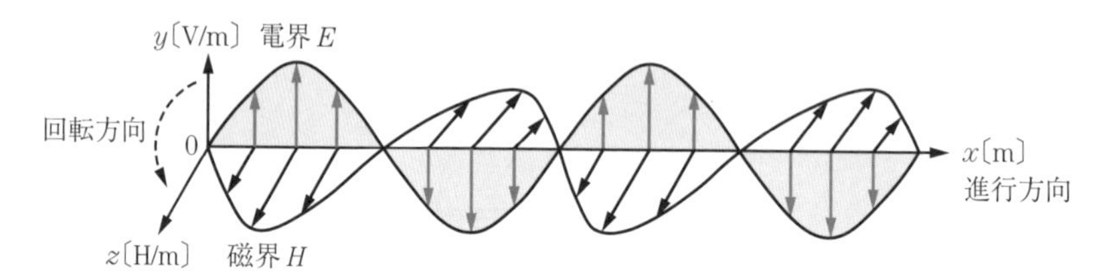

図 10.6 電磁波

偏光とは，このように電界および磁界の振動方向が規則的な光を意味します。これに対して，無規則に振動している光を**非偏光**あるいは**自然光**と呼びます。なお，光学フィルタなどを通すことによって，自然光から偏光を得ることができます。例えば，水中の魚などをカメラで撮影するときは，専用のフィルタを付けると偏光だけを得ることができ，きれいに撮ることができます。

10.4 凸レンズと実像の倍率

凸レンズを使用し，スクリーンに実像を投影します。そのときの投影された実像の倍率は式

(10.7) のようになります[†]。**図 10.7** において，ΔABO と ΔA′B′O，ΔPOF と ΔA′B′F は相似になります。

$$\Delta \mathrm{ABO} \backsim \Delta \mathrm{A'B'O},\ \ \Delta \mathrm{POF} \backsim \mathrm{A'B'F} \tag{10.7}$$

これより

$$\mathrm{AB} : \mathrm{A'B'} = \mathrm{PO} : \mathrm{A'B'} = \mathrm{FO} : \mathrm{FB'} = f : b-f = a : b \tag{10.8}$$

を導くことができます。このときの倍率は

$$倍率\ M = \frac{実像}{物体} = \frac{\mathrm{A'B'}}{\mathrm{AB}} = \frac{\mathrm{A'B'}}{\mathrm{PO}} = \frac{\mathrm{FB'}}{\mathrm{FO}} = \frac{b-f}{f} = \frac{b}{a} \tag{10.9}$$

となります。

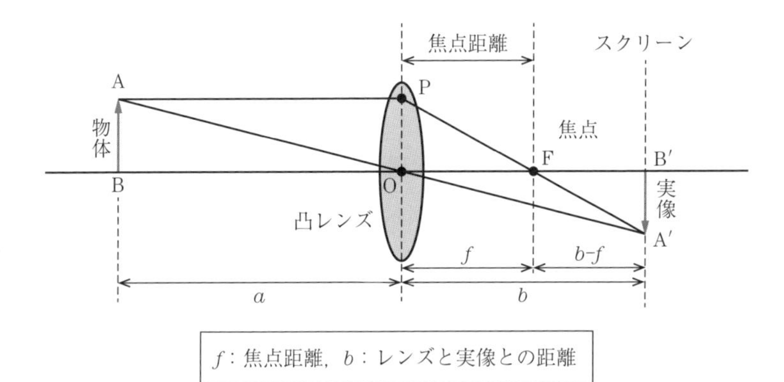

f：焦点距離，b：レンズと実像との距離

図 10.7　凸レンズを使用したときの物体と実像

例題 10.2　　図 10.7 において，$b=1.2\,a$ の場合の物体に対する実像の倍率 M を求めよ。

（**解答**）　倍率 $M=\dfrac{b}{a}=\dfrac{1.2\,a}{a}=1.2$

演　習　問　題

1. 図 10.7 において焦点距離が 10 cm の凸レンズにより物体 AB の実像 A′B′ ができている。物体 AB と実像 A′B′ の大きさが等しくなったとき，レンズと実像との距離 b〔cm〕はいくらになるか求めよ。

2. 媒質 1 と媒質 2 が平面で接している。光を媒質 1 から媒質 2 に入射させたところ，入射角が 30° のとき屈折角が 90° となり屈折光が両媒質の境界面に進んだ。媒質 1 に対する媒質 2 の相対屈折率はいくらになるか求めよ。

---

† ∽は相似を意味します。

過去問題に挑戦

1. 焦点距離fの凸レンズを用いて物体をスクリーンに投影したところ，物体の1.5倍の大きさの実像ができた。レンズからスクリーンまでの距離はどれか［**図**，第2種ME技術実力検定試験 第42回（2021年）午後問題12］。

（1）f　（2）$1.5f$　（3）$2f$　（4）$2.5f$　（5）$3f$

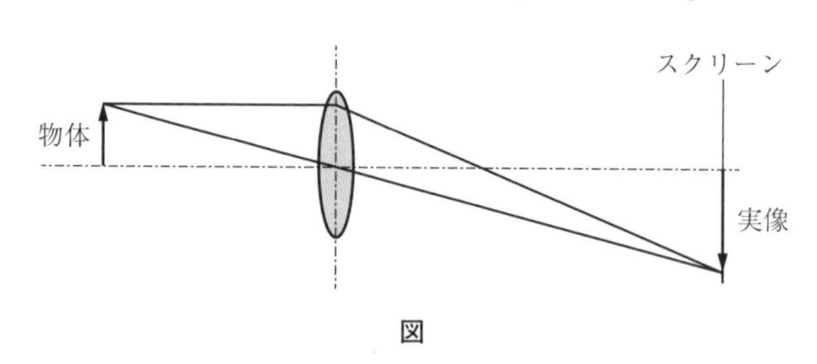

図

2. 光の屈折，反射，散乱の結果，現れる現象でないのはどれか［第2種ME技術実力検定試験 第36回（2014年）午前問題23］。

（1）晴れた日に空が青く見えた。

（2）夕焼けで空が赤くなっていた。

（3）雨上がりに二重の虹が見えた。

（4）月面から見ると地球が青く見えた。

（5）落雷のときに稲妻が青白く見えた。

3. **図**のように，ガラスと真空の境界面に光が入射し屈折した。真空に対するガラスの屈折率が1.73（$\fallingdotseq\sqrt{3}$），入射角が30°のとき，屈折角はおよそ何度か［第2種ME技術実力検定試験 第40回（2018年）午前問題22］。

（1）30°　（2）45°　（3）60°　（4）75°　（5）90°

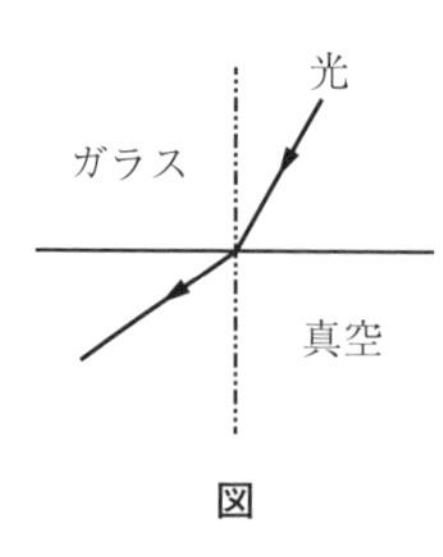

図

解　　　答

【第 1 章 演習問題】

1. 基本単位で表すと，（1）～（3）のようになります。

（1）$\mathrm{Pa}=\dfrac{\mathrm{N}}{\mathrm{m}^2}=\dfrac{\mathrm{kg}\cdot\mathrm{m/s}^2}{\mathrm{m}^2}=\mathrm{kg}/(\mathrm{m}\cdot\mathrm{s}^2)$

（2）$\mathrm{N}=\mathrm{kg}\cdot\mathrm{m/s}^2$

（3）$\mathrm{J}=\mathrm{N}\cdot\mathrm{m}=\mathrm{kg}\cdot\mathrm{m}^2/\mathrm{s}^2$

2. 正解：（3），（4）が正しいです。

（1）エネルギーの単位 J（ジュール）は基本単位である。⇒×，組立単位です。J＝N・m

（2）体積の単位 L（リットル）は組立単位に分類される。⇒×，SI 単位（組立単位）ではありません。

（3）放射能の単位は Bq（ベクレル）と定められている。⇒○

（4）コンダクタンス G の単位 S（ジーメンス）は A/V で定義される。⇒○，
コンダクタンスは電流の流れやすさを表したもので，その単位は S＝1/Ω＝A/V となります。

$$G〔S〕=\frac{1}{R}\left[\frac{1}{\Omega}=\frac{\mathrm{A}}{\mathrm{V}}\right]$$

（5）抵抗の単位 Ω（オーム）は基本単位である。　⇒×，組立単位です。Ω＝V/A

3. 正解：（3）（3）が間違っています。

（1）エネルギー：N・m ⇒○，J＝N・m

（2）仕事率　　：J/s　⇒○，W＝J/s

（3）電位　　　：J・C ⇒×，電位の単位は V＝J/C です。

（4）吸収線量　：J/kg　⇒○，Gy＝J/kg

（5）電荷　　　：A・s ⇒○，V＝A・s

4. それぞれ，正解は（1）～（3）のようになります。

（1）体積 $V=WDH$〔m^3〕⇒ $\dim V=L^3$

（2）加速度 $\alpha=\dfrac{v}{t}$〔$\mathrm{m/s}^2$〕⇒ $\dim \alpha=L\,T^{-2}$

（3）密度 $\rho=\dfrac{m}{V}$〔$\mathrm{kg/m}^3$〕⇒ $\dim \rho=L^{-3}M$

【第 1 章 過去問題に挑戦】

1. 正解：（4）$\mathrm{kg}\cdot\mathrm{m/s}^2$

2. 正解：（4）c，d

a. J（ジュール）は基本単位である。　⇒×，Jは組立単位です。$J=N\cdot m$

b. dB（デシベル）は補助単位である。⇒×，補助単位ではありません。

c. V（ボルト）は組立単位である。　⇒○，$V=J/C$

d. 1 S（ジーメンス）は1 A/Vである。⇒○，電流の流れやすさを表したものです。

e. Ω（オーム）は基本単位である。　⇒×，Ωは組立単位です。$\Omega=V/A$

3. 正解：（3）　（3）が間違っています。

（1）応力　　：N/m^2 ⇒○，応力の単位はPa（パスカル）であり $Pa=N/m^2$ です。

（2）仕事率　：J/s　⇒○，仕事率の単位はW（ワット）であり W= J/s です。

（3）電荷　　：A/s　⇒×，電荷の単位はC（クーロン）であり $C=A\cdot s$ です。

（4）磁束　　：V・s ⇒○，磁束の単位はWb（ウエーバ）であり $Wb=V\cdot s$ です。

（5）吸収線量：J/kg　⇒○，吸収線量の単位はGy（グレイ）であり Gy=J/kg です。

4. 正解：（2）　（2）が間違っています。SI接頭語のGは 10^6 ではなく 10^9 です。

【第2章 演習問題】

1. $\alpha=\tan\theta=\dfrac{100\ \text{km/h}}{12\ \text{s}}=\dfrac{100\times1\,000/3\,600}{12}=2.31\ \text{m/s}^2$

速度が80 km/hに達する時間 $t_1=\dfrac{v}{\alpha}=\dfrac{80\times1\,000/3\,600}{2.31}=\dfrac{22.222}{2.31}=9.62\cong9.6\ \text{s}$

$$L=\frac{1}{2}\alpha t_1^2+v(t-t_1)=\frac{1}{2}\times2.31\times9.6^2+22.22\times(30-9.6)=106.44+453.288$$

$=559.7\cong560\ \text{m}$

2. $m=100$〔kg〕：物体の質量，$v_0=20$〔m/s〕：物体の初速度，v〔m/s〕：物体の速度，α〔m/s^2〕：物体の加速度，F〔N〕：物体に働く力，$t=5$〔s〕：静止するまでの時間，$\bar{v}$〔m/s〕：停止するまでの5秒間における物体の平均速度　とします。

$v=v_0-\alpha t=0$，$\alpha=\dfrac{v_0}{t}=\dfrac{20}{5}=4\ \text{m/s}^2$，$F=m\alpha=100\times4=400\ \text{N}$

$\bar{v}=\dfrac{v_0}{2}=\dfrac{20}{2}=10\ \text{m/s}$，$L=\bar{v}t=10\times5=50\ \text{m}$

なお，距離の求め方については式（3.3）および式（3.4）を参照してください。

3.（a）$T=2\pi\sqrt{\dfrac{m}{k}}$〔s〕

（b）$k_T=k+k=2k$〔N/m〕，$T=2\pi\sqrt{\dfrac{m}{k_T}}=2\pi\sqrt{\dfrac{m}{2k}}=\sqrt{2}\pi\sqrt{\dfrac{m}{k}}$〔s〕

（c）$k_T=\dfrac{2k\times k}{2k+k}=\dfrac{2}{3}k$〔N/m〕，$T=2\pi\sqrt{\dfrac{m}{(2k/3)}}=\sqrt{6}\pi\sqrt{\dfrac{m}{k}}$〔s〕

4. $\omega=2\pi n=2\pi\times5=31.4\ \text{rad/s}$，$F=m\omega^2r=0.2\times(31.4)^2\times0.5=98.6\ \text{N}$

$E_k=F\cdot2\pi r=98.6\times2\pi\times0.5=309.6\ \text{J}$

5. $F=F_1-F_d=mg\sin\theta-\mu_d\,mg\cos\theta=m\alpha$

$$\alpha=\frac{F}{m}=g(\sin\theta-\mu_d\cos\theta)=9.8\times(\sin 30^\circ-0.2\times\cos 30^\circ)$$

$\sqrt{3}\cong 1.732$ とすると

$$\alpha=9.8\times\left(\frac{1}{2}-0.2\times\frac{\sqrt{3}}{2}\right)=9.8\times(0.5-0.2\times 0.866)=9.8\times 0.326\,8\cong 3.2\ \mathrm{m/s^2}$$

物体の重量(荷重)によって滑り落ちようとする力(**解図 1**)：$F_1=mg\sin\theta$〔N〕

動摩擦力：$F_d=\mu_d F_2=\mu_d\,mg\cos\theta$〔N〕，物体に働く力：$F$〔N〕

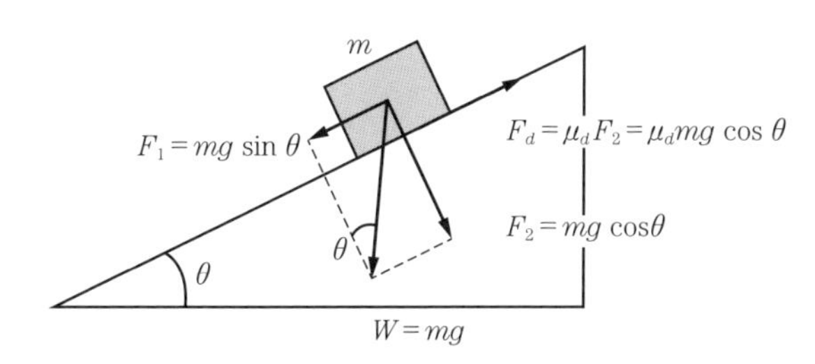

解図 1

6. 最高点に達するまでの時間 t は，速度が 0 になるまでの時間であり

$$v=20-gt=0\Rightarrow t=\frac{20}{g}=\frac{20}{9.8}=2.04\ \mathrm{s}$$

となります。最高点から水平面に落下する時間も同じで，$t=2.04$ s になります。このときの最高点の高さ h は以下となります。

$$h=\frac{1}{2}gt^2=\frac{1}{2}\times 9.8\times(2.04)^2=20.4\ \mathrm{m}$$

落下を開始してから 2.04 秒後の速度

$v=9.8\,t=9.8\times 2.04=20$ m/s となり，初速度と等しくなります。したがって，上昇した高さ h と落下した距離も等しくなります。

7. $T=\dfrac{v\sin\theta}{g}=\dfrac{35\times\sin 45^\circ}{9.8}=\dfrac{35\times 0.707}{9.8}=2.53\ \mathrm{s}$

T〔s〕：最高点に達する時間，v〔m/s〕：初速度，θ〔rad，°〕：v と x 軸のなす角度，

$g=9.8$〔$\mathrm{m/s^2}$〕：重力加速度

$$L=\frac{v^2\sin 2\theta}{g}=\frac{35^2\times\sin 90^\circ}{9.8}=125\ \mathrm{m}$$

L〔m〕：到達距離

8. $F_1\sin\theta\cdot L_1=F_2\cdot L_2\Rightarrow F_1=\dfrac{L_2}{L_1\sin\theta}F_2$

【第 2 章　過去問題に挑戦】

1. 正解：（3）　350

$t=$ 0 ～ 15 s　　$v_1=\dfrac{2}{3}t$〔m/s〕, $h_1=\displaystyle\int_0^{15}\frac{2}{3}tdt=\left[\frac{2}{3}\cdot\frac{t^2}{2}\right]_0^{15}=\frac{15^2}{3}=75$ m

または，平均速度 $\overline{v_1}=5$ m/s から，$h_1=5\times15=75$ m

$t=15$ ～ 35 s　　$v_2=10$ m/s, $h_2=10\times20=200$ m

$t=35$ ～ 50 s　　本文の図より平均速度と時間が $t=0$ ～ 15 s 間と同じであるため，

$h_3=h_1=75$ m

最上階の高さ（上昇した高さ）$h=h_1+h_2+h_3=75\times2+200=350$ m

2. 正解：（3）　8.6（**解図 2**）

$x=F_2\cos30°=5\times\cos30°=5\times0.866=4.33$ N（または，$x=F_1\cos30°=\dfrac{5\sqrt{3}}{2}$）

$y=F_1+F_2\sin30°=5+5\times\sin30°=5+5\times0.5=7.5$ N（または，$y=F_2\sin30°=\dfrac{5}{2}$）

$F=\sqrt{x^2+y^2}=\sqrt{18.75+56.25}=\sqrt{75}=8.66$ N（または，$F=\sqrt{\left(\dfrac{5\sqrt{3}}{2}\right)^2+\left(\dfrac{5}{2}\right)^2}=\sqrt{\dfrac{300}{4}}=\sqrt{75}$）

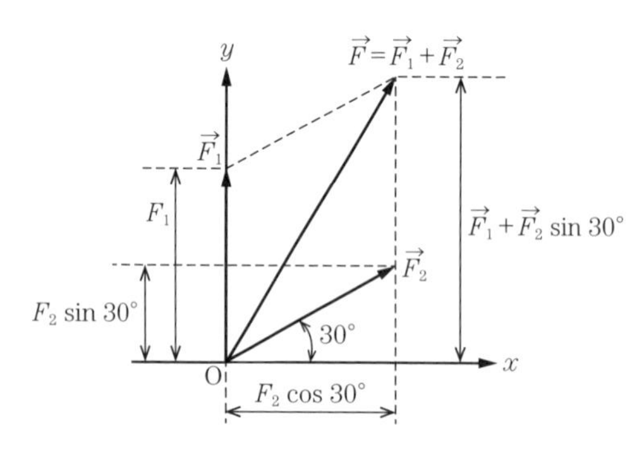

解図 2

3. 正解：（2）　15

水平方向の速度 v_x は水平面に落下するまで初速度と同じで変化はなく，$v_x=15$ m/s になります。

$v_x=30\times\cos60°=30\times0.5=15$ m/s

4. 正解：（4）　0.25（**解図 3**）

$\dfrac{l}{2}=0.5$ m

$F=mg=0.1\text{ kg}\times9.8\text{ m/s}^2=0.98$ N

$M=F\sin30°\left(\dfrac{l}{2}\right)=0.98\text{ N}\times0.5\times0.5$ m

$=0.245\cong0.25$ N・m

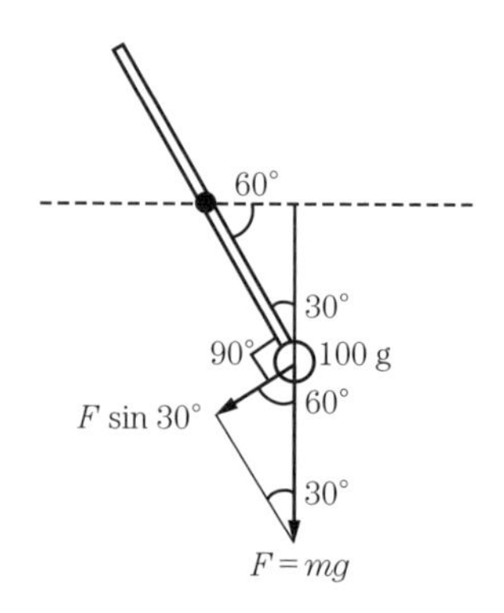

解図 3

【第 3 章 演習問題】

1. 物体に加えられたエネルギーは以下のように求めることができます。加速度は一定であり α〔m/s²〕とすると，速度 v_1〔m/s〕に達するまでに進んだ距離 L〔m〕は

$$L=\int_0^{t_1} v dt=\int_0^{t_1} \alpha t dt=\frac{1}{2}\alpha t_1^2$$

で与えられます。ここに，$t_1=v_1/\alpha$ を代入します。

$$L=\frac{1}{2}\alpha\left(\frac{v_1}{\alpha}\right)^2=\frac{v_1^2}{2\alpha}$$

となります。一方，$F=m\alpha$ が成り立ち，これより物体に加えられたエネルギー E が求められます。

$$E=FL=m\alpha\cdot\frac{v_1^2}{2\alpha}=\frac{1}{2}mv_1^2=\frac{1}{2}\times 1\ \mathrm{kg}\times 20^2(\mathrm{m/s})^2=200\ \mathrm{J}$$

2. まず，バネ定数は

$$k=\frac{F〔\mathrm{N}〕}{x〔\mathrm{m}〕}=\frac{mg〔\mathrm{N}〕}{x〔\mathrm{m}〕}=\frac{0.3\times 9.8}{0.06}=49\ \mathrm{N/m}$$

となります。$x=0$ でのおもりの運動エネルギー E_1 は $x=20$ cm におけるバネの弾性エネルギー E_2 に等しく

$$E_1=E_2=\frac{1}{2}kx^2=\frac{1}{2}\times 49\times 0.2^2=0.98\ \mathrm{J}$$

となります。

3. $F=9.8\times 65=637$ N，$仕事率=\dfrac{仕事}{t}=\dfrac{637\times 1\,200\ \mathrm{J}}{3\times 60\times 60\ \mathrm{s}}=70.77\cong 70.8\ \mathrm{W}$

4. $W=P〔\mathrm{W}〕t〔\mathrm{s}〕=400\times 5\times 60\ \mathrm{J}=120\ \mathrm{kJ}$

5. $E=\dfrac{1}{2}\rho S v^3〔\mathrm{J/s}〕\times t〔\mathrm{s}〕=\dfrac{1}{2}\times 1.2\ \mathrm{kg/m^3}\times 10\ \mathrm{m^2}\times 5^3(\mathrm{m/s})^3\times 3\,600\ \mathrm{s}=2\,700\ \mathrm{kJ}$

6. $H=100$ m のとき $P=\eta gQH=0.8\times 9.8\ \mathrm{m/s^2}\times 10\ \mathrm{m^3/s}\times 100\ \mathrm{m}=7\,840\ \mathrm{kW}$

$H=80$ m のとき $P=\left(\dfrac{80}{100}\right)^{1.5}\times 7\,840=5\,609.85\cong 5\,610\ \mathrm{kW}$

【第 3 章 過去問題に挑戦】

1. 正解：(5)　　430

水 1 g を 1℃上げるのに必要なエネルギー（熱量）は 4.2 J です。一方，1 g の水を x〔m〕持ち上げるのに必要なエネルギー E は E〔J〕$=F\cdot x$〔N・m〕となります。これより，持ち上げることのできる距離 x を求めることができます。

$$E=4.2\ \mathrm{J},\ x〔\mathrm{m}〕=\frac{E〔\mathrm{J}〕}{F〔\mathrm{N}〕}=\frac{E〔\mathrm{J}〕}{\mathrm{m}〔\mathrm{kg}〕\times 9.8\ \mathrm{m/s^2}}=\frac{4.2}{(1/1\,000)\times 9.8}=428.57\cong 430\ \mathrm{m}$$

2. 正解：(3)　　70

仕事(必要なエネルギー) $W = 4.2\ \mathrm{J/(g \cdot ℃)} \times 10℃ \times 100\ \mathrm{g} = 4\,200\ \mathrm{J}$

$$仕事率 = \frac{仕事\ W〔\mathrm{J}〕}{仕事をするのにかかった時間\ t〔\mathrm{s}〕} = \frac{4\,200\ \mathrm{J}}{60\ \mathrm{s}} = 70\ \mathrm{W}$$

3. 正解：（3）　2

圧力 P〔Pa〕で体積 V〔$\mathrm{m^3}$〕の血液を押し出したときの仕事は下式になります。

W〔J〕$= PV$〔$\mathrm{Pa \cdot m^3 = (N/m^2) m^3 = N \cdot m}$〕

一方，電力 P〔W〕を時間 t〔s〕の間ポンプに供給したときの電力量〔J〕は電力 P〔W〕$\times t$〔s〕になります。仕事と電力量は等しく，これより電力 P〔W〕を求めることができます。

$$仕事\ W〔\mathrm{J}〕= 電力\ P〔\mathrm{W}〕\times t〔\mathrm{s}〕\Rightarrow \quad 電力\ P〔\mathrm{W}〕= \frac{W〔\mathrm{J}〕}{t〔\mathrm{s}〕} = \frac{P〔\mathrm{Pa}〕\times V〔\mathrm{m^3}〕}{t〔\mathrm{s}〕} = P〔\mathrm{Pa}〕\times Q〔\mathrm{m^3/s}〕$$

ただし，流量は $Q = V/t$〔$\mathrm{m^3/s}$〕です。

$P = 150\ \mathrm{mmHg} = 2 \times 10^4\ \mathrm{Pa}$，$Q = 100\ \mathrm{mmL/s} = 100\ \mathrm{cm^3/s} = 100 \times 10^{-6}\ \mathrm{m^3/s} = 10^{-4}\ \mathrm{m^3/s}$

出力電力 $= P$〔Pa〕$\times Q$〔$\mathrm{m^3/s}$〕$= 2 \times 10^4 \times 10^{-4} = 2\ \mathrm{W}$

圧力 150 mmHg は 2×10^4 Pa に相当

$1\ \mathrm{Pa} = 7.5 \times 10^{-3}\ \mathrm{mmHg}$ より，150 mmHg は $\dfrac{150}{7.5 \times 10^{-3}} = 2 \times 10^4\ \mathrm{Pa}$ になります。

4. 正解：（4）　40

$$v = \frac{72 \times 10^3\ \mathrm{m}}{3\,600\ \mathrm{s}} = 20\ \mathrm{m/s},\quad m = 0.2\ \mathrm{kg}$$

$$E = \frac{1}{2} mv^2 = \frac{0.2 \times 20^2}{2} = 40\ \mathrm{J}$$

単位に注意

m〔kg〕，v〔m/s〕

5. 正解：（2）　2

点 A の位置エネルギーが点 B で運動エネルギーに変化します。これより，点 B の速度を求めることができます。

$$E = mgh = \frac{1}{2} mv^2〔\mathrm{J}〕,\quad v = \sqrt{2gh} = \sqrt{2 \times 9.8 \times 0.2} = 1.98 \cong 2\ \mathrm{m/s}$$

【第 4 章　演習問題】

1. $S = \dfrac{\pi D^2}{4} = \dfrac{\pi \times 0.02^2}{4} = 3.14 \times 10^{-4}\ \mathrm{m^2}$，$\sigma = \dfrac{F}{S} = \dfrac{6\ \mathrm{kN}}{3.14 \times 10^{-4}\ \mathrm{m^2}} = 1.910\,8 \times 10^7\ \mathrm{Pa}$

$\varepsilon_L = \dfrac{\Delta L}{L} = \dfrac{\sigma}{E}$ より

$$\Delta L=\frac{\sigma}{E}\times L=\frac{1.9108\times10^{7}\ \mathrm{Pa}}{200\ \mathrm{GPa}}\times0.7\ \mathrm{m}=6.6878\times10^{-5}\ \mathrm{m}\cong0.067\ \mathrm{mm}$$

ΔL〔m〕：変形量，L〔m〕：元の長さ，σ〔Pa〕：応力，E〔Pa〕：ヤング率

2. $|\varepsilon_L|=\left|\dfrac{-\Delta L}{L}\right|=\dfrac{0.2\times10^{-3}}{1}=2\times10^{-4}$，$\sigma=\dfrac{F}{S}=\dfrac{100\ \mathrm{kN}}{0.02\ \mathrm{m}^2}=5000\ \mathrm{kPa}=5\ \mathrm{MPa}$

$$E=\frac{\sigma}{|\varepsilon_L|}=\frac{5\ \mathrm{MPa}}{2\times10^{-4}}=2.5\times10^{10}\ \mathrm{Pa}=25\ \mathrm{GPa}$$

3.（1）ある円筒形の材料を圧縮したとき，体積変化がなかった。この材料のポアソン比は（　0.5　）になる。

（2）一般の機械では，安全率は（　2　）以上に設定する。

（3）ポアソン比＝（　横ひずみ　）/（　縦ひずみ　）の絶対値である。

（4）全方向から物体に力が加わったとき，圧力の変化は ΔP は体積ひずみ ε_V に比例する。このときの比例定数 K を（　体積弾性率　）という。

4.（1）線分 OG：永久ひずみ，線分 GH：弾性ひずみ

（2）点 A：比例限度，点 B：弾性限度

5. 鋼材に加わる応力 $\sigma=\dfrac{500\times9.8\ \mathrm{N}}{S\ [\mathrm{m}^2]}=\dfrac{4900}{S}$〔Pa〕

S〔m^2〕：鋼材の断面積

降伏応力 $\sigma_s=175\ \mathrm{MPa}$，安全率 $c=2.5$

$$\sigma_s\geq\sigma\times c\Rightarrow175\ \mathrm{MPa}\geq\frac{4900}{S}\ [\mathrm{Pa}]\times2.5\Rightarrow S\geq\frac{4900\ \mathrm{Pa}}{175\ \mathrm{MPa}}\times2.5=70\times10^{-6}\ \mathrm{m}^2=70\ \mathrm{mm}^2$$

【第4章 過去問題に挑戦】

1. 正解：（1）　a，b

圧縮荷重や引張荷重を加え，そのときの応力と縦ひずみからヤング率を求めます。

$E=\dfrac{\sigma}{\varepsilon_L}$　　E：ヤング率〔Pa〕，σ：応力〔Pa〕，ε_L：縦ひずみ（無名数）

2. 正解：（2）　0.97

円柱に引張応力を加えると，長さ L が伸び，直径 D は縮みます。このときに，ν をポアソン比(無名数)，ε_D を横ひずみ(無名数)，ε_L を縦ひずみ(無名数)とすると以下の式が成り立ちます。

$$\nu=\left|\frac{\varepsilon_D}{\varepsilon_L}\right|=\left|\frac{-\Delta D/D}{\Delta L/L}\right|=\frac{\Delta D/D}{\Delta L/L},\quad|\varepsilon_D|=\frac{\Delta D}{D}=\nu\times\frac{\Delta L}{L}=0.3\times\frac{1\ \mathrm{cm}}{10\ \mathrm{cm}}=0.03$$

これより，直径の変形後の比率を求めることができます。

$$\text{比率}=\frac{D-\Delta D}{D}=1-\frac{\Delta D}{D}=1-0.03=0.97$$

3. 正解：（3）　0.5

体積変化がないときのポアソン比は 0.5 になります（詳細は例題 4.2 を参照）。

4. 正解：（３）　（３）が間違っています。

（１）応力は単位面積あたりに働く力（荷重）である。⇒○

$$応力\ \sigma=\frac{(荷重(力))}{(単位面積)}\ [\mathrm{N/m^2=Pa}]$$

（２）応力と圧力の単位は同じである。　⇒○，単位は〔Pa〕になります。

（３）ひずみは単位面積あたりの変形量である。　⇒×，ひずみは単位長あたりの変形量です。

$$\varepsilon=\frac{\Delta L}{L}$$

ε（無名数）：ひずみ，L〔m〕：元の長さ，ΔL〔m〕：変化量

（４）ヤング率は応力とひずみの比である。　⇒○

$$\sigma=E\varepsilon_L \Rightarrow E=\frac{\sigma}{\varepsilon_L}$$

E〔Pa〕：ヤング率，σ〔Pa〕：応力，ε_L（無名数）：縦ひずみ

（５）ポアソン比は荷重方向とそれに垂直な方向のひずみの比である。

⇒○

$$\nu=\left|\frac{\varepsilon_D}{\varepsilon_L}\right|$$

ν（無名数）：ポアソン比，ε_L（無名数）：縦ひずみ，ε_D（無名数）：横ひずみ

【第５章 演習問題】

1.（１）粘性係数の単位：(　Pa・s　)

（２）弾性体は(　バネ　)として，粘性体は(　ダッシュポット　)としてモデル化できる。

（３）式（5.3）が成り立つような流体を（　ニュートン流体　），成り立たない流体を(　非ニュートン流体　）という。

2. $\tau=\mu\dfrac{\partial v}{\partial y}=1\ \mathrm{Pa}\times\mathrm{s}\times\dfrac{2\ \mathrm{m/s}}{0.1\ \mathrm{m}}=20\ \mathrm{Pa}$

3. 正解：（d）（**解図 4**）

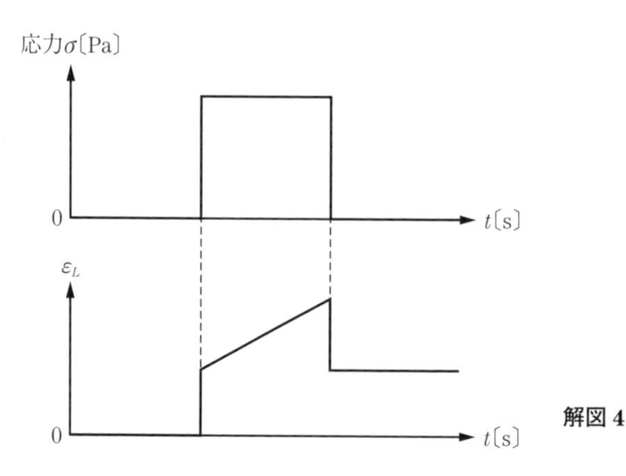

解図 4

【第５章 過去問題に挑戦】

1. 正解：（２）　kg・s^{-1}

F をダンパの抵抗力〔N〕，k を比例定数，v を速度〔m/s〕とします。$F=kv$ より

$$k=\frac{F}{v}\left[\frac{\mathrm{N}}{\mathrm{m/s}}=\frac{\mathrm{kg\cdot m/s^2}}{\mathrm{m/s}}=\mathrm{kg\cdot s^{-1}}\right]$$

となります。

2. 正解：（２）　（２）が間違いです。

（１）流体分子同士の結びつきの強さによる効果である。　⇒○

（２）37℃の水の粘性係数は10℃のときよりも大きい。　⇒×，温度が低いほうが大きくなります。

（３）動粘性係数は（粘性係数)/(密度）で定義されている。⇒○

動粘性係数〔m^2/s〕＝粘性係数 / 密度＝μ〔Pa・s〕/ρ〔kg/m^3〕

液体が流動する場合の粘性抵抗は粘性係数のほかに密度も関係し，動粘性係数（μ/ρ）が粘性抵抗を決める大きな要因となります。

（４）完全流体は粘度がないと仮定した流体である。　⇒○

（５）ニュートン流体ではずり応力（せん断応力）がずり速度（せん断速度）に比例する。　⇒○

$$\tau=\frac{F}{S}=\mu\frac{\partial v}{\partial y}$$

τ〔Pa〕：せん断応力，μ〔Pa・s〕：粘性係数，$\dfrac{\partial v}{\partial y}$〔s^{-1}〕：速度勾配またはせん断速度

3. 正解：（４）　ひずみは時間に対して**解図５**のように変化します。

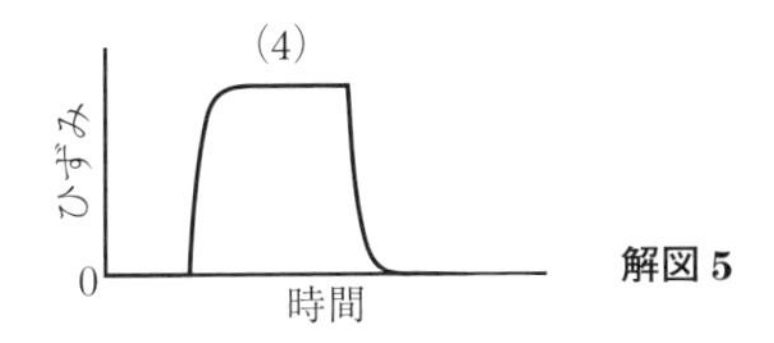

解図５

4. 正解（４）　（４）が間違いです。

（１）一定の力が作用している間，バネの伸びは一定である。　⇒○

（２）一定の力が作用している間，ダッシュポットの伸びは時間に比例して増加する。⇒○

（３）一定の力が作用している間，ダッシュポットにかかる力とバネにかかる力は等しい。　⇒○

（４）力を取り除くと，バネの伸びは時間に比例して減少する。 ⇒×，力を取り除くとバネの伸びは即座になくなります。

（５）力を取り除くと，ダッシュポットは力を取り除いた時点の長さにとどまる。　⇒○

【第 6 章 演習問題】

1. 正解：（1） すべてを気圧（atm）に換算すると以下となり，10^4 Paが最低の圧力となります。

（1）10^4 Pa = 0.1 atm　（2）684 mmHg = 0.9 atm　（3）1 atm

（4）0.8×10^4 cmH_2O = 0.8 atm　（5）0.5 kgf/cm^2 = 0.484 atm

2. $P = \dfrac{2\,000\ \mathrm{kg} \times 9.8\ \mathrm{m/s^2}}{1\ \mathrm{m^2}} = 19\,600\ \mathrm{Pa}$，$P = 19\,600 \times 9.87 \times 10^{-6} = 0.193$ 気圧

3. $V = \dfrac{273+80}{273+25} \times 2\,000 = \dfrac{353}{298} \times 2\,000 = 2\,369.1\ \mathrm{cm^3}$，$\Delta V = 369.1\ \mathrm{cm^3}$

仕事 $W = P\Delta V = 1.013 \times 10^5\ \mathrm{Pa} \times 0.369 \times 10^{-3}\ \mathrm{m^3} = 37.38 \cong 37.4\ \mathrm{J}$

4. $P_a = \rho gh = 13\,595.1\ \mathrm{kg/m^3} \times 9.8\ \mathrm{m/s^2} \times 0.7\ \mathrm{m} = 93\,262.386\ \mathrm{Pa}$

$P_a = \dfrac{93\,262.386}{1.013 \times 10^5} = 0.920\,655 \cong 0.92\ \mathrm{atm}$

5. $\rho = 1.03\ \mathrm{g/cm^3} = 1\,030\ \mathrm{kg/m^3}$，海水の圧力 $= \rho gh = 1\,030 \times 9.8 \times 5 = 50\,470\ \mathrm{Pa}$

1 気圧 $= 1.013 \times 10^5$ Pa

圧力P = 大気圧 + 海水の圧力 $= 1 + \dfrac{50\,470}{1.013 \times 10^5} = 1 + 0.498 \cong 1.5$ 気圧⇒1.5倍となります。

6. U 字管の断面積を S，水の密度を ρ_1，水銀の密度を ρ_2，図に示すそれぞれの高さを h_1，h_2，大気圧を P_a とすると

A 点の圧力 $P_A = P_a + \dfrac{\rho_1 gSh_1}{S} = P_a + \rho_1 gh_1$

B 点の圧力 $P_B = P_a + \dfrac{\rho_2 gSh_2}{S} = P_a + \rho_2 gh_2$

となります。ここで，$P_A = P_B$ であるために $\rho_1 h_1 = \rho_2 h_2$ が成り立ちます。これより

$h_2 = (\rho_1/\rho_2)h_1 = ((1\,000\ \mathrm{kg/m^3})/(13\,600\ \mathrm{kg/m^3})) \times 9.5\ \mathrm{cm} = 0.699\ \mathrm{cm} \cong 0.7\ \mathrm{cm}$ となります。

【第 6 章 過去問題に挑戦】

1. 正解：（3）　$\mathrm{m^{-1} \cdot kg \cdot s^{-2}}$

$\mathrm{Pa} = \dfrac{\mathrm{N}}{\mathrm{m^2}} = \dfrac{\mathrm{kg \cdot m/s^2}}{\mathrm{m^2}} = \dfrac{\mathrm{kg}}{\mathrm{m \cdot s^2}} = \mathrm{m^{-1} \cdot kg \cdot s^{-2}}$

2. 正解：（3）　25 N　パスカルの原理を使います。

$\dfrac{F}{S_A} = \dfrac{mg}{S_B} \quad \Rightarrow \quad F = \dfrac{S_A}{S_B} \times mg = \dfrac{100 \times 10^{-4}\ \mathrm{m^2}}{400 \times 10^{-4}\ \mathrm{m^2}} \times 10\ \mathrm{kg} \times 9.8\ \mathrm{m/s^2} = 24.5 \cong 25\ \mathrm{N}$

F〔N〕：ピストン A に加える力，m〔kg〕：物体の質量，$g = 9.8$〔$\mathrm{m/s^2}$〕：重力加速度，

S_A〔$\mathrm{m^2}$〕：ピストン A の断面積，S_B〔$\mathrm{m^2}$〕：ピストン B の断面積

3. 正解：（1）　1.33

水銀の高さが 100 mm で面積が 1 $\mathrm{cm^2}$ のときの体積 V と質量 m は以下となります。

$V = 100\ \mathrm{mm} \times 1\ \mathrm{cm^2} = 10\ \mathrm{cm^3}$，$m = \left(\dfrac{1\ \mathrm{g}}{1\ \mathrm{cm^3}} \times 10\ \mathrm{cm^3}\right) \times 13.6 = 136\ \mathrm{g}$

これより，面に作用する力（重力）F は 1.33 N になります。

$F = mg = 0.136\ \mathrm{kg} \times 9.8\ \mathrm{m/s^2} = 1.332\,8\ \mathrm{kg \cdot m/s^2} \cong 1.33\ \mathrm{N}$

圧力 1 mmHg の定義

高さ 1 mm の水銀柱が与える圧力。水銀の密度 13 595.1 $\mathrm{kg/m^3}$。比重 $13.595 \cong 13.6$

4. 正解：（5）　N・m はエネルギーの単位で，圧力の単位ではありません。

（1）hPa　⇒圧力の単位　hPa = 100 Pa

（2）$\mathrm{cmH_2O}$　⇒圧力の単位　$\mathrm{cmH_2O = 10\ mmH_2O}$

（3）$\mathrm{kg/(m \cdot s^2)}$ ⇒圧力の単位　$\mathrm{kg/(m/s^2)} = \dfrac{\mathrm{kg \cdot m/s^2}}{\mathrm{m^2}} = \dfrac{\mathrm{N}}{\mathrm{m^2}} = 1\ \mathrm{Pa}$

（4）Torr　⇒圧力の単位　1 Torr（トル）= 1 mmHg

（5）N・m　⇒エネルギーの単位で，圧力の単位ではありません。　N・m = J

【第 7 章 演習問題】

1. 混入後の温度を T とします。80℃の湯が失った熱量と，10℃の水が得た熱量は等しくなります。これより，T が求められます。

$200\ \mathrm{g} \times (80 - T)℃ = 300\ \mathrm{g} \times (T - 10)℃$

$(300 + 200)T = 200 \times 80 + 300 \times 10,\ \ T = \dfrac{16\,000 + 3\,000}{500} = 38℃$

2. 正解：（3）　（3）が間違いです。高温の物体からは，波長の短い電磁波が放射されます。

ウィーンの変位則

黒体から放出される最大エネルギーを与える波長 λ は，黒体の絶対温度 T に反比例します。

$$\lambda = \frac{b}{T}$$

λ〔μm〕：波長，T〔K〕：絶対温度，$b = 2\,897.8$〔μm・K〕：比例定数

3.（1）電力 $P\ V \cdot I = V \cdot V/R = V^2/R$ より，$R = V^2/P = 100^2/400 = 25\ \Omega$ となります。

P〔W〕：電力，V〔V〕：電圧，I〔A〕：電流，R〔Ω〕：抵抗

（2）必要な熱量 $Q = mc\Delta T = 0.2\ \mathrm{Kg} \times 4.2 \times 10^3\ \mathrm{J/(kg \times K(℃))} \times (100 - 20)℃ = 67.2\ \mathrm{kJ}$

$\eta W〔\mathrm{J}〕 = 0.9 \times W〔\mathrm{J}〕 = 0.9 \times PT〔\mathrm{W \cdot s}〕 = Q〔\mathrm{J}〕,$

$T = \dfrac{67.2\ \mathrm{kJ}}{0.9 \times 0.4\ \mathrm{kW}} = 186.67\ \mathrm{s} \cong 3$ 分 7 秒

（3）$W = PT = mgh$ より，h は以下となります。

$400\ \mathrm{W} \times 186.67\ \mathrm{s} = 0.2\ \mathrm{kg} \times 9.8\ \mathrm{m/s^2} \times h$〔m〕

$\Rightarrow h = \dfrac{400 \times 186.67}{0.2 \times 9.8} = 38\,095.9\ \mathrm{m} \cong 38.1\ \mathrm{km}$

4. 加熱前後で以下の等式が成り立ちます。

加熱前：$PV = nRT \Rightarrow 0.5\,\text{atm} \times 5\,\text{L} = n\,[\text{mol}]R[\text{J}/(\text{mol}\cdot\text{K})] \times (20+273)\,\text{K}$　（1）

加熱後：$P'V' = nRT' \Rightarrow 2\,\text{atm} \times 1.7\,\text{L} = n\,[\text{mol}]R[\text{J}/(\text{mol}\cdot\text{K})] \times (T'+273)\,\text{K}$　（2）

式（1）より，$nR = 2.5/293$ が得られ，これを式（2）に代入します。

$$T'+273 = \frac{2\times1.7}{nR} = \frac{3.4\times293}{2.5} = 398.48,\quad T' = 398.48-273 = 125.48 \cong 125.5\,℃$$

5. 体積膨張率 β は線膨張率 α の 3 倍になります。

$$\beta = 3\alpha = 3\times200\times10^{-6}\,1/\text{K} = 600\times10^{-6}\,1/\text{K}$$

$$V' = V(1+\beta\Delta T) = 125\,\text{m}^3\times(1+600\times10^{-6}[1/\text{K}(℃)]\times75\,\text{K}(℃)) = 125\times1.045\,\text{m}^3$$
$$= 130.625\,\text{m}^3$$

6. PV＝一定のために，圧力 10 MPa で 10 L の体積は 1 気圧で 1 000 L となります。

$$V = \frac{10\times10^6\,\text{Pa}}{1\times10^5\,\text{Pa}(1\text{気圧})}\times10\,\text{L} = 1\,000\,\text{L}$$

これより，供給可能な時間 t は以下となります。

$$t = \frac{1\,000\,\text{L}}{6\,\text{L}/\text{分}} = 166.7 \cong 167\,\text{分}$$

7. $5\,\text{L} = 0.005\,\text{m}^3$ になります。

$V[\text{m}^3]/T[\text{K}]$ は一定のために $0.005/(60+273) = V'/(120+273)$ が成り立ちます。

$$V' = \frac{393}{333}\times0.005 = 0.005\,9\,\text{m}^3,\quad \Delta V = V'-V = 0.000\,9\,\text{m}^3$$

$$W = P\cdot\Delta V = 2\times10^5\,\text{Pa}\times9\times10^{-4}\,\text{m}^3 = 180\,\text{J}$$

8. $$\eta = 1-\frac{T_L[K]}{T_H[K]} = 1-\frac{25+273}{200+273} = 1-\frac{298}{473} = 0.37$$

$$W = \eta Q_H[\text{J}] = 0.37\times1\,000 = 370\,\text{J}$$

【第 7 章 過去問題に挑戦】

1. 正解：（2）　0.2

ボイル・シャルルの法則が成り立ちます。

$$PV = nRT \Rightarrow \frac{PV}{T} = nR = \text{一定}$$

P［Pa］：圧力，V［m^3］：体積，n［mol］：気体のモル数，T［K］：絶対温度，
$R = 8.314$［J/(mol・K)］：気体定数(比例定数)

これより，気体の体積 V を求めることができます。

$$\frac{100\times10^3\times0.3}{300} = \frac{300\times10^3\times V}{600},\quad V = \frac{600}{300\times10^3}\times\frac{100\times10^3\times0.3}{300} = 0.2\,\text{m}^3$$

2. 正解：（2）　70

PV＝一定のために，圧力 10 MPa で内容量 3.5 L は 1 気圧で 350 L となります。

1気圧での体積 $V=\dfrac{10\times10^6\ \mathrm{Pa}}{1\times10^5\ \mathrm{Pa}(1気圧)}\times3.5\ \mathrm{L}=350\ \mathrm{L}$

これより，供給可能な時間 t は以下となります。

$$t=\frac{350\ \mathrm{L}}{5\ \mathrm{L/min}}=70\ \mathrm{min}$$

3. 正解：（2）　1.1倍

ボイル・シャルルの法則より，体積が一定のとき圧力は絶対温度に比例します。27℃から57℃に加熱したときの比率は，以下のように1.1倍になります。

$$\frac{P'}{P}=\frac{T'}{T}=\frac{273+57}{273+27}=\frac{330}{300}=1.1$$

4. 正解：（2）　9/8

$PV=nRT\Rightarrow P=\dfrac{nRT}{V}$：圧力 P は絶対温度 T に比例し，体積 V に反比例する

$\dfrac{P'}{P}=\dfrac{T'/T}{V'/V}=\dfrac{3/2}{4/3}=\dfrac{3}{2}\times\dfrac{3}{4}=\dfrac{9}{8}$　⇒圧力は9/8倍になります。

5. 正解：（5）　1/4

ステファン・ボルツマンの法則により T は $I^{1/4}$ に比例します。

ステファン・ボルツマンの法則

黒体（完全拡散放射源）から放射される単位時間・単位面積あたりの放射エネルギー J〔W/m^2〕は絶対温度の4乗に比例します。なお，ここでいう放射エネルギー J とは放射強度 I のことです。

$$J=\sigma T^4$$

J〔W/m^2(=J/s/m^2)〕：単位時間・単位面積あたりのエネルギー，

$\sigma=5.67\times10^{-8}$〔W/(m^2・K^4)〕：ステファン・ボルツマンの定数，T〔K〕：絶対温度

【第8章 演習問題】

1. 正解：（1）　血管が太く（内径が大きく），平均流速が速いため，最も大きいのは（1）の大動脈です。それぞれのレイノルズ数については，表8.1を参照してください。

2. $Re=\dfrac{\rho vd}{\mu}=\dfrac{1\,000\ \mathrm{kg/m^3}\times1.0\ \mathrm{m/s}\times0.2\ \mathrm{m}}{1\times10^{-3}\ \mathrm{Pa\cdot s}}=2\times10^5$

Re(無名数)：レイノルズ数，ρ〔kg/m^3〕：流体の密度，v〔m/s〕：流体の速度，
d〔m〕：流路の幅(円管の内径)，μ〔Pa・s〕：粘性係数

レイノルズ数が4 000をはるかにオーバーしており，流れは乱流になります。

3. ハーゲン・ポアズイユの法則により，流量は半径 R の4乗に，円管の長さ L に反比例します。これより求めると1/40倍になります。

$S = \pi R_1^2 = 9 \times \pi R_2^2$

S〔m²〕：円管 1 の断面積，R_1〔m〕：円管 1 の半径，R_2〔m〕：円管 2 の半径

$$\frac{R_2^2}{R_1^2} = \frac{1}{9} \quad \Rightarrow \quad \frac{R_2}{R_1} = \frac{1}{3}, \quad \frac{1/L_2}{1/L_1} = \frac{1/0.5\,L}{1/L} = 2$$

L_1〔m〕：円管 1 の長さ，L_2〔m〕：円管 2 の長さ

$$\frac{Q_2}{Q_1} = \left(\frac{R_2}{R_1}\right)^4 \times \frac{1/L_2}{1/L_1} = \left(\frac{1}{3}\right)^4 \times 2 = 0.024\,7 \cong 0.025 \cong \frac{1}{40}\text{倍}$$

Q_1〔m³/s〕：円管 1 の流量，Q_2〔m³/s〕：円管 2 の流量

4. 動圧は以下となります。

$$\text{動圧}\ P = \frac{1}{2}\rho v^2 = \frac{1}{2} \times 1\,050\ \mathrm{kg/m^3} \times 0.1^2\ \mathrm{m/s} = 5.25\ \mathrm{Pa}, \quad 1\ \mathrm{Pa} = 7.5 \times 10^{-3}\ \mathrm{mmHg}$$

$$\text{動圧}\ P = 5.25 \times 7.5 \times 10^{-3} = 39.375 \times 10^{-3}\ \mathrm{mmHg}$$

5. 押し込む力は面積に比例するために，計算すると以下のように 5 倍になります。

$F = S \cdot P$

F〔N〕：押し込む力，S〔m²〕：注射器内部の断面積，P〔Pa〕：内部の圧力

$$\frac{F'}{F} = \frac{S'}{S} = \frac{10.3^2}{4.6^2} = 5.0\ \text{倍}$$

F'〔N〕：内径が 10.3 mm のときの押し込む力，F〔N〕：内径が 4.6 mm のときの押し込む力

6. 式（8.27）より，粘度抵抗による圧力低下 ΔP は 3 920 Pa になります。

$$\Delta P = \frac{8\mu L}{R^2}\bar{v} = \frac{8 \times 5.6 \times 10^{-3}\ \mathrm{Pa \cdot s} \times 1\ \mathrm{m}}{(2 \times 10^{-3})^2\ \mathrm{m^2}} \times 0.35\ \mathrm{m/s} = 3\,920\ \mathrm{Pa}$$

μ〔Pa・s〕：流体の粘性率，L〔m〕：管の長さ，$\bar{v}$〔m/s〕：平均流速，R〔m〕：管の半径

また，流量は以下となります。

$$Q = (\pi R^2)\bar{v} = 3.14 \times (2 \times 10^{-3})^2\ \mathrm{m^2} \times 0.35\ \mathrm{m/s} = 4.396 \times 10^{-6}\ \mathrm{m^3/s}$$

【第 8 章　過去問題に挑戦】

1. 正解：（2）a，e　　a と e が正しいです。

a. 完全流体に適用される。　　　⇒○

b. 重力とは無関係である。　　　⇒×，物体の重力による圧力の項が含まれています。

c. 温度をパラメータとして含む。⇒×，温度は含まれていません。

d. 連続の式を導くことができる。⇒×，導くことはできません。

e. 力学的エネルギー保存則が適用される。

⇒○

ベルヌーイの定理

ベルヌーイの定理は流体におけるエネルギー保存法則に相当します。この定理は流体が粘性を持たない理想流体（完全流体）のときに成立します。

（静圧：外部からの圧力）+（物体の重量による圧力）+（動圧：流体の運動による圧力）= 一定

$$p+\rho gh+\frac{1}{2}\rho v^2=一定$$

p〔Pa〕：静圧，ρgh〔Pa〕：物体の重量による圧力，$\frac{1}{2}\rho v^2$〔Pa〕：動圧

連続の式

（断面積）×（平均流速）は，どこをとっても一定（一定流量）です。

一定流量 =（断面積）×（平均流速）　⇒　$Q=S_1v_1=S_2v_2=S_3v_3$

Q〔m^3/s〕：一定流量，S_1，S_2，S_3〔m^2〕：断面積，v_1，v_2，v_3〔m/s〕：平均流速

2．正解：（5）d，e　　d と e が同じレイノルズ数になります。

a. 平均流速 0.5 倍，　円管の長さ 2 倍　⇒ 円管の長さは関係なく，0.5 倍になります。

b. 粘性率 2 倍，　円管の長さ 0.5 倍 ⇒ 円管の長さは関係なく，0.5 倍になります。

c. 平均流速 2 倍，　円管の内径 2 倍　⇒ 4 倍になります。

d. 平均流速 0.25 倍，円管の内径 4 倍　⇒ 同じレイノルズ数になります。

e. 粘性率 2 倍，　円管の内径 2 倍　⇒ 同じレイノルズ数になります。

レイノルズ数

流体の粘性力 F_v に対する慣性力 F_i の比（F_i/F_v）を表しています。

$$Re=\frac{F_i}{F_v}=\frac{\rho vd}{\mu}$$

Re（無名数）：レイノルズ数，ρ〔kg/m^3〕：流体の密度，v〔m/s〕：流体の速度，
d〔m〕：流路の幅（円管の内径），μ〔Pa・s〕：流体の粘性率（粘性係数）

3．正解：（3）　$\dfrac{8\mu LQ}{\pi R^4}$

ハーゲン・ポアズイユの法則により，$\Delta P=8\mu LQ/\pi R^4$ となります。

ハーゲン・ポアズイユの法則

流量は円管の半径 R の 4 乗に，長さ L に反比例します。

$$Q=\frac{\pi(P_i-P_o)R^4}{8\mu L}=\frac{\pi\Delta PR^4}{8\mu L}$$

Q〔m^3/s〕: 流体の流量，R〔m〕: 円管の半径，L〔m〕: 円管長，μ〔Pa・s〕: 流体の粘性率，
ΔP〔Pa〕$=P_i$(入力側) $-P_o$(出力側)：圧力差

4. 正解：（1）　$\frac{1}{2}\rho {v_1}^2\left(\frac{{A_1}^2}{{A_2}^2}-1\right)$

ベルヌーイの定理を使います。

$P_1+(1/2)\rho {v_1}^2=P_2+(1/2)\rho {v_2}^2$ より，(P_1-P_2) が $P_1-P_2=(1/2)\rho {v_2}^2-(1/2)\rho {v_1}^2$ として求められます。

流量 Q は一定なので $A_1v_1=A_2v_2$ が成り立ち，これより $v_2=(A_1/A_2)v_1$ が得られ，これを代入します。

$$P_1-P_2=\frac{1}{2}\rho {v_2}^2-\frac{1}{2}\rho {v_1}^2=\frac{1}{2}\rho {v_1}^2\left(\frac{{A_1}^2}{{A_2}^2}-1\right)$$

となります。

5. 正解：（4）　2 500

$$Re=\frac{F_i}{F_v}=\frac{\rho vd}{\mu}=\frac{vd}{(\text{動粘度})}=\frac{1\ \text{m/s}\times 10\times 10^{-3}\ \text{m}}{4\times 10^{-6}\ \text{m}^2/\text{s}}=2\ 500$$

【第 9 章　演習問題】

1. $f\lambda=v$ より，$\lambda=\frac{v}{f}=\frac{500}{2\ 000}=0.25$ m

f〔Hz〕：周波数，λ〔m〕：波長，v〔m/s〕：速度，

$$u=A\sin\left(\frac{2\pi}{\lambda}x\right)=0.1\sin\left(\frac{2\pi}{0.25}x\right)=0.1\sin(25.13x)$$

A〔m〕：振幅，x〔m〕：距離

x に対する波形を**解図 6** に示します。

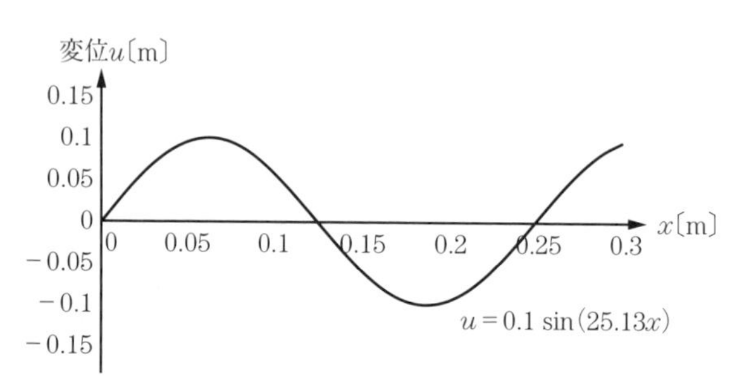

解図 6

2. 空気中　$\lambda=\frac{c}{f}=\frac{340}{1\times 10^3}=0.34$ m

水中　$\lambda=\frac{c}{f}=\frac{1\ 500}{1\times 10^3}=1.5$ m

λ〔m〕：波長，c〔m/s〕：音速，f〔Hz〕：周波数

3. 正解：（4）　一般的に硬いものほど音響インピーダンスが大きいです。

人体（生体組織）の音響インピーダンスは表 9.3 を参照してください。

4. 126ページのコラム内式（3）より，0.1倍になります。

$$\frac{A}{A_i}=10^{\frac{-\alpha}{20}}=10^{\frac{-20}{20}}=0.1$$

α〔dB/cm〕：減衰定数，A〔m〕：測定点での振幅，A_i〔m〕：入射波の振幅

5. ドプラ効果の式を使うと，式（1），式（2）が成り立ちます。

$$1\,600=\frac{c}{c-v_s}f=\frac{340}{340-v_s}f \tag{1}$$

$$1\,400=\frac{c}{c+v_s}f=\frac{340}{340+v_s}f \tag{2}$$

式（1）より $f=((340-v_s)/340)\times1\,600$ が得られ，これを式（2）に代入すると電車の速度が求められます。

$$1\,400=\frac{340}{340+v_s}\times\frac{340-v_s}{340}\times1\,600=\frac{340-v_s}{340+v_s}\times1\,600$$

$$1\,400\times(340+v_s)=1\,600\times(340-v_s)\Rightarrow3\,000\,v_s=(1\,600-1\,400)\times340=200\times340$$

$$v_s=\frac{200\times340}{3\,000}=22.666\,7\ \mathrm{m/s}=\frac{22.666\,7\times3\,600}{1\,000}=81.6\ \mathrm{km/h}$$

6. 二つの音波を合成すると，以下のようになります。

（1）$u_1=A\sin\omega t$，$u_2=A\sin(\omega t-\theta)$

以下のように三角関数の加法定理を使い，二つの音波を合成します。

$$\sin\alpha+\sin\beta=2\sin\left(\frac{\alpha+\beta}{2}\right)\cos\left(\frac{\alpha-\beta}{2}\right)\text{より}$$

$$u=A\{\sin\omega t+\sin(\omega t-\theta)\}=2A\sin\left(\frac{2\omega t-\theta}{2}\right)\cos\left(\frac{\theta}{2}\right)=2A\cos\left(\frac{\theta}{2}\right)\sin\left(\omega t-\frac{\theta}{2}\right)$$

（2）$u_1=A\sin2\pi\left(\frac{x}{\lambda_1}-f_1t\right)$，$u_2=A\sin2\pi\left(\frac{x}{\lambda_2}-f_2t\right)$

（1）と同様に，二つの音波を合成します。

$$u=u_1+u_2=2A\sin2\pi\frac{\left(\frac{x}{\lambda_1}-f_1t\right)+\left(\frac{x}{\lambda_2}-f_2t\right)}{2}\cos2\pi\frac{\left(\frac{x}{\lambda_1}-f_1t\right)-\left(\frac{x}{\lambda_2}-f_2t\right)}{2}$$

$$=2A\sin2\pi\frac{\left(\frac{1}{\lambda_1}+\frac{1}{\lambda_2}\right)x-(f_1+f_2)t}{2}\cos2\pi\frac{\left(\frac{1}{\lambda_1}-\frac{1}{\lambda_2}\right)x-(f_1-f_2)t}{2}$$

合成された音波 u の波長と周波数

合成された音波 u を以下の式のようにおくと

$$u=2A\sin2\pi\left(\frac{x}{\lambda_{1+2}}-f_{1+2}t\right)\cos2\pi\left(\frac{x}{\lambda_{1-2}}-f_{1-2}t\right)$$

波長と周波数はそれぞれ

$$\frac{1}{\lambda_{1+2}}=\frac{1}{2}\left(\frac{1}{\lambda_1}+\frac{1}{\lambda_2}\right) \Rightarrow \lambda_{1+2}=\frac{1}{\frac{1}{2}\left(\frac{1}{\lambda_1}+\frac{1}{\lambda_2}\right)}=\frac{2\lambda_1\lambda_2}{\lambda_1+\lambda_2},\ f_{1+2}=\frac{f_1+f_2}{2}$$

$$\frac{1}{\lambda_{1-2}}=\frac{1}{2}\left(\frac{1}{\lambda_1}-\frac{1}{\lambda_2}\right) \Rightarrow \lambda_{1-2}=\frac{1}{\frac{1}{2}\left(\frac{1}{\lambda_1}-\frac{1}{\lambda_2}\right)}=\frac{2\lambda_1\lambda_2}{\lambda_2-\lambda_1},\ f_{1-2}=\frac{f_1-f_2}{2}$$

となります。

【第 9 章 過去問題に挑戦】

1. 正解：（1）a，b，c　　a：高さ，b：強さ，c：音色が音の 3 要素です。

音は固体，液体，気体中を伝わる縦波です。人が音を区別する 3 要素は以下となります。

（1）音波の周波数に起因する音の高さ

（2）音波のエネルギーの大きさに起因する音の強さ

（3）音波の波形に起因する音色

2. 正解：（4）　10/9　　ドプラ効果の式を使います。

$$f'=\frac{c}{c-v_s}f=\frac{c}{c((1-v_s)/c)}f=\frac{1}{1-(1/10)}f=\frac{10}{9}f \Rightarrow \frac{f'}{f}=\frac{10}{9}\text{倍}$$

ドプラ効果

$$f'=\frac{c}{c\mp v_s}f$$

c〔m/s〕：音速，v_s〔m/s〕：音源の移動速度，

f'〔Hz〕：観測者の聞く音の周波数，f〔Hz〕：音源の周波数

$c \mp v_s$ ⇒ 音源が観測者に近づこうとするとき：−，遠ざかろうとするとき：+

3. 正解：（5）　（5）が間違っています。

（1）水中（25℃）の音速は 1 500 m/s である。　⇒○，表 9.1 を参照。

（2）超音速は生体内で指数関数的に減衰する。　⇒○，9.8 節を参照。

（3）血液の固有音響インピーダンスは頭蓋骨より小さい。⇒○，表 9.3 を参照。

（4）硬い物質ほど伝搬速度が速い。　⇒○，表 9.1 を参照。

（5）周波数が高くなるとドプラ効果は起こりにくい。⇒×，周波数には関係ありません。

4. 正解：（5）c，d，e　　c，d，e が正しいです。

a. 2 000 Hz の音波は超音波である。⇒×，20 kHz を超える周波数の音波が超音波です。

b. 頭蓋骨を伝わる音速は約 1 500 m/s である。　⇒×，4 080 m/s です。

c. 音響インピーダンスは密度と音速の積である。⇒○

$$Z=\rho c$$

Z〔kg/(m²s)〕：音響インピーダンス，ρ〔kg/m³〕：媒質の密度，c〔m/s〕：音の伝搬速度

d. 音波は音響インピーダンスの異なる組織の境界面で反射する。⇒○，9.7 節を参照。

e. 骨の音響インピーダンスは筋肉より大きい。　⇒○，表 9.3 を参照。

【第 10 章 演習問題】

1. f を焦点距離，b をレンズと実像との距離とします。このときの倍率 M は
$M=(b-f)/f=1$ となり，これより $b=2f=2\times10=20$ cm として求められます。

2. 媒質1に対する媒質2の相対屈折率は0.5になります（**解図 7**）。

$$n_{12}=\frac{\sin\theta}{\sin\theta_r}=\frac{\sin 30^\circ}{\sin 90^\circ}=\frac{0.5}{1}=0.5$$

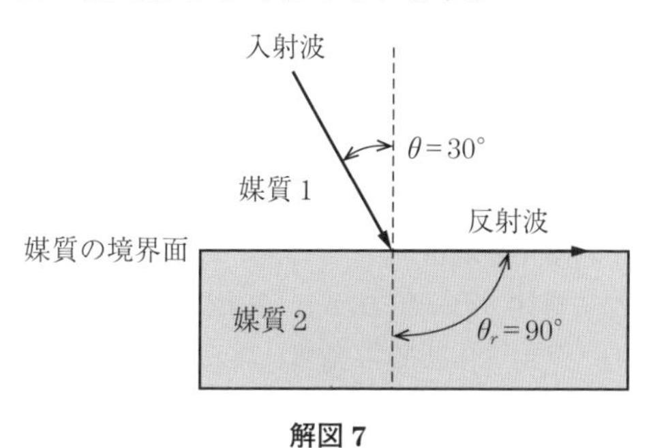

解図 7

【第 10 章 過去問題に挑戦】

1. 正解：（4）　2.5f

$$倍率\ M=\frac{実像}{物体}=\frac{b-f}{f}=1.5$$

これより，$b=1.5f+f=2.5f$

ただし，f：焦点距離，b：レンズとスクリーン（実像）との距離をそれぞれ意味します。

2. 正解：（5）　（5）は光の屈折，反射および散乱の結果，現れる現象ではありません。

（1）晴れた日に空が青く見えた。　⇒ ○，散乱

（2）夕焼けで空が赤くなっていた。　⇒ ○，散乱

（3）雨上がりに二重の虹が見えた。　⇒ ○，屈折

（4）月面から見ると地球が青く見えた。⇒ ○，青色の反射と海の青色

（5）落雷のときに稲妻が青白く見えた。⇒ ×，放電路にある大気が非常に高温になり，青白く見えます（色温度が高いと，青白色になります）。

3. 正解：（3）　60°

解図 8 に示すように，真空に対するガラスの屈折率は真空中からガラスに光が入射したときのものです。しかし，問題ではガラスから真空中に光が入射したときのものになっています。したがって，このときの屈折率 n_2 は真空に対するガラスの屈折率 n_1 の逆数，つまり 1/1.73 になります。これより，反射角を求めることができます。

$$屈折率\ n_2=\frac{\sin\theta_r}{\sin\theta}=\frac{\sin 30^\circ}{\sin\theta}=\frac{1}{n_1}=\frac{1}{1.73}\Rightarrow\theta=\sin^{-1}(1.73\times\sin 30^\circ)=\sin^{-1}(1.73\times0.5)=60^\circ$$

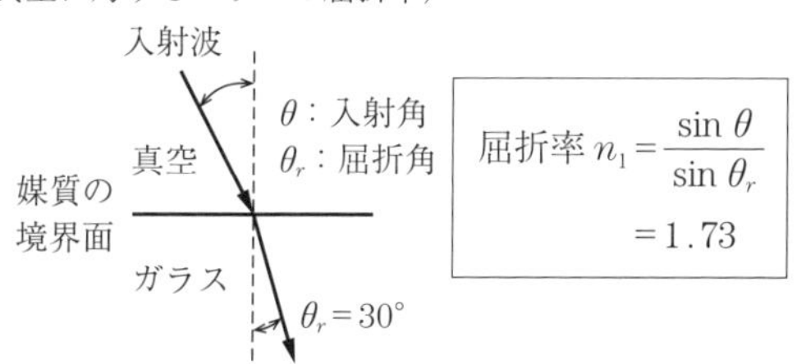

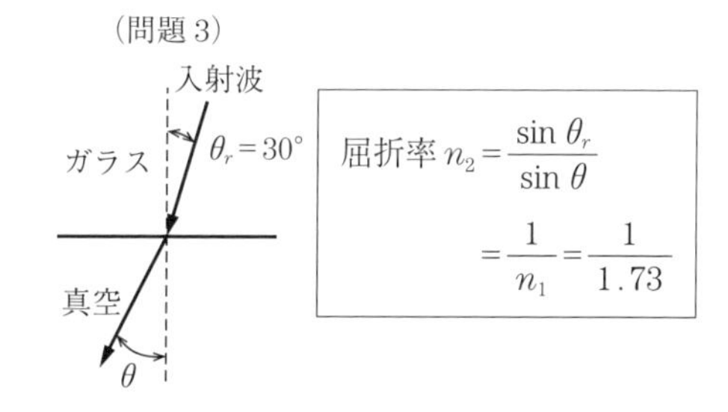

解図 8

引用・参考文献

1） 中村邦雄 編著，石垣武夫，富井　薫 著：計測工学入門 第3版，森北出版（2015）
2） 国際度量衡局：国際単位系（SI）第9版（2019）日本語版，https://unit.aist.go.jp/nmij/public/report/si-brochure/pdf/SI_9th_%E6%97%A5%E6%9C%AC%E8%AA%9E%E7%89%88_r.pdf（2025年1月現在）
3） 新村　出 編：広辞苑 第七版，岩波書店（2018）
4） 日本生体医工学 監修，馬渕清資 著：臨床工学シリーズ11 医用機械工学，コロナ社（2007）
5） 西村生哉：臨床工学技士のための機械工学，コロナ社（2013）
6） 一般社団法人 日本機械学会：JSME テキストシリーズ 材料力学，丸善出版（2007）
7） 池田研二，嶋津秀昭：臨床工学ライブラリーシリーズ2 生体物性/医用機械工学，秀潤社（2000）
8） 日本臨床工学技士教育施設協議会 監修，島津秀昭，馬渕清資 著：臨床工学講座 医用機械工学 第2版，医歯薬出版（2020）
9） 三田村好矩，西村生哉 監修，村林　俊 著：臨床工学技士のための生体物性，コロナ社（2012）
10）国立天文台 編：理科年表2023，丸善出版（2022）
11）堀田好幸：生体材料，愛産研ニュース増補版，18号，p.2（2005）
12）秋山雅昭，横瀬琢男，磯貝行秀：血液粘度の測定，日本バイオレオロジー学会誌，4巻，3号，pp.19-27（1990）
13）気象庁：大気中二酸化炭素の経年変化，https://www.data.jma.go.jp/ghg/kanshi/ghgp/co2_trend.html（2025年1月現在）
14）杉山久仁子：加熱調理と熱物性，日本調理科学会，46巻，4号，pp.299-303（2013）
15）一般社団法人 日本機械学会：JSME テキストシリーズ 熱力学，丸善出版（2002）
16）池本義夫：シグマ・ベスト 解明物理，文英堂（1965）
17）一般社団法人 日本機械学会：JSME テキストシリーズ 流体力学，丸善出版（2005）
18）小野哲章，峰島三千男，堀川宗之，渡辺　敏 編：臨床工学技士標準テキスト 第3版，金原出版（2016）
19）Wikipedia：針のゲージ規格，https://ja.wikipedia.org/wiki/%E9%87%9D%E3%81%AE%E3%82%B2%E3%83%BC%E3%82%B8%E8%A6%8F%E6%A0%BC（2025年1月現在）
20）中村顕一，吉久信幸，深井　昌，谷澤　茂：わかる音響学 改訂版，日新出版（1992）
21）日本産業規格，JIS Z8738：屋外の音の伝搬における空気吸収の計算（1999），5. 空気吸収による純音の減衰係数，式（1）および式（2），表1　1基準気圧（101.325Pa）における空気吸収による純音の減衰係数（デシベル毎キロメートル）（i）気温：20℃における減衰係数

● 以下の文献をもとに本書における「過去問題に挑戦」を作成いたしました。

22）公益財団法人 医療機器センター，臨床工学技士国家試験問題及び正答肢（2017～2022年度），https://www.jaame.or.jp/ce/past-test.html（2025年1月現在）
23）公益社団法人 日本生体医工学会，第2種ME技術実力検定試験問題及び正答肢（2011～2023年），https://megijutu.jp/cebe2/cebe2publication.html（2025年1月現在）

● 以下の文献は本書作成にあたり参考とした書籍です。良書ばかりですので是非読んでみてください。
24）栁場重男 編：材料力学，ラテイス（1968）
25）田中正昭，山田道廣，山口洋一，真島東一郎：健常者における大腿筋断面積の検討 加齢による変化，理学療法科学，11巻，2号，pp.75-79（1996）
26）前田信治：教育講座：血液のレオロジーと生理機能 第2回：血液粘度に影響する要因と解析，日本生理学会誌，66巻，9号，pp.287-297（2004）
27）金子公宥，福永哲夫 編：バイオメカニクス 身体運動の科学的基礎，杏林書院（2004）
28）一般社団法人 日本機械学会：JSME テキストシリーズ 機械工学総論，丸善出版（2012）
29）平尾雅彦：音と波の力学，岩波書店（2013）
30）松本　聡：工学の基礎 電気磁気学 修訂版，裳華房（2017）
31）一般社団法人 日本臨床工学技士教育施設協議会：第36回臨床工学技士国家試験問題解説集，へるす出版（2023）

索　　引

—— 著者略歴 ——

1971年　株式会社東芝勤務（～2006年）
2003年　長崎大学大学院博士課程修了，博士（工学）
2006年　サンケン電気株式会社勤務（～2015年）
2006年　長崎大学非常勤講師（～2008年）
2011年　小山高専非常勤講師（～2020年）
2012年　群馬大学客員教授（～2018年）
2014年　芝浦工業大学非常勤講師（～2021年）
2017年　東洋大学非常勤講師（～2018年）
2022年　群馬パース大学非常勤講師

医療系資格試験のための機械工学
—臨床工学技士国家試験・第2種ME技術実力検定試験—
Mechanical Engineering for Medical Qualification Exams

2025年3月17日　初版第1刷発行　★

検印省略

著　者　落合（おちあい）　政司（まさし）
発行者　株式会社　コロナ社
　代表者　牛来真也
印刷所　壮光舎印刷株式会社
製本所　株式会社　グリーン

112-0011　東京都文京区千石4-46-10
発行所　株式会社　**コロナ社**
CORONA PUBLISHING CO., LTD.
Tokyo Japan
振替00140-8-14844・電話(03)3941-3131(代)
ホームページ　https://www.coronasha.co.jp

ISBN 978-4-339-07281-5　C3047　Printed in Japan　（田中）

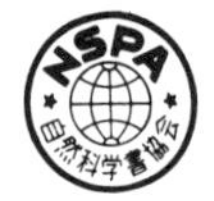